그림으로 보는

발 반사요법 실천을 중심으로 개정 6판

Praktisches Lehrbuch der Reflexzonentherapie am Fuß

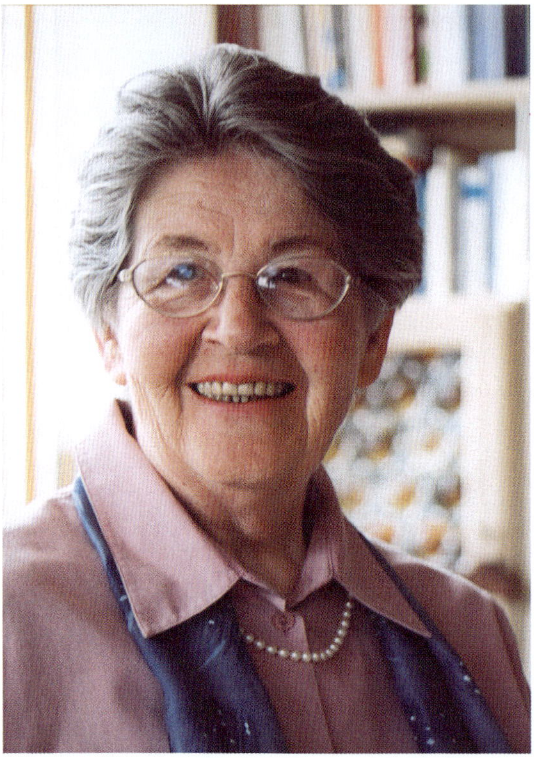

지은이 약력

한네 마르쿠와트(Hanne Marquardt)는 1933년에 태어났고 독일의 반사요법 영역에서의 제1인자이다. 1951년에서부터 1954년까지 영국에서 간호사(SRN)의 교육을 받고 1955년에 마사지사의 국가시험에 합격하였다. 1956년에서부터 1957년까지 라인강변 보빠르트의 마사지학교에서 교직에 취임하였다. 그 후 호흡요법의 자격을 취득하였고, 또한 하일프라티커(Heilpraktikerin)의 시험을 보았다. 1967년까지 자신의 진료소에서 발의 반사요법을 시술하여 경험을 쌓았다. 1970년 이래 슈바르츠발트의 쾨니히스펠트에 발 반사요법을 위한 교육본교를 설립하고 의료종사자에 대한 계속교육의 일환으로서의 전문가 양성에 노력하였나. 1980년부터 국내외에 15개 학교의 독립된 반사요법 교육기관을 전개하였다. 이 테마로 수많은 강연을 하였고 다수의 저서가 있다.

개정 6판

그림으로 보는

발 반사요법

실천을 중심으로

역자 정 형 국 외

Praktisches Lehrbuch der Reflexzonentherapie am Fuß

Hanne Marquardt

6., überarbeitete und erweiterte Auflage

HOMINIS IMAGO IN PEDIBUS
HANNE MARQUARDT ®

영 문 출 판 사

■ **옮긴이** (가나다순)

김수미 경복대학 피부미용과 교수
김수연 경희대학교 체육대학원 대체요법과정 외래교수
김용권 한국국제대학교 물리치료학과 교수
김용남 남부대학교 물리치료학과 교수
김중권 경성대학교 체육학과 외래교수/
창원대학교 체육학과 외래교수
김효철 원광디지탈대학교 한방미용예술학과 교수
문성기 대전보건대학 물리치료과 교수
박성영 박성영 컨디셔닝 센터 원장
성기석 (사)한국과학마사지협회 회장
양기석 동원대학 휘트니스 건강관리과 겸임교수
염윤정 삼육보건대학 피부미용과 겸임교수
이재남 삼육보건대학 피부미용과 겸임교수
정아람 단국대학교 생활체육학과 외래교수
정연옥 동원대학교 휘트니스 건강관리과 교수
정형국 안산1대학 물리치료과 교수
조옥현 경기대학교 대체의학대학원 외래교수
황선정 국제 피트니스 전문 지도자 협회 회장

Praktisches Lehrbuch der Reflexzonentherapie am Fuß, 6/e
by Hanne Marquardt

그림으로 보는
발 반사요법 **실천을 중심으로** **개정 6판**

2010년 1월 5일 초판인쇄
2010년 1월 11일 초판발행

지은이 : Hanne Marquardt
옮긴이 : 정 형 국 외
발행인 : 박 병 조
발행처 : 도서출판 영문출판사
등 록 : 1987년 12월 21일 제2-419호
주 소 : 서울시 강남구 삼성동 69-1
전 화 : (02) 514-5590, 776-5590
팩 스 : (02) 756-8943
E-mail : yeongmunsa@empal.com
정 가 : 22,000원
ISBN 978-89-7224-220-8 93510

역자서문

현대 사회에서는 여가활동과 스포츠 활동 등으로 인해 발의 중요성이 점차 증가하고 있다. 발은 발 자체로서도 매우 중요하겠지만, 발이 인체 전반에 미치는 영향도 매우 중요하다. 발은 사람 전체를 대변하는 기관으로, 최근에는 발을 관리하는 발마사지, 발을 통한 질병치료 요법인 발 반사요법들이 성행하고 있다. 본 교재는 발 반사요법 교재 중, 가장 다양한 질병을 다루고 있고, 저자의 풍부한 경험이 본 책을 읽는 독자들에게 많은 도움을 줄 것으로 생각된다. 우리들은 전인적 치료로써 발 반사요법의 중요성을 독자들에게 다시 한번 강조하고 싶다.

끝으로, 이 책의 출간을 위해 많은 노력과 열정을 보내신, 박병조사장님과 영문사 임직원에게 감사드린다.

역자일동

머리말

이런 개인적인 스타일의 머리말을 전문서적에 쓰는 것, 그 자체가 용기가 필요한 일이었다. 내가 결심을 하는 데에 도움을 주고 지원해주신 여러분에게 감사하고 나의 수십 년이나 되는 인생경험과 실천체험이 많은 사람들에게 도움이 될 것을 바라마지 않는다.

독자가 임상에서 사용하는 입문서로서 내가 도와줄 수 있도록 발 반사요법에서의 특별한 형태와 발전과 치료의 관점에서 파악할 수 있는 내면적인 생명관을 선정하였다.

발 반사요법의 논증을 위한 모든 이론적인 고찰, 가설, 작업모델에서 고려해야 하는 것은 실천하는 하루하루에 있어서의 "살아있는" 인간 전체에 현재의 상황과 개개의 상황에 관여하는 일이다.

이 책이 지향하는 것은 :

- 경험이 적은 시술자가 고객을 치료할 때에 신뢰할 수 있는 입문서가 되는 것.
- 이미 발 반사요법을 실천하고 있는 사람이 조사하거나 자신의 치료체험을 비교해 보려고 하는 자극요소가 되는 것.
- 초보자와 체험자 쌍방이 문서로 남긴 메시지에 의해서 개개의 사람이 자립하고 치료를 거듭 창조적으로 발전시킬 수 있는 것.

나는 경험에 의해서 얼핏 보기에 대립하고 있는 것처럼 생각되는 건강과 질병의 두 영역을 분리된 것보다는 결부된 것으로 생각하는 것을 배웠다. 왜냐하면 이 양자는 동일한 생명원리의 현상이기 때문이다. 즉, 양자는 항상 유동적이고 다면적이며 복잡한 상호관계를 서로 미치기 때문이다. 바야흐로 현대에서 한쪽에서는 질병을 확정된 개념으로 좁혀 이 상태를 고정화하고, 다른 한편으로는 건강을 판매가 가능한 "상품"으로 간주하여 건강하게 되기 위해서는 우리들 스스로를 활성화해야 되는데도 그것을 게을리 하고 단순히 청구만 하면 되는 것이라 믿는 그러한 위험에 노출되어 있다.

질병도 건강도 추상적인 순수한 형태로 존재하지 않는다. 그 상호관계는 우리 스스로가 실감하고 있다. 생명형태란 이념으로서의 완전무결이 아니라, 인간성의 일부로서 받아들여 함께 갈 준비가 인간에게는 있기 때문에 이러한 상태에서도 견딜 수 있다는 의미에서의 완전성이다. 이 때 중심적인 위치를 차지하는 것은 정체상태에 빠진 사고구조의 타개이고 이것에 의해서만 변화를 가져올 수 있기 때문이다.

이 책에서도 발의 치료적인 관점이 우선된다 하더라도 "아주 사소한 공통분모"도 계속 염두에 두는 것이 좋을 것이다. 지구상의 온갖 장소를 발로 걷고 개인적인 인생항로를 새기며 어떻게 걷고 멈추는 가에 따라서 그 사람의 세계에 대한 관계를 보여주기 때문이다.

발은 다른 인간적인 표현형식을 보완하고 이성에 의해서 선택하지 않고, 예컨대 언어와 같은 확실한 정보를 제공한다. 발은 넓은 의미에서 유연성의 표현이고 그때그때의 정서를 다양하게 반영하는 거울이기도 하다. 이것은 아래의 것으로 명백하다.

– 당당한 걸음걸이
– 즐거운 것처럼 깡충깡충 뛰어다니다

– 성급하게 종종걸음으로 걷다
– 조급하게 뛰어 돌아다니다
– 생동감 넘치는 춤추는 것 같은 걸음걸이
– 군대식의 행진
– 생각에 잠겨 걷다
– 망설이는 불안정한 걸음걸이
– 분개하여 세차게 땅을 구르다
– 밝게 균형을 잡고 걷다.

그러나 언어도 인간의 생활형성에서의 발의 기본적인 중요성에 대해서 다양한 힌트를 제공한다. 아래의 것은 독일어로 발 또는 걸음걸이를 사용한 관용구이다.

– 사태를 밝혀내다
– 전진 또는 후퇴하다
– 누군가의 발자취를 더듬다
– 사고의 흐름을 쫓다
– 그 사람의 입장을 대변하다
– 어떤 장소에 뿌리를 내리다
– 무일푼이다
– 어떤 일에 조리가 서 있다
– 사실의 기본에 의거하다
– 자율적이다

더욱이 다양한 문화권에서 독자적인 발전을 이룩한 발에 관한 많은 의식과 종교와의 관계가 있다. 기독교의 생활양식에서는 발을 깨끗이 닦는 것은 깊은 신앙고백과 밀접하게 결부되어 있다. 이것은 발의 가치평가와 중요성을 상징적으로 시사하고 있다. 요법적으로 전문화한다 해도 우리들은 치료할 때 전체상을 파악하고 개략적으로 구분된 발의 표현 스펙트럼을 의식에 남겨두며 기쁨을 갖고 치료를 하고, 생명의 다양성에 항상 놀라움의 생각을 계속 유지하려고 생각한다.

Königsfeld-Burgberg
August 1993 *Hanne Marquardt*

"눈에 보이지 않는 것의 작용을 눈에 보이는 것으로"

30개의 수레바퀴의 바퀴살은
바퀴통에 모인다.
하지만 우선 이 바퀴통의 구멍(공간)이
수레바퀴를 움직이게 하는 시발점이 된다.

점토를 반죽하여 그릇을 만든다.
하지만 그 안의 공간이
그릇의 구실을 만들어낸다.

물질적인 것이 적성을 제공하기는 하지만
비물질적인 것이 우선 가치를 이룬다.

노자(Lao Tse, 老子)

목차

제 II 편 실습편

제 Ⅲ 편 특례 및 특수한 응용영역

제 I 편 기초편

제 1 장 개 론

1-1 나와 발의 반사요법(RZF)과의 만남 그리고 그 발전

내가 처음으로 발의 반사요법에 대한 이야기를 들은 것은 1958년의 여름이었다. 당시 나는 25세의 마사지사이었고 치료의 세계는 자유로이 열려 있었다. 그 무렵은 과학적 증거를 중요시하는 의료분야 이외의 유사의학분야에서는 오늘날만큼 정보를 수집하기가 쉽지 않다. 게다가 침술, 신경요법(neural therapy), 국소요법, 분절요법(척수신경에 의해서 제어되어 있는 조직과 기관) 및 기공 등 몇 가지의 요법은 이미 받아들일 수 있는 준비가 되어 있었고, 많은 경우 저항을 만나면서도 천천히 "뿌리를 내릴" 수 있었다. 이들은 그 후 수십 년 동안 전통에 사로잡힘이 없이 실천에 기초하는 요법으로서 넓고 큰 기반을 여는 개척자였다고 생각된다.

그 무렵 나는 남부독일의 작은 치료실(Kurhaus)에서 일하고 있었다. 거기서 여성 클라이언트가 갖고 있던 "Stories the feet can tell(발이 말해주는 이야기)"라는 색다른 제목의 소책자를 보게 되었다. 나는 수 년 전에 영국에서 간호사의 전문교육을 받고 있었기 때문에 그 영어의 제목은 친숙한 언어로 쓴 책을 읽어보고 싶다는 생각을 나에게 일깨워 주었다. 언어는 마음에 들었으나 그 내용에는 짜증스러웠다. 그 이유는 유니스 잉함(Eunice Ingham)이 저서 "발이 말해주는 이야기"에 기술한 것은 믿을 수 없다는 의구심을 불러일으켰기 때문이었다. 자신의 이제까지의 지식과 현저하게 모순이 되는 것 같은 시술에 대한 많은 관점이 있다는 것을 알았을 때, 젊은 치료사였던 나는 상당히 뜻밖이라 생각하였다. 나를 가장 괴롭힌 것은 E. 잉함이 설명하는 방법은 전혀 "전문적"이지 않지만 실제로 응용하면 많은 사항을 확인할 수 있을 것 같은 생각이 들었다.

이 흥분된 시간 속에서 이성적인 이유로부터는 거부하기 시작하였으나 나의 치료사로서의 호기심을 불러일으켰다.

나는 클라이언트, 친구, 지인의 발을 가능한 한 손으로 잡아 마사지를 하고, 비교하고, 발의 다양한 부분을 눌러서 반응을 관찰하였다. 내 마음속의 일부는 이 미국으로부터 도입된 요법에 대해서 여전히 불합리하다는 것을 논증하려고 생각하였고, 한편 이렇게 간단한 방법이 연령이나 증상이 전혀 다른 클라이언트들에게 변화를 가져온다는 것에 놀라움을 느끼기 시작하였다.

수주일 후에 발에 중요한 기능이 있다는 것, 그 하는 방법과 이유는 알 수 없지만 발에서부터 원격적인 효과가 그 사람의 전신에 야기된다는 것을 인식하였다.

그 후 바로 나는 물리치료를 위한 작은 치료실을 개설하였고 거의 모든 클라이언트에 대해서 대개는 나의 의도를 알아차리지 못하게 하면서 그들의 질병에 해당하는 반사구역을 조사하였다. 이 새로운 요법에 편견을 갖지 않는 몇 사람의 의사들과 상의하면서 매일 "기재되어 있는 증상사례"를 실행하여 경험을 쌓아 그 기초를 구축하였다. 이와 같이 나의 시도는 당시에는 아직 어색한 것이었으나 결과는 나에게 반복하여 놀라움을 주었고 모든 부분을 조사하고 밝히는 데에 용기를 주었다.

당시에 만일 클라이언트나 친구나 지인들

이 나에 대해서 많은 신뢰와 기꺼이 협력해 줄 기분이 없었다면, 이 선구적인 작업을 실시할 수는 없었을 것이다. 나의 최초의 경험이 훗날 이 요법을 발전시키기 위한 초석이 되었다고 알아차린 것은 시간이 경과한 후였고, 당시 나는 전혀 의도하지 않았다.

9년 동안 "남의 눈을 피하여" RZF를 연구한 후 1967년에 나는 유니스 잉함과 개인적으로 알게 되는 기회를 가졌다. 그녀는 고령임에도 불구하고 매우 정력적이고 인생경험이 풍부한 마사지사였다. 나는 잉함으로부터 이른바 "반사요법"이 미국에서 이 수십 년 동안 Do It Yourself요법(자기요법)으로서 시행되고 있다는 것과 크게 확산되고 있다는 것을 알았다. 한편 그녀가 이른바 반사요법이라 부른 것은 획득한 지식의 연속이었고 윌리엄 피츠제랄드 의사에 의해서 1910년에서부터 1930년 사이 전문적 수준에 도달하게 하였다는 것도 알았다.

우리들의 개인적인 만남과 의견의 교환에 의해서 유럽에서 RZF에 다시 치료로서의 수준을 제공할 목적으로 강습회를 열고, 나의 9년간에 걸친 경험에 관심을 가지는 전문가들이 나의 경험에 접근할 수 있다는 사실에 가슴이 뛰었다. 첫 강습회에 참가한 것은 12명의 동료이었다. 그들은 처음에는 의구심을 갖고 있었으나, 기꺼이 나의 지식을 피력하여 소개시켜 주었다. 이와 같이 단순하게 생각되는 관계를 실습에 가까운 강습회로서 제공한다는 대담한 행위는 내가 증거로서 유력한 이론이나 과학적인 이론을 하나도 제시할 수 없었고, 모두 경험에 의한 지식이나 방법에 의존하지 않을 수 없었음에도 불구하고 처음부터 성공이었다.

새로운 방법의 개발은 오로지 개인적인 노력에 기인한 것만이 아니라, 그 당시에 이에 대한 일반적인 수요가 있었다는 사실에 기인한다는 것을 확신하였다. 전문적인 교육에 대한 수요는 해마다 증가하고, 그 결과 자체가 선전이 되어 치료사들이 기꺼이 강습회에 참여하게 되었다. 이것은 기교적인 기구를 사용한 시술은 클라이언트와의 거리라는 점에서 더욱더 문제가 된다는 것이 분명해졌기 때문이고, 많은 참가자가 시술에 관한 원래의 관심사 즉, 사람과 사람과의 접촉을 의식하고 있었기 때문이다.

집중적인 강습회와 실습을 12년간 시행한 후에 나는 작업을 분산시키기 시작하였다. 그 후의 수년 동안에는 설정한 교육의 장을 국내외에 다수 설립하였고, 의욕이 있고 전문적인 자격을 가진 졸업생들이 잇달아서 RZF를 가르치게 되었다.

미지의 것에 회의를 품는 것은 당연한 것인데도 강습회의 참가자들은 매우 개방적이고 바람직한 태도를 보였다. 이 요법의 습득은 스스로의 자유로운 결정에 기초하고 있었기 때문에 더욱더 그러하다. 적극적이고 스스로의 의사에 의해서 이루어지는 유명한 "첫 걸음"은 건전한 방법으로 새로운 테마에 대한 관심에 눈을 뜨게 하여 활발하게 하는 것이라 증명된 것이다.

서로의 발로 실습을 시행하면 많은 사람이 접촉하는 것은 상상한 것보다 훨씬 직접적이고 "친밀"하다는 것을 경험한다. 그래서 강습 중에 접촉에 의해서 외적 및 내적인 과정이 개방된다는 것에 치료사들은 감동하였다. 개인적인 경험은 아무리 많은 이론적인 교재보다도 본질적으로 강열한 것이기 때문이다.

이 강습회는 과도하게 특수화와 기술화를 강조함으로써 존재가 아주 희미해져버리는 일이 많은 기초적인 작업의 질이 어떠한 것인지를 다시 한번 생각해보는 데에 좋은 기회를

많은 사람들에게 제공하였다. 참가자들은,

- Behandeln(처치하다), Begreifen(파악하다), Befassen(종사하다)이라는 말의 어원이 무엇을 의미하는가, 양호한 근본적인 신뢰는 생명의 질서 및 다양한 현상 형태로 확산될 수 있다는 것을 다시 한번 경험한다.
- 사람 모습과 발 모양의 유사성에서 전체와 부분이 서로 직접 관계하고 있다는 것을 이해할 수 있다.
- 인간과 발과의 형태에 관한 "역연한 비밀"로부터 무엇인가를 지각하고 감각적으로 인지하지만, 이성만으로는 이해할 수 없다는 현상에 대해서 새삼 놀라움을 느낀다.
- 질병이나 증상을 억제하는 대신에 그 사람에게 플러스가 되는 것이 시행되었을 때, 시술의 결과가 별개의 것이 되는 것을 체험한다.
- 보다 많은 내면적인 자유와 기쁨을 갖고 일에 종사하고 일면적인 성공지향에서부터 쉽게 떠날 수 있다. 왜냐하면 시술의 결과에 공헌하는 것은 시술자만이 아니라, 인간 속에 존재하는 힘이고 그것이 하나가 되어 결과를 결정한다는 것을 참가자들은 인식하고 있기 때문이다.

나는 RZF를 통해서 외부를 향해서 있는 그대로이고, 동시에 겸허하게 나타나는 사항을 평가하게 되었다. 많은 사람들의 다양한 발과의 관계는 나에게 단순성에 대한 단서를 다시 주었고 생생하게 유지해주었다.

발의 반사요법의 치료를 지향한 실습 및 전문교육의 길은 나에게 있어 개인적인 발자취였고 인생의 항로가 되었다. 이 길은 현재 나의 전인격에 새겨져 있는 많은 중요한 관점과 경험을 제공하였다. 특히 많은 사람들과의 부단한 만남 속에서 뒷받침된 것은 인생이 항상 새로운 가능성과 놀라움, 그리고 도전을 가져온다는 것이다.

이 책의 출판에 있어서 직접 또는 간접적으로 도와주신 모든 분들에게 감사드린다.

1-2 발의 반사요법의 역사

RZF도 오늘날 응용되고 있는 많은 요법과 유사한 길을 걸어왔다고 추측된다. 인간의 깊은 지혜로부터 태어나 필요한 시기에 그것에 적합한 문화권 안에 확산되어 갔다고 생각된다. 이것에 해당하는 것이 침술요법이다. 그러나 침술에는 역사적인 증거가 되는 것이 많기 때문에 조기의 발전단계가 RZF보다도 명확히 인지되어 왔다.

발에 대한 치료는 미국의 윌리엄스 피츠제랄드 의사(1872~1942)에 의해서 한 세기가 바뀌는 무렵에 처음으로 기록되었다. 그는 중앙 및 북미국의 원주민이 훨씬 이전부터 환자의 발에 치료를 시술하고 있다는 것을 알고 있었다. 동양에서도 오래된 자료가 있고 오늘날 역시 민간요법으로서 발에 대한 치료가 시행되어 성과를 올리고 있다.

피츠제랄드의 체계의 기반은 극히 흔적만이 남고 보다 간단하고 구체적인 말과 기술(description)로 확산되고 있었다. 인디언들의 오래된 문화의 높이에 걸맞게 1천년의 오랜 세월에 걸친 지혜가 문제가 되는 것이다. 자연의 규칙을 숭배하는 민족인 경우 한사람 한사람의 안생항로에 있어 중요한 발에 병이 났을 때에 가장 중점을 두는 것은 당연한 일이었을 것이다.

피츠제랄드는 관심을 가진 의사 및 치료사의 팀과 함께 전해지고 있는 발의 점(point)

과 그 효과를 오랜 세월에 걸쳐서 조사하여 체계화하였다. 그는 이른바 "반사구역 요법"의 창시자이고, 1917년에는 스스로의 경험을 기록한 같은 이름의 책을 출판하였다.

이 책에서 처음으로 세로방향의 10개의 반사구역 분할이 손으로 그린 일러스트로 제시되었다. 피츠제랄드는 이것을 "신체 반사구역"으로서 인간에 대한 종합적인 방향부여를 개발하였다. 그리고 이 세로방향의 패턴을 통해서 환자를 발까지 치료하고, 신체 반사구역 내에 치료에 이용할 수 있는 일련의 연결이 있다는 것을 발견하였다.

피츠제랄드의 가장 가까운 협력자인 의사 조지 스타 화이트는 후에 1925년 무렵의 미국에서 반사구역 요법은 가장 잘 알려진 치료형태의 하나였다고 기술하고 있다. 피츠제랄드는 일반의사, 치과의사, 하일프락티커(독일 특유의 치료사이고 몇 가지의 조건이 붙지만 의사와 거의 같은 의술행위를 할 수 있다), 부인과의사, 이비인후과의사 및 치료사들에게 전체론을 지향하는 강습회에서 가르치고 스스로의 경험을 보고하여 치료의 제안을 하였다.

30년대 초에 미국의 마사지사 유니스 잉함(1888-1974)이 피츠제랄드의 연구원리에 접하여 그 원리에 기초하여 치료를 하였다. 몇 년 동안이나 잉함은 그 현존하는 지식을 스스로의 실제경험으로 보완하면서 발의 치료에 집중하고 추가하면서 "잉함식 압박 마사지"라 이름붙인 독자적 치료기술을 발전시켜 갔다. 1938년에는 그녀의 최초의 저서 "Stories the feet can tell(발이 말해주는 이야기)"가 출판되고 그 후 바로 속편인 "Stories the feet have told(발이 말해준 이야기)"가 출판되었다.

독자, 특히 전문가가 아닌 사람들은 잉함의 연구에 "반사학(reflexology)으로서 관심을 가졌다. 잉함의 저서는 미국에서 붐을 일으켰고 나아가서는 유럽의 나라들에도 확산되어 건강을 의식하는 많은 그룹에 의해서 자기치료의 기초로서 오늘날까지 계속 이용되고 이다.

이 저서를 출발점으로 하여 나는 자신의 치료실에서 발에 있어서의 치료의 가능성에 대해서 9년 이상에 걸쳐서 그 효과를 조사하고 그리고 발전시켜왔다. 수많은 클라이언트들로부터 경험한 것은 이 요법이 가지는 치료로서의 잠재력이 예방이라는 수준을 훨씬 넘어서고 있다는 것을 확신시켜 주었다. 이 때문에 나는 1967년부터 의학요법의 작업에 관여하여 RZF에 관심을 나타내는 사람들에게 전문적이고 실천적인 강습회를 개최하였다.

아마추어적 요법과의 사이에 경계를 두었기 때문에 RZF는 처음부터 실제의 물리치료로서 병원 및 재활센터에 도입되는 기회가 주어졌다. 오늘날에는 물리적인 시술방법의 틀안에서 자주 일상적인 치료로서 적용하게 되었다.

1975년에 나의 최초의 저서 "Reflexzonenarbeit am Fuss(발의 반사구역의 연구)"를 출판하였더니 관심이 매우 높아져 8개 국어로 번역되었다. 대형 및 소형의 컬러판 반사구역 지도나, 짧게 요약한 다양한 팸플릿을 클라이언트나 처방담당의사에게 제공하였다.

세월이 흐르는 동안에 교육의 장은 독일의 국내외를 합쳐서 15개교가 되었다. 그 중에는 1993년에 원조 프로젝트로서 아르메니아에 개교된 것에서부터 1999년 체코에 개교된 가장 새로운 것까지 포함된다.

발의 반사요법 교사들의 정례모임에서는 수업에서의 경험만이 아니라, 개인적인 임상경험을 서로 교환하고 충분히 검토하고 있다. 그 내용은 오랜 조사기간을 거쳐서 신규사항 및 개별사항으로서 모든 인증된 학교에서의 수업에 도입된다.

나는 나 자신의 관찰을 계기로 하여 수년 전부터 발의 반사구역에서의 좌우교환의 가능성을 연구하고 있다. 이 조사에 관한 실천에 도움이 되는 결론은 정리해서 이 책의 제4판부터 수록하고 있다.

발의 반사요법에 대한 전문교육은 국제기준에 준거하고 있으며 수업은 150시간으로 되어있다. 게다가 증상사례를 상세하게 기록하여 제출하도록 하고 있다. 이 코스는 이미 수료한 의료직, 치료직의 틀 안에서의 전문화 및 계속교육으로서 고려되고 있다.

내가 수십 년 전에 발을 들여 넣고 오늘날까지 계속해서 육성해온 유산이 많은 사람들의 내적 및 외적인 인생의 항로에서 바른 방향을 제시하고 항상 활발하고 실천에 입각하고 있으며 그 시대에 계속 접합할 것을 기원하고 있다.

제 2 장 RZF에의 실천 어프로치를 위한 작업모델

2-1 다양한 미시체계(microsystem) 안에서 인식할 수 있는 인간이라는 거시체계(macrosystem)

온갖 시대의 철학자들이 인생의 추세를 관찰하여 부분의 정보는 전체에 포함되고, 전체는 부분에 포함된다는 것을 인식하고 있다. 이러한 것은 의학에서도 알려져 있다. 인간의 줄기 세포는 전능적이여서 기관, 조직 및 계통으로 성장하기 위해 분화하는 모든 가능성을 갖추고 있기 때문이다.

의학 및 치료에서 일면적으로 다루어지는 과학성이라는 시대가 지난 후, 흔들이와 같이 왔다 갔다 하는 움직임은 과거 10년 동안에 부분적으로 보정되어 원래로 되돌아와 있다. 이것은 보완적인 의학의 다양한 방법을 개발하거나 재발견할 때에 나타난다. 보완적인 의학에서는 기능우선의 치료적인 연결은 종전에 지나치게 강조된 분석적 사고에 있어 필요한 보완이라고 정당하게 평가되어 있다. "반사구역"의 원래의 개념은 해부학적 구조 및 신경계통의 기능만으로는 설명할 수 없는 다양한 진단적 치료적 방법의 성립과 부흥을 통해서 확산되어 갔다.

오늘날 그 의미는 부분에 전체가 축소되어 투영된 표현으로 바뀌어 있다. 전신 투영의 현상에 대해서 최초에 사용된 "소마토피(Somatopie, 신체부위 국소화)"라는 명칭은 오늘날 자주 미시체계(microsystem)라는 개념으로 쓰이고 있지만 두 단어는 동의어가 아니다.

RZF는 이 수년간 보완의학의 다른 요법과 마찬가지로 실험에 기초한 연구에 의해서 잇달아 입증되어 있다. 그러나 실천에 입각한 교과과정으로서 내가 선정한 것은 반사구역에 관한 국소해부학에의 손쉬운 접근이고, 실증되어 있는 작업모델인 형상 유사성이다.

유사성 사고방법을 도입하려고 생각한다면 "이것과 마찬가지로 그것도"라는 2개의 상반되는 가치에서의 현상학적인 특징을 진지하게 받아들여 인간에서의 활발한 과정을 평가할 때에 인과관계의 직선적 사고방법으로부터 떨어지는 것이 전제가 된다.

형상 유사성 즉, 인간이라는 틀 안에서 비교할 수 있는 해부학적인 형태는 가령 서로 떨어져 있어도 자주 서로 내적 및 기능적인 관계가 있다는 것을 암시하는 것이다. 이것은 "마음이 형태를 만들기[칼 후터(Carl Huter)]" 때문이다. 유사성은 예부터 치료의 다양한 방면에서 이용되고 있다. 가장 유명한 것은 노지르(Paul Nogier)에 의한 귓바퀴(이개)요법이다. 이것은 귓바퀴가 인간의 태아의 형태와 닮은 꼴을 나타낸다는 것에 기초하고 있다. 글레디체(Gleditsch) 및 보시(Bossy)는 효과를 확인하여 실증한 소마토피(Somatopie)에 대해서 상세하게 기술하고 있고 미스(Mees)는 스스로 확신을 한 다수의 형상 유사성과 그 치료적인 상호관계를 제시하고 있다. 또한 피싱거(Pischinger)는 생물학적인 시스템은 그물코모양으로 결합하여 있어 에너지적으로 개방되어 있고, 게다가 서로 또는 주위에 작용을 미치고 있다는 전제로부터 출발하고 있다.

이 종류의 연구는 나의 테마에의 접근을 확실한 것으로 해준다. 왜냐하면 이들의 연구는 RZF라는 틀 안에서의 기능과정을 이해할 때에 기반으로서 도움이 되기 때문이다.

RZF를 실시하기 위한 도구란

- 육체적으로도 정신적으로도 우수한 안정성
- 의학 및 치료에 관한 확고한 기초지식
- 미지의 요법에 대해서 그 효과를 실천적으로 조사하려고 하는 내면적인 솔직함
- 그리고 종전과는 다른 길을 걷는 용기가 약간
- 이것에 의해서 발의 요법 때에 머리, 마음, 손이 서로 만날 수 있다.

2-1-1 사람의 모습과 발 모양의 유사성

그림 1은 발의 형상과 사람이 앉아 있는 형상이 매우 유사하다는 것을 보여준다. 이 그림은 단순한 기본구조 속에서 수직으로 세운 발이 앉아 있는 사람의 모습처럼 보이고, 반대로 앉아 있는 인간이 발의 형상으로 보인다는 것을 나타내고 있다. 여기에 대해서는 해부학적인 해당의 항에서 더 상세하게 설명하겠다.

2-1-2 발의 반사요법의 해부학적 구역

일반적인 구역으로서는,

- 사람의 앞쪽에 대한 반사구역은 발등 쪽(족배측)에 있다 : 인간의 배쪽(복측)=발등 쪽
- 사람의 뒤쪽의 반사구역은 발바닥 쪽(족저측)에 있다 : 인간의 등쪽(배측)=발바닥 쪽

가로방향은 아래와 같이 해당된다.

- 머리(두부) 및 목(경부)의 반사구역은 발가락에
- 가슴(흉부) 및 명치(상복부)의 반사구역은 발 허리부분(중족부)의 부근에
- 배(복부) 및 골반의 반사구역은 발목뼈(족근골)에서부터 발꿈치까지에
- 다리부분의 반사구역은 다리(하지)가 끝나는 끝부분에

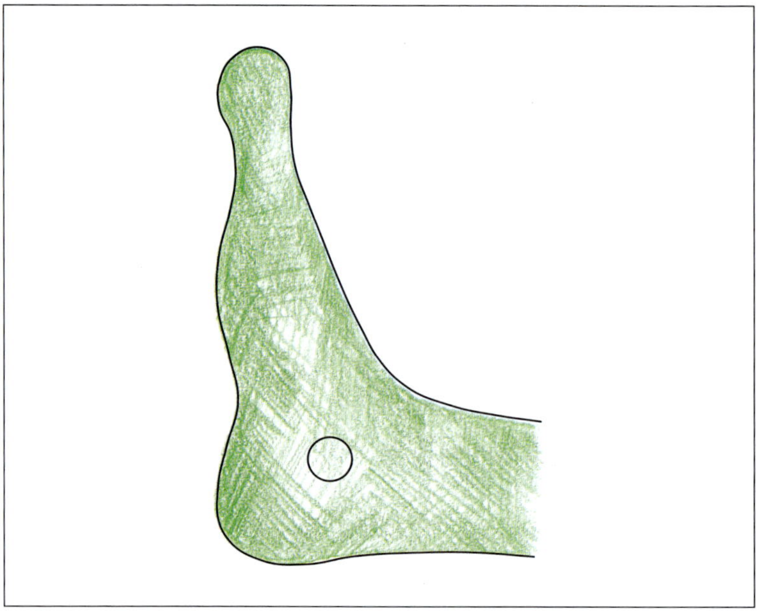

그림 1 사람의 모습과 발모양의 유사성

발의 뼈와 그 명칭

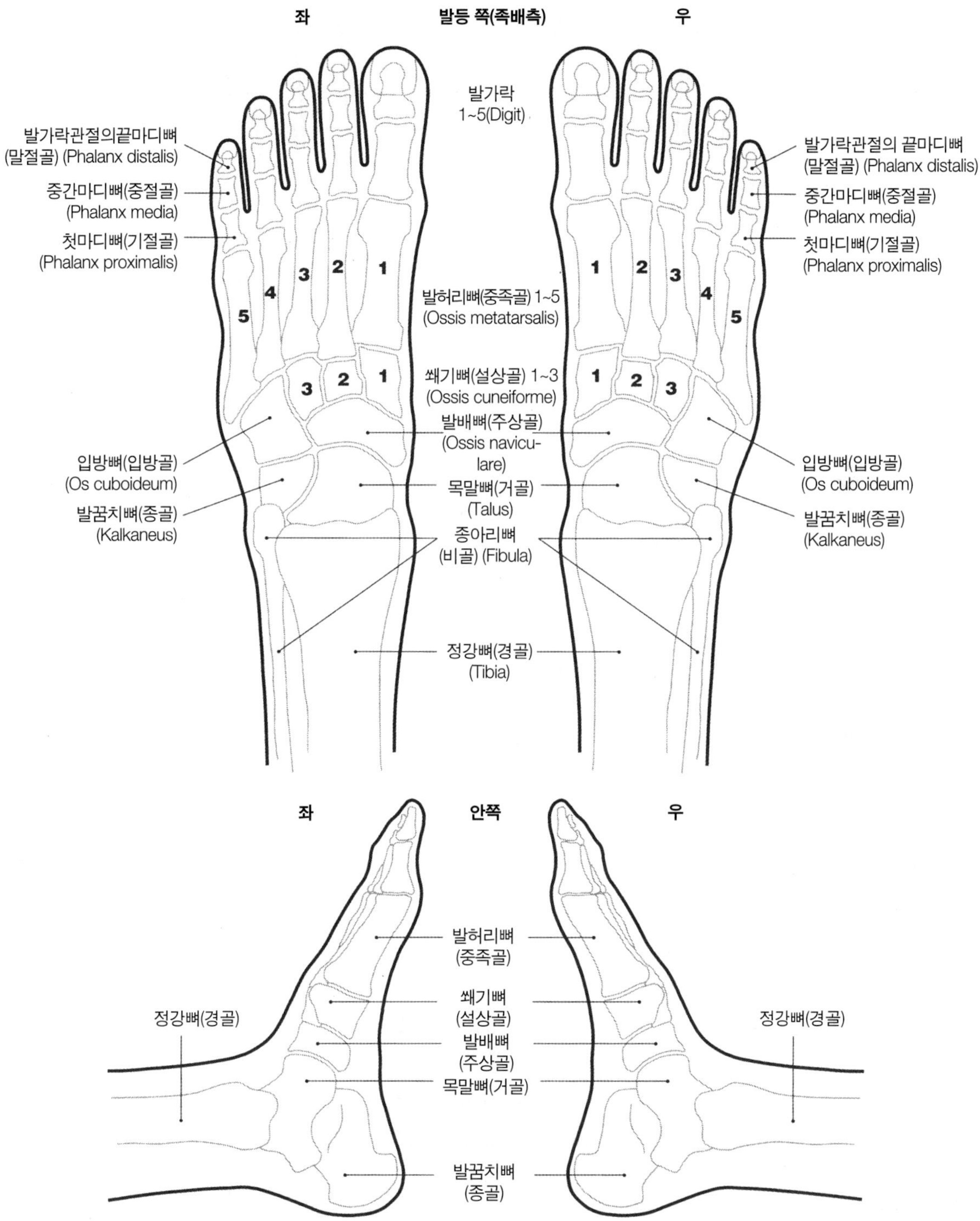
좌
발등 쪽(족배측)
우
발가락
1~5(Digit)
발가락관절의끝마디뼈
(말절골) (Phalanx distalis)
중간마디뼈(중절골)
(Phalanx media)
첫마디뼈(기절골)
(Phalanx proximalis)
발가락관절의 끝마디뼈
(말절골) (Phalanx distalis)
중간마디뼈(중절골)
(Phalanx media)
첫마디뼈(기절골)
(Phalanx proximalis)
1
2
3
4
5
발허리뼈(중족골) 1~5
(Ossis metatarsalis)
쐐기뼈(설상골) 1~3
(Ossis cuneiforme)
발배뼈(주상골)
(Ossis navicu-
lare)
입방뼈(입방골)
(Os cuboideum)
발꿈치뼈(종골)
(Kalkaneus)
목말뼈(거골)
(Talus)
종아리뼈
(비골) (Fibula)
정강뼈(경골)
(Tibia)
좌
안쪽
우
발허리뼈
(중족골)
쐐기뼈
(설상골)
발배뼈
(주상골)
목말뼈(거골)
발꿈치뼈
(종골)
정강뼈(경골)
정강뼈(경골)

그림 **2**

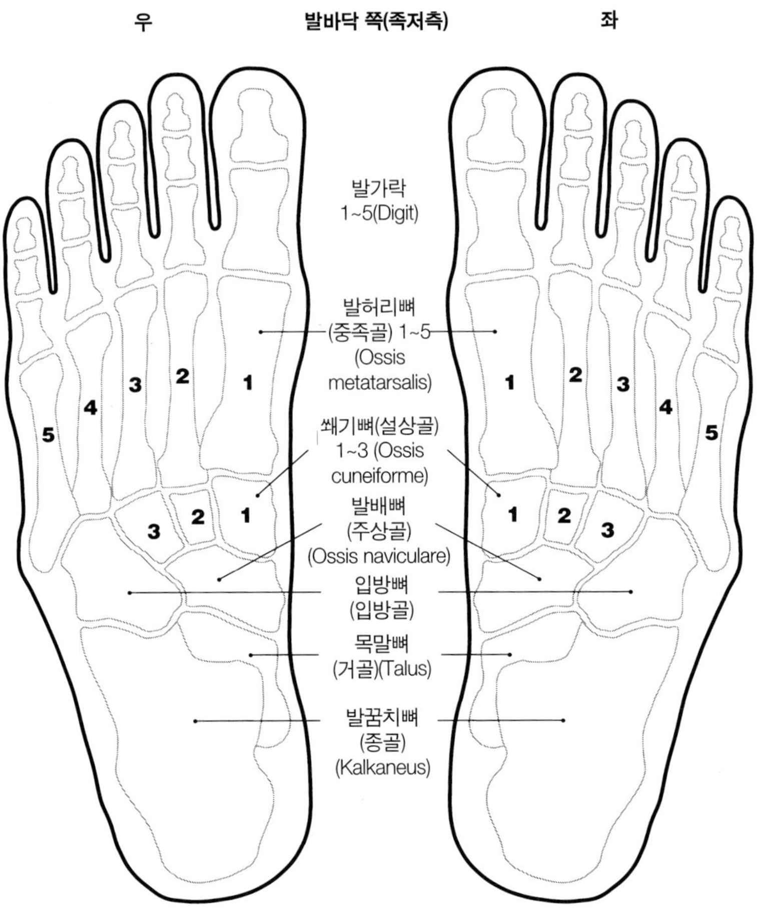
우
발바닥 쪽(족저측)
좌
발가락
1~5(Digit)
발허리뼈
(중족골) 1~5
(Ossis
metatarsalis)
쐐기뼈(설상골)
1~3 (Ossis
cuneiforme)
발배뼈
(주상골)
(Ossis naviculare)
입방뼈
(입방골)
목말뼈
(거골)(Talus)
발꿈치뼈
(종골)
(Kalkaneus)
1
2
3
4
5

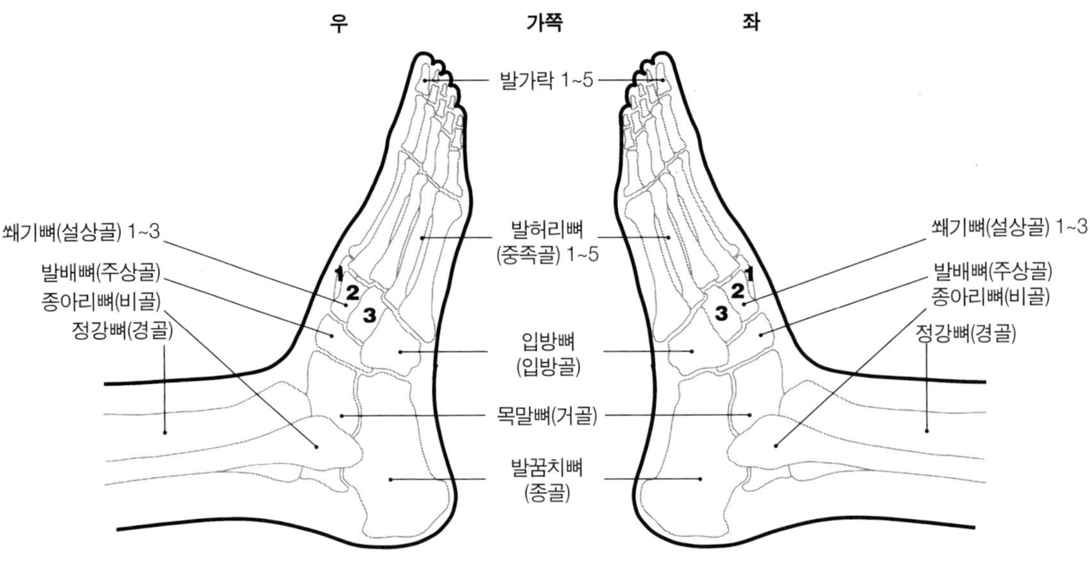
우
가쪽
좌
발가락 1~5
발허리뼈
(중족골) 1~5
쐐기뼈(설상골) 1~3
발배뼈(주상골)
종아리뼈(비골)
정강뼈(경골)
입방뼈
(입방골)
목말뼈(거골)
발꿈치뼈
(종골)
1
2
3

그림 3

오늘날 실시되고 교육되고 있는 RZF는 발 모양과 앉아 있는 사람 모습과의 관계 즉, RZF가 유사성 속에 어떻게 나타나 있는 가, 작업의 기본으로서 어떻게 실증되어 있는가를 보여주는 관계그림을 인정하고 있고 이것에 기초하고 있다.

해부학적인 방향부여로서 그림 2와 3에서는 발등 쪽, 발바닥 쪽, 안쪽(내측), 가쪽(외측) 각각의 발의 뼈를 ( )안에 라틴어로 표기하고 있다.

2-2 윌리엄 피츠제랄드에 의한 패턴

피츠제랄드는 인간의 신체는 10개의 등분된 절단면 즉, 머리에서부터 발까지 뻗는 "신체 반사구역"으로 분할할 수 있다는 단순한 작업모델에서부터 출발하였다(그림 4를 참조).

2-2-1 세로방향의 10개 반사구역

세로방향의 신체 반사구역은 거의 같은 크기의 세로의 영역으로 되어 있고, 안쪽에서부터 가쪽으로 향해서 각각 반사구역 1에서부터 반사구역 5까지 차례로 배열되어 있다. 피츠제랄드는 그 안에 도움이 되는 열쇠를 발견하였다. 이것에 의해서 인간과 발과의 관계를 그림에 나타내어 실제로 머리 속에서 이해할 수 있도록 한 것이다.

세로방향의 하나의 반사구역은 각각 하나의 신체기관, 조직 또는 계통을 지나고 있다. 발에도 비율을 축소한 형태로 해당된 반사구역이 이 세로의 선상에 존재한다. 이것은 아래의 예로부터 분명히 알 수 있다.

- 눈은 세로방향 신체반사구역 2와 3에 있고 반사구역은 발가락의 2와 3에 해당된다.
- 엉덩관절(고관절)은 세로방향 신체반사구역 4에 있고 발에서도 이 세로방향 신체반사구역 위 즉, 가쪽복사(외과, lateral malleolus) 부근에 발견할 수 있다.

2개씩 존재하는 기관 및 관절(콩팥, 귀, 어깨관절 등)은 모두 오른발 및 왼발에 있다.

신체의 한쪽밖에 존재하지 않는 기관의 반사구역은 신체와 같은 쪽의 발에 있다[지라(비장), 막창자꼬리(충수), 쓸개주머니(담낭) 등].

신체 중앙에 있는 기관의 반사구역은 양 발을 합친 중앙부분에 해당된다. 즉, 해당하는 세로방향 반사구역 위에 있고, 좌우 양쪽의 발에 걸쳐 있다(심장, 위, 방광 등).

2-2-2 수평방향의 분할

표식이 되는 3본의 수평선을 세로방향의 10개 반사구역 분할에 추가함으로써 수평방향의 식별이 가능하게 되었다.

- 첫 번째의 수평선은 신체의 좌우에서 복장뼈(흉골)에서부터 빗장뼈(쇄골)를 지나 어깨의 높이까지이고 머리와 목 부분의 영역에 경계를 만든다. 이 선을 발에 전사하면 10본의 발가락의 바닥관절(기저관절)을 지나는 수평선이 되고 발가락은 머리와 목 부분(두경부)에 해당된다.
- 두 번째의 수평선은 신체의 허리선의 부근이고, 발에서는 발허리뼈(중족골)의 바닥부분(기저부)를 지나는 선이 해당된다. 이 선은 리스프랑관절선으로서 알려져 있다. 신체에서도 발에서도 첫 번째와 두 번째의 수평선 사이에 있는 복장뼈(흉골)와 명치부분(상복부)의 기관이 해당된다.

- 세 번째의 수평선은 신체의 볼기부위(둔부)에서부터 사지의 아랫부분을 지나는 선에서 자르고 발에서는 가쪽복사뼈(외과)와 안쪽의 발목관절오목(거퇴관절와)을 따라가도록 연결한 선으로 나타낸다. 이 선에 의해서 만들어지는 영역에는 배(복부) 및 골반의 기관에 해당하는 반사구역이 있다.

인간의 거시체계와 발의 미시체계와의 이러한 상호 해당에서, 세로 및 가로방향의 격자무늬 덕분으로 개개의 기관의 위치 또는 투영을 모자이크처럼 확실히 발견할 수 있다.

선으로 만든 가공의 분할은 신체에서도 발에서도 엄격하게 국한된 경직된 분할로 볼 것은 아니다. "인간의 유동평형에서의 개방 시스템"에서는 인생의 추세는 모두 결합되어 있기 때문이다.

세로 및 가로방향의 반사구역은 내가 문자 그대로 "보조"선으로서 사용한 것이고 추상적인 모델로 지향한 사고방법으로부터 개인적이고 생생한 인간 관찰로 옮겨가는 것을 도와줄 것이다.

윌리엄 피츠제랄드에 의한 패턴
신체 및 발의 세로방향의 구역

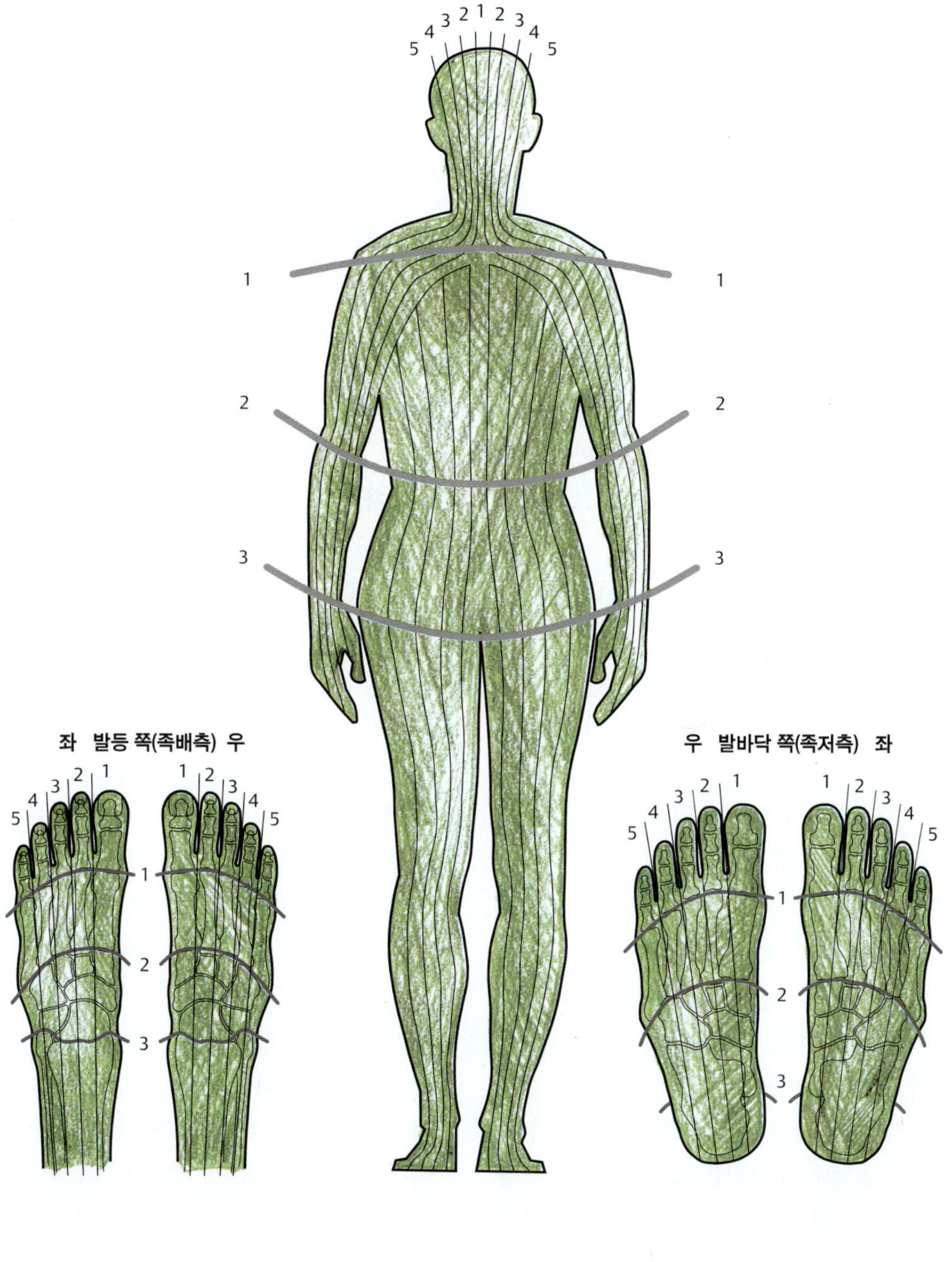

그림 **4**

제 3 장 발에 대한 치료적인 접근, 만지는 것 – 시술

3-1 기본사항

기구 등을 사용해서 RZF를 시행하는 것은 물론 가능하겠지만 나는 도수작업을 선택하였다. 왜냐하면 실제의 진료의 기술화와 함께 반드시 사람과 사람과의 접촉이 요구되기 때문이다. 신체에 대한 접촉이 적으면 많은 사람은 일방적이라고 느끼는 것이다. 대개는 무의식적으로 시술의 본질, 더 안쪽에 있는 진수가 접촉이라는 생명의 신비와 결부되어 있다는 것을 많은 사람이 지각하고 있다. "마음으로 보지 않으면 사물은 잘 보이지 않는다, 중요한 것은 눈에 보이지 않는다"라고 산 데그주베리(Saint Exupérys)는 말하였다.

손에 의한 치료형식은 사람과 사람의 사이에 직접적인 경험을 제공할 수 있다. 외적인 "만져지는 것"과 내적인 "만지고 있는 것"이 서로 보완하고 서로 작용하는 관계가 발생한다.

실제적이고 현실적인 설명을 하면 만지는 것에 의해서 완전히 개인적인 특징을 가진 전자계(electromagnetic field)가 발생하여 2개의 "개방적인 힘의 장"이 만나고, 그것에 의해서 지속적인 항상성(신체의 기초계통 기능을 유지하는 것)이 촉진된다. 신경지배라는 이미아는 사고방법에 따르면, 손을 더듬는 가압은 발의 조직 내에 있는 예민한 신경경로의 수용체에 자극을 준다. "만지는 것"이라는 개념을 설명하려고 하면, 우리들은 항상 하나의 관점을 가져야 한다. 그것은 만진다는 것을 이론적으로만 기술하는 것이 아니라, 실제로 체험하고 지각하는 것이 필요하다는 견해이다.

3-2 가압의 기법

3-2-1 엄지손가락에 의한 기본적 가압 (그림 5~7)

손은 예민하고 개인적인 도구이며 손의 해부학적인 구조를 정확하게 도입하면 발을 쉽게 "파악할 수" 있다. 처음에 엄지손가락을 우선적으로 사용할 것을 권장한다. 엄지손가락은 그 특수한 지위와 유전적인 우성에 의해서 확실하게 치료가 되는 자극을 주기 때문이다.

이 방법을 사용함으로써 우리들의 근육, 관절 및 힘줄(건)은 본래의 기능 속에서 과도한 부하가 걸리거나 손상될 우려 없이 가압에 이용된다.

다른 4개의 손가락은 엄지손가락과 서로 마주보는 위치에 있고 발을 만질 때 사용되지만, 엄지손가락이 움직이고 있을 때는 수동적으로 작용한다.

특히 엄지손가락과 집게손가락(인지)이 서로 마주보고 있음으로써 말편자(horseshoes) 또는 "U"자형의 공간이 생기고 그것에 의해 움직임이 쉬워진다.

오늘날 실시되고 있는 가압의 기법은 몇 년에 걸쳐서 실제로 시도되면서 발전하여 온 것이며 손은 가능한 한 그 기능에 적합하도록 도입되어 있다. 처음의 몇 해는 나도 그러했으나 많은 사람이 기계적인 압력을 지나치게 가하여 관절염이나 근육통, 자세장애 등의 불필요한 부담을 유발한다.

엄지손가락의 움직임의 단계

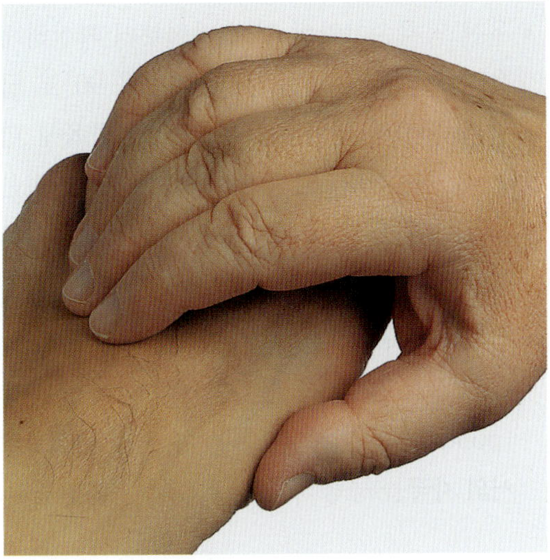

그림 **5** 가압하지 않고 만지고 있을 뿐이다.

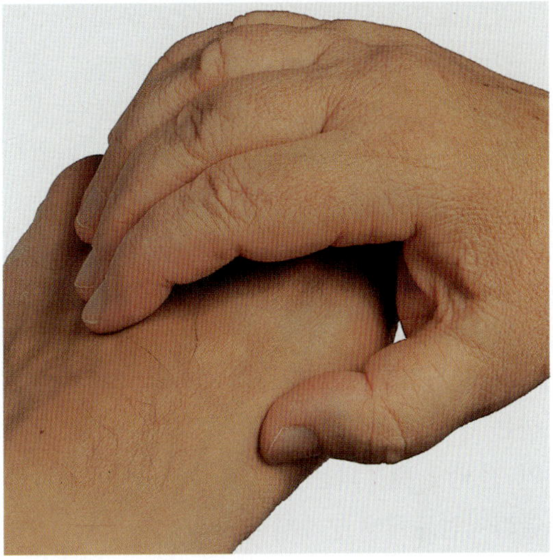

그림 **6a** 가압하지 않고, 팔의 흔들림(swing)이 엄지손가락의 끝마디(말절)를 움직인다.

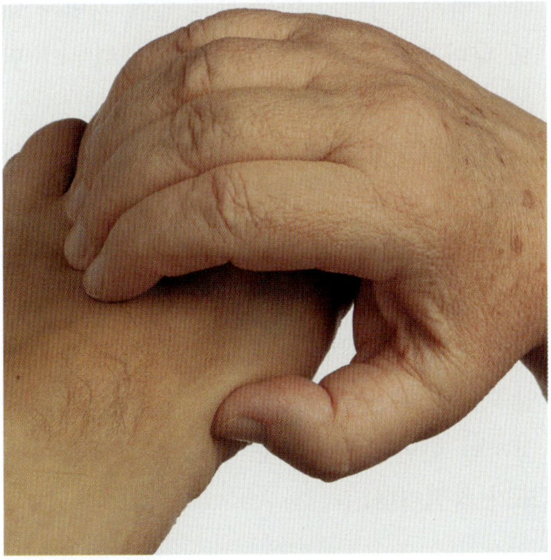

그림 **6b** 엄지손가락의 활동의 시작.

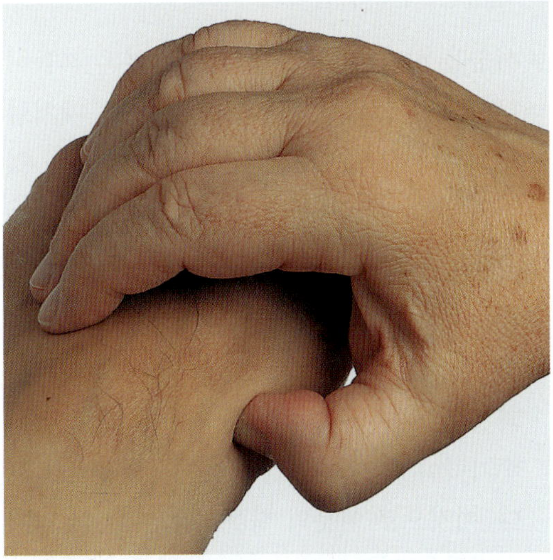

그림 **7** 엄지손가락이 최대한으로 활동할 때 조직에 시술자극이 가해진다.

치료적인 가압은 율동적인 상하운동이 특징이다. 이것에 의해서 손은 지나치게 피로해짐이 없이 장시간에서도 움직일 수 있다. 왜냐하면 우리들은 힘과 흔들이(진자)의 동적인 작용원리를 도입하여 기계적으로 압력을 가하지 않도록 하고 있기 때문이다.

율동적인 움직임은 발의 조직 안에서 거듭 계속해서 작용하고 대립적이지만, 서로 호응하는 동작과 정지라는 두 극이 하나의 조화적인 전체에 결부되는 경험을 마치 시술자처럼 클라이언트에게 중개한다.

각각의 가압은 모두 거의 같은 시간의 2개의 단계로 구성되어 있다.

3-2-1-1 능동적인 단계

내용은 아래와 같다.

- 시술을 하기 전에 가장 중요한 것은 흔들이(진자)나 그네가 움직이기 시작할 때처럼 팔을 앞쪽으로 힘차게 흔들어 움직이는 것이다(손목을 상하로 움직이지 않을 것!).
- 아래팔(전완), 손목 및 손은 **중립위**로 하고 손바닥이 좌우로 기울어 있지 않은 자연스런 수평위치를 유지한다. 이것에 의해서 팔과 손은 이른바 정상적인 위치가 되고 엄지손가락이 자연히 약간 밖을 향한 형태가 된다. 이것으로 여분의 힘을 가함이 없이 엄지손가락을 기본위치에 둘 수 있다. 엄지손가락의 바닥이 평탄하고 힘이 빠진 상태에 있고 **압력을 적용하지 않고** 발의 반사구역을 만지고 있는 상태에서 팔을 앞쪽으로 흔들어 움직이면, 이에 수반해서 엄지손가락의 첫째 관절이 자연히 일어서서 확고하게 구부러진다. 엄지두덩(무지구)은 이 상태까지 힘이 빠져 있고 엄지손가락의 끝은 가볍게 발에 접촉하고 있을 뿐이다.
- 우선 엄지손가락의 첫째 관절부터 확실하게 움직이기 시작한다. 엄지손가락을 90° 로 굽힘과 동시에 **엄지두덩(무지구)**의 근육에 힘을 가하여간다. 엄지손가락의 첫째 관절은 목표에 대해서 수직이 되고 각각의 골격의 깊이까지 도달한다.
- 엄지손가락은 이 때 한계까지 구부러져 있고 화살을 쏘기 직전의 활처럼 힘이 반사점(point)에 집중하여 있다. 이 시점을 **치료로서의 자극**을 능동적으로 주고 있다고 말한다.

3-2-1-2 수동적인 단계

엄지두덩과 끝에서부터 **자연스럽게 힘을 빼면** 이에 수반해서 팔이 뒤쪽으로 움직이고 엄지손가락은 최초의 중간위치로 되돌아간다. 다시 엄지손가락의 바닥 쪽을 발에 가볍게 대고 나머지의 손가락으로 반대쪽에서부터 발을 지지한다.

팔을 앞쪽으로 힘차게 흔들어 움직여서 다음의 가압을 시작한다. 위에서 언급한 순서에 따라서 다시 2개의 단계를 반복한다. "힘을 가하다" — "힘을 빼다", 이 동작을 파도와 같이 율동적으로 번갈아 반복하면 움직임은 항상 앞쪽으로 향한다. 조금씩 애벌레가 기어가는 것처럼 한번에 이동하는 것은 불과 1.5㎜ 정도가 최적이다.

3-2-2 집게손가락에 의한 기본적 가압 (그림 8 및 9)

발등 쪽인 경우는 집게손가락을 사용하면 시술을 하기도 쉽고 피로해지지 않는다. 이 때도 손을 율동적으로 움직인다. 엄지손가락은

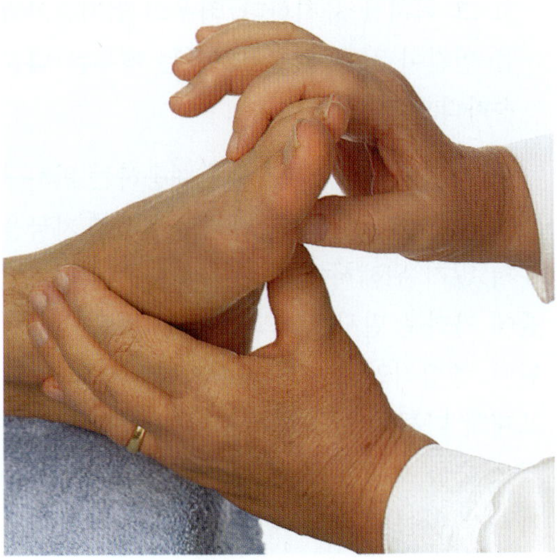

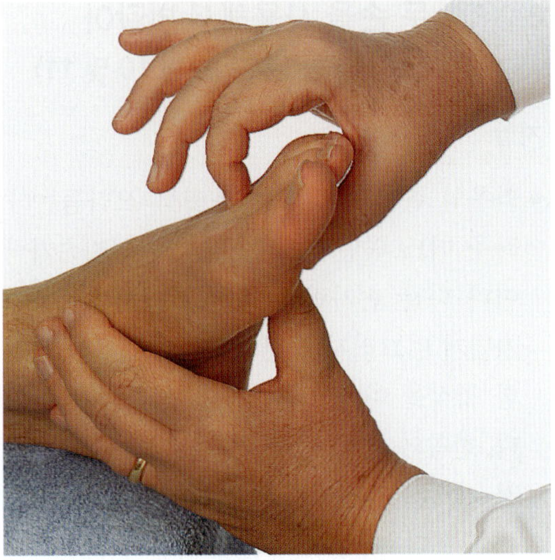

그림 **8** · 그림 **9** 집게손가락의 기본적 가압의 단계

받침으로서 반대쪽에 곁들인다.

집게손가락의 율동적인 움직임은 엄지손가락처럼 팔 전체를 사용한 흔들이운동이 아니라 **손목**의 상하운동이 그대로 전달된 움직임이고 마치 걸을 때마다 현수교가 흔들리는 것과 같은 느낌이다.

3-2-2-1 능동적 단계

내용은 다음과 같다.

- 처음에 손을 확실하게 발등 쪽으로 굽힌다.
- **가압하지 않고** 집게손가락의 바닥 쪽 전체를 발의 조직 전체에 대어 지지한다.
- 손목을 최초의 위치에서 상하로 가볍게 움직이면 그것에 따라서 집게손가락은 더욱 자연스럽게 둥글게 된다.
- 발에 접촉하고 있는 부분은 손목의 움직임에 의해서 집게손가락의 첫째 관절에서부터 끝으로 서서히 이동하고 이것에 수반해서 강력한 자극이 높아지면서 집게손가락 바닥의 앞쪽으로 전달된다. 첫째 관절이 수직이 되면 힘이 더욱 더 집중하여 골격의 깊이에까지 도달하여 개개의 점에 치료로서의 자극을 줄 수 있다.

3-2-2-2 수동적인 단계

엄지손가락에 의한 가압과 마찬가지로 다시 힘을 뺀다. 집게손가락은 자연히 최초의 위치로 되돌아가고 손목은 가라앉은 위치까지 조용히 되돌아온다. 이 위치에서부터 다음의 가압을 시작한다.

손톱의 여러 가지 형태에 들어맞을 것 :

엄지손가락이나 집게손가락을 사용해서 가압을 시행하는 경우 손가락을 굽히는 한계는 어느 손가락에서도 손톱이 닿는 부분까지이다. 그러나 손톱이 피부에 파고들지 않도록 손가락 끝이 아니라 손가락의 바닥에 닿도록 한다. 손톱을 손질하거나 짧게 깎았어도 손톱은 클라이언트에게 불쾌감을 줄 수 있다.

3-2-3 두 손을 사용해서 번갈아 쓰다듬는 방법 (그림 10 및 11)

지압 :

- 좌우의 손을 번갈아 사용해서 쓰다듬는다. 좌우 어느 쪽인가 또는 양쪽의 엄지손가락이나 다른 손가락의 바닥을 **평탄하게 대고** 가볍게 미끄러지게 한다. 이 때 위에서 언급한 조직을 따라서 손가락을 정확히 움직인다. 한쪽의 손을 반사구역을 따라서 미끄러져 가게하고 손가락을 떼기 전에 반대쪽의 손을 댄다. 이렇게 하면 움직임이 끊어지지 않고 원활하게 쓰다듬을 수 있다.
- 각 반사구역의 시술에 소요되는 시간은 발의 조직에 관한 진단서에 기초하여 결정한다. 조직이 고착되거나 울체된 느낌이 들 때는 시간을 조금 짧게 한다. 긴장된 상태가 표준대로라면 각 조직을 약간 길게 쓰다듬을 수 있다.
- 집게손가락을 사용하는 경우는 좌우의 엄지손가락을 반대쪽으로 곁들여서 발을 지지하고 그 위치를 유지한다. 좌우의 엄지손가락을 번갈아 사용해서 쓰다듬는 경우는 다른 손가락으로 지지한다.

이 시술방법은 **림프조직**에 대응하는 반사구역에 사용한다. 한 점에 집중해서 강한 자극을 주지 않기 위해서이며 많은 경우 아킬레스힘줄에 가까운 반사구역의 안쪽 및 가쪽이 해당된다. 종합적인 교육과정이 진행됨에 따라 림프계의 다른 반사구역에도 이 방법을 사용해서 시술을 시행한다. 림프의 경우 그다지 힘을 가하지 않아도 얕은 위치에서의 시술방법으로 충분하다.

3-2-4 잡아 늘이다(스트레칭) (그림 12)

조직을 스트레칭 하는 방법은 특히 발가락 사이의 치료에 최적이고 이 부분에서 혈행(혈액의 순환)을 높이는 데에 가장 좋은 방법이다.

- 엄지손가락과 집게손가락의 바닥으로 발가락과 발가락 사에 있는 막(갈퀴)을 발바닥

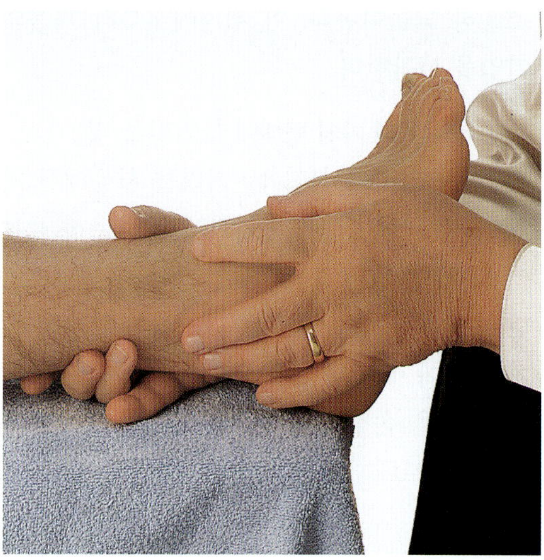

그림 **10** 손가락 두덩(지구) **3**과 **4**를 사용해서 번갈아 쓰다듬는다.

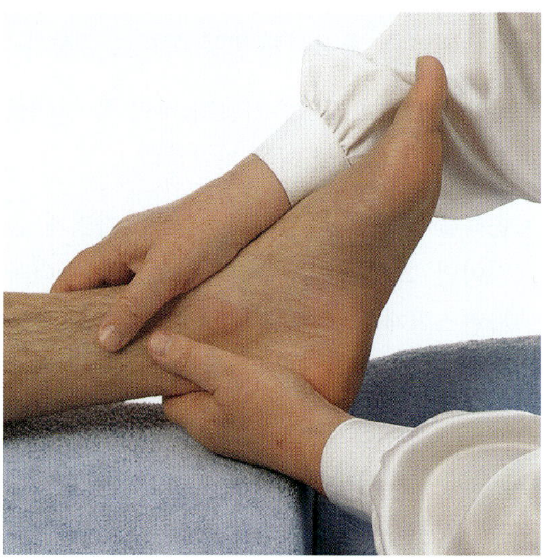

그림 **11** 엄지손가락을 사용해서 번갈아 쓰다듬다.

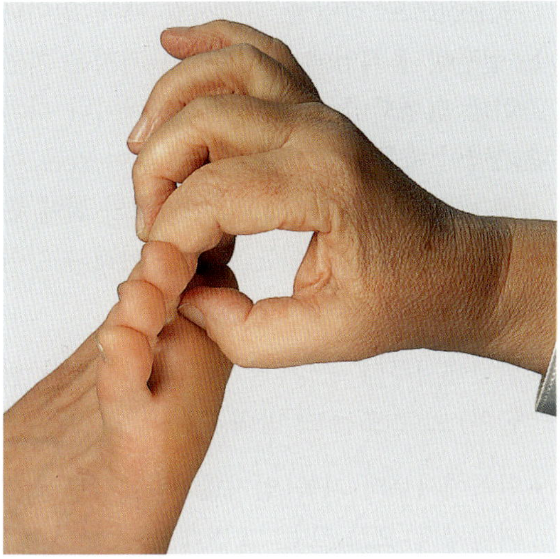

그림 12 갈퀴(발가락 사이 조직)를 신장시킨다.

과 발등 쪽에서부터 집는다. 그대로 발가락의 끝을 향해서 손가락의 바닥끼리 닿을 때까지 집어 올린다.

- 집으면서 손을 발바닥과 발등 쪽의 양쪽 또는 어느 쪽을 한쪽으로 가볍게 돌린다.
- 가압의 세기는 처음부터 끝까지 가급적 일정하게 유지하고 클라이언트의 호흡에 맞추도록 한다(숨을 들이마실 때에 자극을 주면 보다 효과가 올라간다). 또 한쪽의 손은 시술하기 쉬운 위치로 유지한다. 이 가압을 여러 번 반복한다.

3-2-5 이완을 위해 한 곳을 지그시 누르는 시술방법(지그시 가압하기)

해당되는 반사구역을 잠시 조용히 눌러줌으로써 클라이언트의 갑작스런 통증을 진정하고 완화시킨다. 아래의 문장 안에서는 편이를 위해 이 가압을 "지그시 가압하기"라 부른다.

내용은 기본적 가압과 유사하다.

- 우선, 증상이 있는 반사구역에 엄지손가락의 바닥 전체를 가볍게 댄다.
- 엄지손가락의 첫째 관절을 수평위치에서부터 수직위치로 이동한다.
- 그 위치는 클라이언트의 자율신경의 상태에 적응시킨 골격에 대한 반사이다.
- 기본적 가압과는 달리, 이 반사구역에 존재하는 국부적인 통증이 분명히 완화될 때까지 엄지손가락을 **움직이지 않고** 그 자세를 유지한다.
- 매번 최초의 위치로 엄지손가락을 되돌리면서 반사구역 전체에 밀리미터 간격의 "지그시 가압하기(sedating grip)"를 반복한다.

3-2-5-1 지그시 가압하기의 응용

보통 아래의 경우에 지그시 가압하기를 시술한다.

- 증상이 있는 반사구역에 대한 **긴급한 시술**(제19장) 및
- **반사요법에 의한 흉터(반흔)에 대한 시술**(제24장)
- 시술 중 클라이언트의 반응을 잘 보고 통증을 수반하는 곳이 발견된 경우는 시술자의 판단으로 그 장소에서 약간 손을 대어 이완시켜준다(제11장 11-2-1).

클라이언트의 신경이 초기에 특히 흥분하여 있는 경우에는 자극을 한 점에 집중하지 않고 해당하는 반사구역에 살짝 손을 대고 있는 것만으로 충분하다.

집게손가락을 사용해도 엄지손가락과 마찬가지로 해당하는 곳에 충분한 "지긋이 가압하기"를 시술할 수 있다.

◉ 도움이 되는 힌트

엄지손가락의 둘째 관절 및 다른 손가락의

관절이 **약하거나 극단적으로 지나치게 움직이는** (**불안정한**) 시술자는 가압의 **능동적** 단계에서 첫째 관절을 가볍게 이동하여 정확히 90°의 위치까지 올려야 한다. 이 때 **엄지손가락** 또는 다른 손가락의 첫째 관절이 수직으로 되어있는 것을 확인한 다음, 반사구역에 강한 자극을 주도록 주의한다.

이 작용을 충분히 이용하여 엄지손가락의 둘째 관절에 과도한 부하가 걸리는 것을 방지하고 안정된 위치로 유지한다. 엄지손가락을 사용하는 기본적 가압에서 특히 중요한 것은 손목을 위쪽으로 굽히지 않는 것이다. 위쪽으로 굽히면, 엄지손가락의 위치가 흔들흔들해지기 쉬어져 굽히는 방법이 약해진다.

집게손가락의 관절이 약하거나, 극단적으로 지나치게 움직이는(불안정한) 경우는 손목을 굽히는 것에 의해서 손가락의 바닥을 굽혀 부하를 지지하는 커브를 만든다. 이 커브는 우선 손가락의 첫째 관절의 둥근 끝부분에 목표를 잡는 힘을 주고, 그것에 의해서 개개의 관절이 구부러지는 것을 방지한다.

쉴러의 "윌리엄 텔"을 상기하기 바란다. "팽팽히 당겼을(긴장되었을) 때에 비로소 활은 자기의 힘을 발휘하는 것이다".

격려의 말 : 목표를 향해서 노력하는 마음과 배려를 갖고 **섬세하게** 가압을 시행하면, 많은 경우 지나치게 강한 가압이나 거칠게 "잡는 방법"을 하는 것보다도 발의 조직의 긴장상태를 훨씬 편안하게 바꾸는 작용을 한다. 시술할 때 **애정을 쏟으면서** 집중하여 시행하면 치료의 질과 효과를 더욱 높일 수 있다.

3-2-6 시술을 하는 데에 있어서의 규칙

3-2-6-1 손가락을 움직이는 방향

율동적으로 작업을 진행시킬 때에 일어나는 원활한 움직임에 의해서 시술과정은 자연스럽게 진행되어 간다. 엄지손가락이나 다른 손가락이 처음에 어떠한 위치에 놓여 있든, 이것은 변화하지 않는다. 클라이언트의 발에 손을 댈 때 손을 움직이는 방향은 아래와 같이 저절로 결정된다.

- 말단에서부터 중앙(발가락 끝에서부터 발꿈치)으로, 또는 그 반대 또는
- 안쪽에서부터 가쪽(엄지발가락에서부터 새끼발가락)으로, 또는 그 반대

쓸데없는 것을 생각하지 않고 자연스럽게 시술을 하는 것은 상당히 이전부터 누구에게나 갖춰져 있는 것은 아니다. 우리들이 "손가락 끝의 감각"에 의존해서 시술할 수 있게 되려면 인내와 연습이 필요하다. 그래서 각 반사구역의 상세한 그림(제9장 이하를 참조)에는 효과적이라고 하는 가압의 방향을 화살표로 나타내고 있으므로 충분히 시도해볼 것을 권장한다.

매우 민감한 클라이언트에 대해서는 우리들의 손의 위치를 반사구역의 개념에 구애되지 않고 정하는 것만이 아니라, 클라이언트의 병상과 종합적인 증상을 포함하여 손가락을 움직이는 방향을 정해야 한다.

우리들의 경험으로부터

몇 년 전에 75세의 매우 민감한 클라이언트가 내원하였다. 가벼운 협심증을 앓고 있고 심한 감기가 들어 기관지에 가래(담)가 얽혀 언제나 배출하는 것이 곤란하다고 느끼고 있었다. 초진의 진단서(제10장을 참조)를 작성할 때, 심장과 호흡계의 반사구역에 더하여 위창자길(위장관), 샅굴부위(서혜부) 및 척주 아래 부분에 중증의 증상이 있다는 것을 알아차

렸다.

나는 기침을 멈추게 하고 기관지부분으로부터 가래를 제거하려고 생각하여 기관지의 반사구역을 중앙에서부터 말단으로 즉, "아래"에서부터 "위"로 코인두후두 부분(비인후부)의 반사구역을 향해서 집중적으로 시술을 시행하였다.

손을 대는 것(touch)을 몇 번 시술하면, 클라이언트은 갑자기 수직으로 일어나 구토의 징후를 보여 처음으로 되돌려서 시작하였다. 머리로 이해하기보다는 직관적으로 신속하게 가압의 방향을 바꿔 말단에서부터 중앙으로 시술을 시작하였다. 구토의 반응은 시작되었을 때와 마찬가지로 양자(나와 클라이언트)가 놀랄 만큼 갑자기 치유되었다. 그 후 클라이언트는 수십 년 전부터 식도 틈새부분(열구부) 헤르니아(가로막 헤르니아)를 앓고 있었지만, 전신의 상태가 불안정하다는 이유로 수술을 받고 싶지 않다고 나에게 알렸다.

기관, 기관지 및 식도는 해부학적으로 가까운 위치에 있기 때문에 반사요법에서는 동일한 반사구역 내에서 한 구획마다 치료를 시술하고 있다. 그래서 나는 미리 반사구역을 구별할 수 없었다. 이 때의 클라이언트의 인상적인 반응으로부터 이러한 경우에 어느 방향으로 가압을 시술하면 적당한지를 알게 되었다.

그리고 문진을 하였더니 이 클라이언트에서는 잘 알려져 있는 세 가지 징후 "가로막", "샅굴(서혜)" 및 "배꼽"의 헤르니아가 확인되었다. 헤르니아의 반사구역에 집중적인 시술을 몇 회 시행한 후는 식도 또는 기관(trachea)의 반사구역에 가압을 시술할 때에 문제를 일으키는 일이 없이 그 방향을 임의로 선택할 수 있게 되었다. 이러한 것은 가로막 및 헤르니아에 해당하는 반사구역의 긴장이 개선된 것으로 증명된다. 안정된 상태는 그 후 클라이언트가 사망할 때가지 12년간 유지되었다.

3-2-6-2 가압의 세기와 속도

치료적 가압은 **힘의 세기, 움직임의 리듬** 및 **템포**를 클라이언트의 반응에 맞춰서 자유로이 바꿀 수 있다.

그 결과 가압의 변화 및 응용의 가능성이 크게 확산된다.

- **가압의 세기**를 바꾸다
  가볍게 조용히 = 진정
  ↓
  심부에 도달할 때까지 강하게 = 강장
- **움직임의 리듬** 및 **템포**를 바꾸다
  천천히 신중하게 = 진정
  ↓
  신속하게 원활하게 = 강장

치료를 할 때에 힘의 세기 및 움직임의 리듬을 이론대로 적용하고, 모든 클라이언트에게 통일하게 적용해서는 안 된다. 같은 자극을 주어도 사람마다 반응이 다르다. 정신 상태나 환경에 따라서도 변화하기 때문에, 같은 사람도 그 날에 따라서 반응이 달라질 수 있다.

3-2-6-3 치료적 자극을 주는 시간

한 곳의 점에 집중하여 자극을 주는 시간은 각각의 클라이언트가 통증에 견딜 수 있는 한계에 맞춘다. 상황에 따라서 한 곳에 대해서 수분 동안 강한 자극을 주도록 권고하는 일도 있었다. 현대의 클라이언트는 민감하기 때문에 대부분의 경우, 같은 곳에 대해서 2, 3분마다에 **수초 동안의 자극**을 주는 것만으로 충분하다. 이것을 조직의 상태가 확실히 개선될 때까지 반복한다(제11장 11-2).

반사구역이 표준의 상태가 되었는지 아닌지는 아래의 것으로부터 알 수 있다.

- 발의 해당하는 점에 별로 통증을 느끼지 않게 되었다.
- 해당하는 점의 혈행(혈액순환)이 좋아졌다.
- 조직의 긴장이 정상으로 돌아왔다.
- 클라이언트의 자율신경이 과도하게 흥분하지 않았다.

3-2-7 학습의 힌트

실제의 가압을 이론적으로 설명하면 필요 이상으로 길어지기 때문에 알기 쉽도록 신변의 것부터 몇 가지의 예를 들어 설명하려고 한다.

- **트램펄린(trampolin)**: 발 조직의 긴장은 트램펄린의 긴장에 비유할 수 있다. 엄지손가락은 트램펄린 위의 "선수"이고 선수가 뛰어오르면(능동적 단계) 트램펄린의 줄어들어 있던 용수철이 다시 신장한다(수동적 단계).
- **물뿌리개용 호스** : 극히 약간 바깥을 향한 위치에 곁들인 엄지두덩(무지구)은 물뿌리개용 호스의 노즐과 비교할 수 있다. 정원에 물을 뿌릴 때 노즐을 지면으로 향하는 것만이 아니라, 미리 겨냥한 위치에 물이 편안하게 주입되도록 주의한다. 우리들은 앞쪽 즉, 엄지손가락의 끝에 기계적으로 능동적인 압력을 가하는 것을 중지하고 활발한 움직임을 앞쪽 및 뒤쪽의 팔을 흔드는 것으로 옮길 수 있다. 그렇게 하면 활력에 찬 가압의 "흐름"이 방해를 받지 않고 팔에서부터 엄지손가락으로 전달된다. 흔들이(진자)운동 때에 일어나는 손목의 상하운동은 생리학적인 움직임이 아니라 마치 "호스가 구부러지는 것"과 같은 것으로, 보통의 물의 흐름을 방해하게 될 것이다.
- **연필의 끝 부분** : 엄지손가락의 첫째 관절을 뾰족하게 한 연필처럼 "아무것도 적혀 있지 않은 종이" 위에 표적을 정해두고, 조직의 깊이까지 누른다. 다시 종이에서 연필을 살짝 뗀다.
- **썰물과 밀물** : 엄지손가락을 파도라 생각하고 발의 조직을 바닷가라 생각하면, 조직에 대한 능동적인 움직임은 밀물과 같은 작용을 하고, 수동적인 움직임은 썰물과 같은 작용을 한다.
- **액셀러레이터 페달** : 발을 액셀러레이터 페달에 가볍게 대는 것은 가압을 시작할 때와 같고 천천히 힘을 가하는 것은 "액셀러레이터"를 한계까지 밟는 것과 같다(능동적 단계). 발을 떼면 액셀러레이터 페달은 천천히 원래의 위치로 되돌아간다(수동적 단계).
- **풍선** : 가압을 시작할 때 엄지두덩은 힘이 빠진 "납작한" 상태에 해당하고 최대로 굽혔을 때는 풍선이 "파열하기 직전"까지 부풀은 상태에 해당한다. 굽힌 상태에서부터 힘을 빼고 자연히 손가락이 원래의 상태로 되돌아가는 움직임은 풍선에서부터 공기가 자연히 빠지고 있는 상태와 같다.
- **스탬프** : 명판용 스탬프를 겨냥한 위치에 정확하게 놓고 종이에 꾹 누른 후, 글자가 비벼지지 않도록 살짝 종이에서 뗀다.
- **공** : 어린이가 지면을 향해서 공을 가볍게 내리치면(능동적 단계), 공은 지면에 반발하여 자연히 되돌아온다(수동적 단계).

- **용수철** : 용수철(스프링)을 눌러서 압축한다(능동적). 손을 떼면 힘차게 원래의 위치로 되돌아간다(수동적).

신변의 것에 비유한 상기의 예는 엄지손가락의 움직임을 알기 쉽게 설명한 것이다. 이들의 구체적인 예는 집게손가락에 대해서도 마찬가지로 적용된다.

3-3 요약

반사요법의 기술은 기본적 가압이 적기 때문에 간단한 것처럼 생각될 것이다. 그러나 이 "간단한" 가압을 연습할 때도 집중하고 인내심을 가져야 한다. 간단한 것은 학습하는 것도 간단하고 바로 습득할 수 있을 것이라는 인상을 받기 쉽지만, 이것은 잘못이다. 시술을 시행한 후, 손의 관절이 아파지거나 근육이 경련을 일으킨다면, 그것은 올바른 시술방법이 아니었다고 생각하여 다시 기본으로 되돌아가 연습을 쌓아야 한다.

제 4 장 통증이 있는 반사구역의 징후 시술의 정도에 관한 한계의 징후

4-1 반사구역의 통증에 관한 힌트

누구나 발의 미시체계 안에 반사구역이 있고 건강한 사람이라면 건강한 기관과 마찬가지로 반사구역을 자극해도 거의 통증을 느끼는 일은 없다. 그런데 신체의 상태가 좋지 않은 사람에게 반사구역을 자극하면, 통증이 발생하거나 자율신경계가 흥분될 수 있다. 그리고 촉진에 의해 인식될 수 있다.

통증 발생

증상이 있는 곳을 눌러서 자극을 주면 많은 클라이언트는 민감하게 반응하여 무의식적으로 말로 통증을 나타내든가, 다른 방법으로 통증의 신호를 발한다. 이 때, 부끄러워하지 않고 통증을 표현하도록 클라이언트에게 용기를 북돋울 필요가 있다. 이것에 의해서 특히 초보자의 경우에는 자극의 정도를 초과하지 않도록 도움을 받을 수 있다.

자율신경의 흥분

자율신경의 흥분은 치료적 가압에 의해 발생한다. 그 반사구역이 **개인적으로** 보아 언제나 통증에 민감하다고는 할 수 없어도 한도를 넘었다는 신호가 발생하면, 그 곳에 힘을 정확히 배분한 신중한 시술이 필요하다는 것을 암시한다.

촉진

촉진(palpation)을 시행할 때에 관심을 갖고 주의를 깊게 함으로써 촉각(촉감)에 의해서 알아차리는 것은 시간과 더불어 신뢰할 수 있는 것이 된다. 클라이언트의 표현이나 신호에 의존하지 않아도 이상이 있는 반사구역의 긴장과 온도변화를 이해할 수 있게 된다. 이렇게 되려면 실습에 의한 많은 경험과 훈련이 필요하다.

4-2 시술의 정도에 관한 한계의 징후

손을 사용하는 모든 치료는 사람간의 접촉을 의미한다. 시술자도 클라이언트도 시술방법을 이해하기 위해 각각 개별적인 단서를 갖고 있고 다양한 방향을 지향하고 있다.

적당한 정도를 제안하는 것은 시술의 결과에 대해서 각별히 중요한 의미를 가진다. 시술자에게는 클라이언트의 모습에 변화가 일어난 것을 바르게 평가하기 위한 주의 깊은 관찰력과 클라이언트의 기분을 공정하게 이해하는 능력이 필요하다. 모습의 변화는 시술을 할 때 가압에 대한 클라이언트의 반응을 통해서 그 때마다 정도에 필요한 힌트를 제공한다.

느끼기 쉽고 바로 흥분하기 쉬운 현대의 클라이언트에서는 반사구역에 불러일으켜진 통증보다도 그 때에 **자율신경이 반응하고 있는 상태** 쪽이 시술의 정도를 보다 확실하게 보여주고 있다.

자율신경에 의한 징후

시술의 정도가 한계에 도달한 것을 자율신경이 가장 많이 나타내는 것은 아래의 경우이다.

- 이른 단계에서 손바닥에 땀이 많이 나고 그것이 계속되는 경우
- 신체의 특정부분(체절, 피부분절 또는 몸속)에 땀이 나는 경우
- 분명한 큰 변화가 무의식적으로 일어나는 경우, 예컨대
  - 1분간의 맥박 수 : 많은 경우 빠른 맥(빈박, tachycardia)이 된다.
  - 안색 : 매우 창백해지거나 새빨개진다.
  - 체온 : 매우 높아지거나 낮아진다. 또는 한기가 멈추지 않고 "닭살"이 선다.
  - 침(타액)의 분비량 : 대부분의 경우 적어진다.
  - 호흡의 리듬 : 매우 얕아지거나 빨라진다. 또는 때때로 멈춘다.
- 위나 순환계에서 구역질이 나는 경우
- 예기치 않은 감정의 변화가 일어나는 경우. 예컨대 기분이 가라앉지 않는다, 당황함 및 불안한 모양이 된다, 이유도 없이 울기 시작할 것처럼 보인다.
- 정신적으로 심한 오한이 나거나 내면에 떨림이 있는 경우

청각 및 시각으로 인식할 수 있는 징후

정도를 어림잡기 위해 효과적인 두 번째의 방법은 귀와 눈에 의해서 인식할 수 있는 클라이언트의 반응이다. 보다 지각하기 쉽고 분명하다.

- 청각적인 징후 : 놀라움으로 외치는 소리나 한숨, 가벼운 신음 소리나 당혹한 웃음소리.
- 목소리를 수반하지 않는 징후 : 입술을 꽉 다물다, 얼굴을 찌푸리다, 눈을 부산하게 깜빡이다.
- 몸짓 및 태도 : 분명히 침착성을 잃는다, 심한 통증이나 주관적인 불쾌감을 나타낸다.
- 시각에 의해서 알 수 있는 다양한 근육군 또는 전신의 긴장.

청각 및 시각으로 인식할 수 있는 징후만으로는 적당한 정도를 발견하기 쉽지 않다.

대개의 사람은 지나치게 신중하기 때문에 통증을 느끼기 전에 정도를 넘어섰다는 틀린 징후를 나타내기 때문이다. 다른 사람들은 심한 통증에 대해서 냉정하게 견디고, 그것에 얼마만큼 "버틸 수" 있는가, 또는 우리들에 대해서 얼마만큼 "호의적"인가를 나타내야 한다고 생각한다. 이것을 일반적인 말로 표현하면 "당신이 필요하다고 생각하는 것을 하시요", "당신을 방해하지는 않습니다" 또는 "아직도 참을 수 있습니까" 등이다.

4-3 시술 중의 과잉반응을 다루는 방법

특히 초보자에게는 열심히 노력해도 그때 그때에 맞는 가압의 세기를 언제나 간단하고 신속하게 발견할 수 있는 것은 아니다. 이것은 초보자만의 걱정거리이고 참을성 있게 연습을 거듭해 가면 이전보다 더욱 숙달된다. 그렇지만 **정도를 넘어섰다는 징후**에 대해서는 아래의 방법을 사용해서 자발적으로 대처해야 한다.

- 가압의 힘을 약하게 하거나 템포를 낮춘다.
- 또는 조정하기 위한 가압(제5장 참조)을 시행한다. 이것은 신경이 흥분하여 있는 곳에 가볍게 접촉하여 단시간 동안 그 상태를 조용히 유지하는 가압이다.
- 시술자 자신이 마음을 진정하고 호흡을 가다듬어 앉는 자세를 바르게 한다.

제 5 장 조정하기 위한 가압

5-1 일반사항

조정하기 위한 가압은 수 년 이래 잇달아서 그 효과를 인정받게 되었다. 그 이유는 많은 클라이언트가 이미 시술 전부터 자율신경이 불안정하게 되어 있거나, 치료적인 자극에 대해서 예기치 못할 만큼 급격하고 강한 반응을 나타내기 때문이다.

이 가압의 응용은 다양하다. 예컨대,

- 시술 중에 정도를 넘어섰다는 징후가 나타난 경우
- 시술 초기에 준비태세를 만드는 경우, 또는
- 시술의 마지막에 전체를 조화시키는 경우

아래의 5가지 가압은 간단한 절차로 되어 있으나 매일의 임상에서 그 자연스런 효과에 신빙성을 갖게 된다.

흥분하고 있는 클라이언트에게 조정하기 위한 가압을 시행할 때, 우리들이 손에 넣으려고 노력하는 질서는 우리들 자신에서부터 이미 시작되고 있다. 이를 위해 우선은 2~3초 동안 자신의 자세와 호흡의 흐름을 확인하는 것이 중요하다. 이것으로 우리들 자신이 무리를 하지 않고 클라이언트를 신속하게 안정시킬 수 있다.

5-2 가압의 실시

5-2-1 발꿈치를 신장하는 가압 (그림 13 및 14)

자율신경에 장애가 발생하면 항상 근육의 긴장이나 호흡의 변화로 알아차릴 수 있다. 변화를 알아차린 경우, 조정하기 위한 가압 중에서 근육의 긴장을 풀고 호흡을 가다듬는 작용을 하는 발꿈치를 신장하는 가압부터 시작한다.

좌우의 손바닥을 각각의 발꿈치 아래에 대고 클라이언트의 호흡의 리듬을 오감으로 확인한다. 많은 경우 호흡은 빠르고 얕아진다. 이 상태를 당장이라도 바꾸고 싶다고 생각하

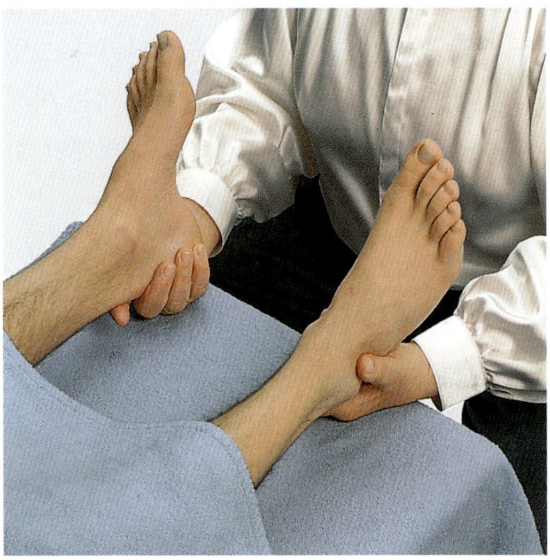

그림 **13** 발꿈치를 신장하는 가압

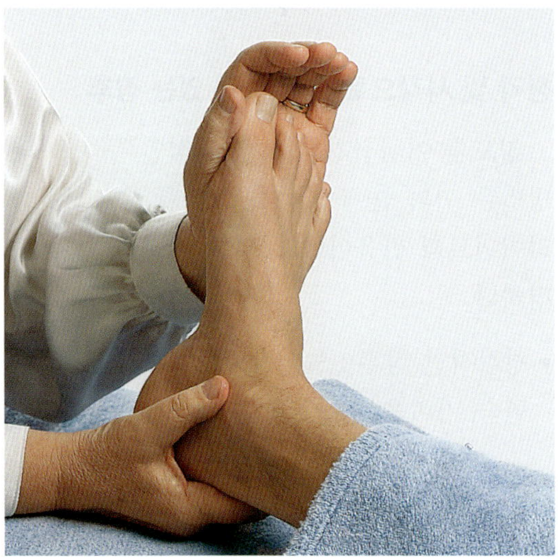

그림 **14** 한쪽 발의 발꿈치를 신장하는 가압

는 사람이 대부분이고, 우리들은 그 때의 상황이나 인간적인 관계보다도 논리적이고 직업적으로 "올바름"과 "잘못", "좋음"과 "나쁨"을 평가한다.

클라이언트의 근육의 긴장이나 호흡에 관해서 그때마다 추정되는 장애를 의식하여 받아들이는 것은 조화시킨다는 생각에 의해서 그 장애를 변화시키기 위한 가장 적합한 출발점이 된다.

따라서 발꿈치를 신장하는 가압은 흡입 시 호흡의 난조가 있어도 크게 신경쓰지 않고 시작한다. 신장할 때의 자극은 예쁜 커브를 그리도록 강화시켜 가고, 클라이언트의 전신 즉, 척추 및 머리부분까지 자극을 감지할 수 있도록 한다. 자극에 대해서는 다양한 근육군이 긴장을 조정하는 것에 의해서 거의 언제나 무의식적으로 반응하고 있다. 이것에 의해서 많은 경우, 이미 다음의 호흡이 어는 정도 안정되어 깊어진다.

호흡이 아무래도 짧고 얕은 경우에는 아래의 방법으로 수정한다.

- 몇 번 호흡하는 동안에 1회만 신장시킨다. 또는
- 깊은 호흡을 촉진하기 위해 숨을 다 들이마셨을 때에 신장하는 시간을 약간 더 연장한다(말은 사용하지 않는다).

클라이언트의 호흡을 다루기 위해서는 내부구조의 상세한 이해가 필요하다. 이들의 매우 "친숙한 과정"의 어떠한 조작도 있어서는 안 된다. "정신은 뜻대로 흐른다"[아람어(Aramaic language)에서는 정신과 "숨"은 같은 말이다].

조정하기 위한 가압을 시행하고 있는 동안은 자기의 힘을 필요 이상으로 약화시켜버리지 않기 위해, **우리들 자신의** 호흡의 리듬을 계속 유지하도록 주의하는 것이 중요하다. 시술자가 — 대개의 경우는 무의식적으로 — 클라이언트의 호흡에 맞춰버리면 더 이상 클라이언트를 도울 수는 없고 우리들 자신의 신경도 흥분해버린다.

5-2-2 "에너지의 아치"

우리들 자신의 에너지 영역(energy field)을 나타내는 손의 영역 즉, 손바닥의 중앙부분을 선정한다. 손바닥으로 오목한 형태를 만들어 양쪽 발의 엄지발가락의 두 번째 관절 안쪽에 20~30초 동안 **가볍게** 댄다.

이렇게 하면 생명현상을 조절하는 기관에 특별히 밀접하게 연결되어 있는 반사구역 — 소뇌, 갑상샘(갑상선), 심장 및 목 부분(경부) —에 접촉하게 된다. 클라이언트는 손바닥의 중앙부분이 닿으면, 신속하게 반응하여 기분이 좋아지고 내면의 안정성을 회복한다.

이 가압을 시행할 때는 앉는 자세 특히 좌우의 어깨뼈(견갑골) 사이가 확실하게 안정되어 있는 것에 주의한다. 이 부분이 안정되어 있으면, 활 모양으로 전달되는 팔의 긴장이 척주의 중앙부분에 있는 힘에 의해서 조절되고 유지된다. 이것으로 자세 안에 여유가 생기고 클라이언트의 발에 압력이나 중량이 걸리는 것을 방지한다.

이 가압을 그림으로 해설하려고 시도를 했으나 효과적이지 아니었기 때문에 문장만으로 설명하였다.

5-2-3 호흡을 조정하기 위한 가압 (그림 15)

다시 양손을 사용해서 안쪽으로부터 발을

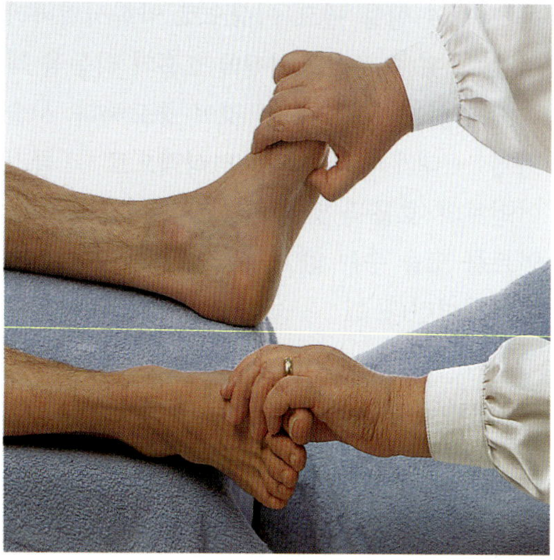

그림 15 호흡을 조정하기 위한 가압

잡고 엄지발가락의 관절을 굽히면서 가로막의 상부 경계부분에 해당하는 반사구역의 중앙부분 즉, 가로아치의 경계선 중앙부분을 주의 깊게 정확히 밀고 나간다. 클라이언트가 숨을 들이마실 때에 엄지손가락의 첫째 관절을 굽힘으로써 클라이언트의 발등을 굽힌다. 이 때의 힘의 세기는 클라이언트의 목말관절(거골관절)이 함께 움직이는 정도로 한다.

클라이언트가 숨을 내쉬면, 목말관절에 가해진 긴장이 다시 원래의 위치로 가볍게 되돌아간다. 시술자는 우선 처음에 클라이언트의 호흡에 주의를 기울이고 자기 멋대로 호흡의 리듬을 바꿔서는 안 된다.

이 가압은 호흡이 짧고 얕은 경우에도 1회째의 흡입단계부터 호흡에 맞춰 2, 3회 이상 긴장된 상태로 계속 유지하고, 그 후 숨을 내쉴 때에 다시 긴장을 푼다. 이것에 의해서 가로막은 흉곽과 배(복부) 사이에서 서서히 깊고 조용하게 움직이게 된다. 이 장소가 태양신경얼기(신경총)의 반사구역을 만지는 것과 같은 효과를 초래하기 때문이다.

이 가압을 시작할 때는 바른 자세로 앉고 골반을 가볍게 앞뒤로 흔들어 움직이도록 하면 피로하지 않다. 앞쪽으로 움직일 때에 신체의 무게가 팔이나 손에 전달되기 때문이고, 그 움직임에 수반해서 양쪽 발이 무리 없이 움직인다.

5-2-4 손바닥에 의한 발바닥의 가압(그림 16)

앉는 위치는 문의 경첩처럼 전신을 허벅지 윗부분[샅굴부위(서혜부)]에서부터 앞쪽으로 움직일 수 있는 정도의 거리로 한다(등을 둥글게 하지 말 것). 시술자의 손발과 신체의 비율에 따라서 팔꿈치를 무릎의 가까이에서 지지하거나 또는 어디도 접촉하지 않은 상태에서 충분히 뗀 무릎과 발의 사이에 둘 수 있다.

압력을 가하지 않고 좌우의 손바닥을 클라이언트의 양쪽 발바닥에 댄다. 클라이언트의 발바닥이 시술자의 손에 비해서 매우 큰 경우는 가장 차가운 부분 또는 접촉하는 것을 가장 필요로 하고 있는 부분이 어딘지를 조사한다.

그 부분에 손을 댄 채로 신경의 흥분이 가라앉을 때까지 계속 유지한다.

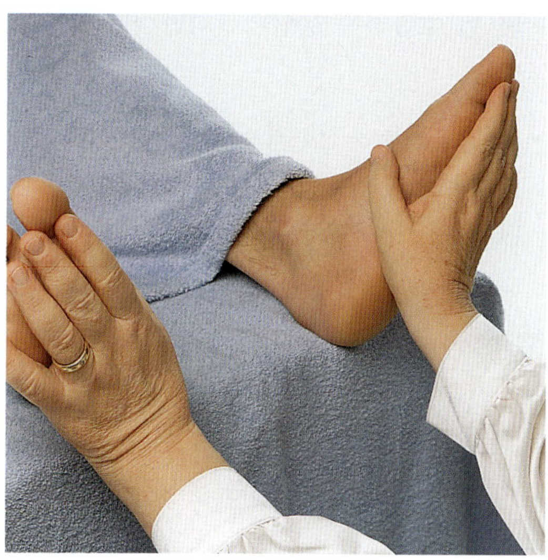

그림 16 손바닥에 의한 발바닥의 가압

발바닥과 손바닥은 극히 개인적인 영향력을 갖고 있기 때문에 시술자는 자기 자신의 힘과도 신중하게 어울려야 한다. 이 시술을 시행하고 있는 동안은 자기 자신의 호흡의 리듬을 유지하고 숨을 들이마실 때와 내쉴 때의 길이를 분명히 구분한다. 또한 시술자 자신이 그 때 특별히 부담을 짊어질 능력이 없다면 별개의 가압을 선정한다.

보다 쉬운 변화로서 손바닥이 아니라 손등을 발바닥에 대는 방법도 권장하고 있다. 이 가압은 정상적인 치료 위치까지 발에 접근해서 시행한다.

5-2-5 음양의 가압 (그림 17 및 18)

조정하기 위한 가압의 다섯 번째는 침술요법에 유래한다. 동양의 도교에 의한 생명관에서는 우주의 만물은 상반되면서도 서로 보충하는 2원 즉, 음(땅, 여자, 수태)과 양(우주, 남자, 창조)으로서 서로 얽히는 것처럼 움직이고 있다고 생각되고 있다.

하이네에 따르면 "서로 비슷한 치료효과가 있는 점과 점을 연결하여 대조적으로 배치한 눈에 보이지 않는 선"인 경락에서는 양과 음의 힘인 2개의 형태로 양극화된 에너지가 유기체 안을 흐르고 있다.

이 가압은 경락 에너지의 흐름을 따라서 시행한다. 무릎의 안쪽에서부터 시작하여 무릎의 가쪽에서 끝나든가, 또는 그 반대로 시행한다. 한쪽의 손바닥을 종아리(하퇴)의 가쪽에 가볍게 대고 안쪽을 향해서 정강뼈(경골)의 가장자리까지 쓰다듬고 발등을 진행하여 둘째 발가락에서부터 새끼발가락까지 쓰다듬은 후 다시 그 끝까지 진행한다(양의 경락).

동시에 반대쪽의 손으로 가로아치의 중앙에서부터 발의 안쪽 발바닥을 지나서 다리(하퇴)를 따라 무릎의 안쪽까지를 쓰다듬는다(음의 경락). 쓰다듬을 때마다 좌우의 손을 일단 원래의 위치까지 되돌린다.

진정시키며 표면을 쓰다듬는 이 시술을 좌우의 발과 다리에 대해서 몇 회씩 번갈아 반복한다. 매우 간지럼을 타는 클라이언트가나 자율신경이 불안정한 클라이언트에 대해서 특히 효과가 있다고 한다.

클라이언트의 발이나 시술자의 손이 젖어

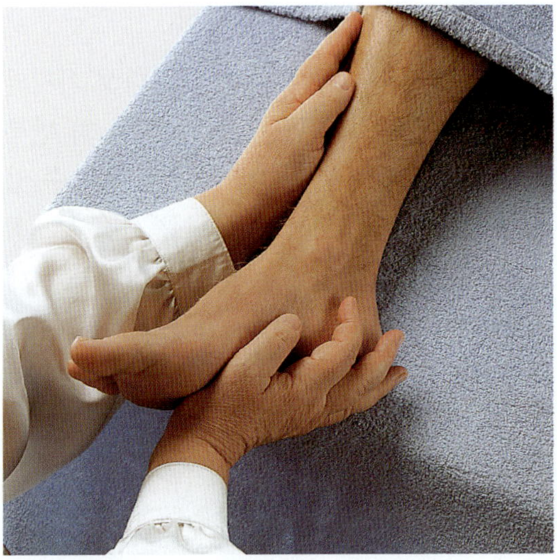

그림 **17** 음양의 가압, 시작단계

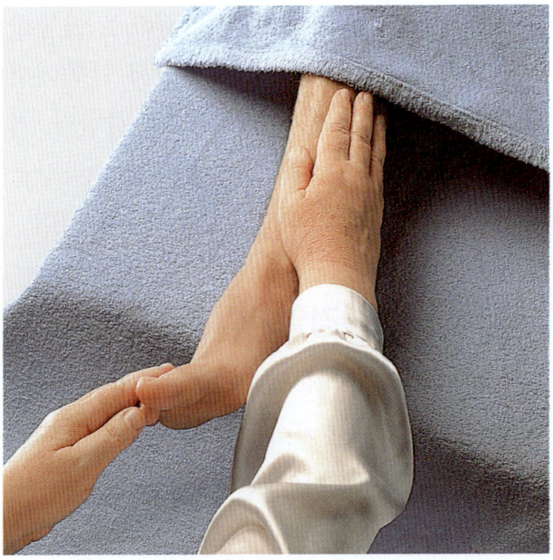

그림 **18** 음양의 가압, 종료단계

있는 경우에는 시술하기 쉽도록 발에 덮개를 덮고 시행한다.

가압의 응용

음양의 가압은 **양쪽 발**에 동시에 시행할 수도 있다. 두 발에 가압을 시행할 때는 손목을 안쪽으로 회전시키는 데에 필요한 공간을 확보하기 위해 클라이언트의 발과 시술자의 거리를 여느 때보다 약간 멀리 둔다.

충분히 앞으로 구부린 상태에서 좌우의 무릎의 가쪽(양의 반사구역에서부터 정강뼈의 가장자리까지)에서부터 동시에 쓰다듬기 시작하여 천천히 신체를 일으키면서 둘째 발가락에서부터 새끼발가락까지의 표면을 쓰다듬어간다.

발가락의 끝에서부터 손을 떼지 않도록 하면서 손목을 확실하게 안쪽으로 회전시켜 발바닥으로 진행한다. 여기서는 특히 안쪽만이 아니라, 실제로 발바닥의 일부를 잡도록 주의한다. 좌우의 손으로 발꿈치의 안쪽에서부터 무릎의 안쪽까지의 음의 반사구역을 쓰다듬는다.

안쪽(음)과 가쪽(양)의 거리를 무릎의 높이에서 가교하기 위해 음의 가압의 마지막에 손바닥 전체를 댄 채로 손가락 끝으로 이동한다. 손가락 끝에 가볍게 접촉하면서 안쪽에서부터 가쪽의 양의 반사구역으로 연결한다. 가쪽에 다시 양의 가압을 시행할 때는 손바닥을 다시 조직에 가볍게(다만 밀착시켜서) 댄다.

5-2-6 태양신경얼기의 가압

조정을 하기 위한 가압이라는 사고방법으로부터 태양신경얼기의 반사구역에도 이 가압을 시행할 수 있다(그림 52). 이 때 양손의 엄지손가락을 발허리뼈(중족골) 1의 바닥(기저부)과 쐐기뼈(설상골) 1 사이의 발바닥 영역에 각각 둔다.

클라이언트의 교감신경의 반응상황이 강한 경우에는 (예컨대 심한 통증, 경련, 스트레스, 혈압상승, 빠른맥(빈박, tachycardia), 손발이 축축한 것) 지그시 가압하기(Verweil griffes, sedating grip)를 시행한다. 그 정도는 부드럽게 하는 것에서부터 강하게 하는 것까지 변화시킬 수 있다.

미주신경성의 상태에서는(예로, 맥박이 느려진다, 혈압강하, 창자의 연동운동 증가), 반사구역을 긴장시키도록 시술하고 그 때의 정신상태에 따라 강하게 하는 것에서부터 부드럽게 하는 것까지 그 정도를 바꾼다(제9장 9-8-4-2 참조).

도움이 되는 힌트

- 조정하기 위한 가압을 선택할 때는 이 방법을 좋아하기 때문이라는 시술자의 기호에 의한 것이 아니라 클라이언트에게 필요한지 어떤지를 기초로 결정해야 한다. 감각에 의해서 결정하는 능력은 연습과 내면적인 주의력에 의해서 얻을 수 있다. 우리들의 "손가락 끝의 감각"과 밀접한 관계가 있고 직관적인 능력과 결부되어 있다.
- 대부분의 경우, 위에서 언급한 다섯 가지의 가압에서부터 하나를 선정하여 몇 회 반복하면 고개의 흥분을 충분히 진정시킬 수 있다. 보충 가압으로서 또 하나를 선정하고 최초에 선정한 가압과 아울러서 번갈아 시행할 수도 있다.

  주의 : **확실하게 계획하지 않고** 여러 가지 가압을 **도입하는** 것은 클라이언트에게 불안과 의구심을 줄 뿐이다.
- 가압을 시행하고 있는 동안 클라이언트를 "오직 한 가지에만 마음을 쓰게"하기 위해

예컨대 "내 손의 온감을 느껴보시오" 등의 말을 거는 것에 의해서 클라이언트를 내면에서부터 각성시켜 발에 주의를 돌릴 수 있다.

- 다른 사람이 만지는 것에 망설이거나 흥분하거나 하는 클라이언트의 경우, 또는 치료의 시작부터 발이 젖어 있거나 땀을 흘리고 있는 클라이언트의 경우에는 조정을 위한 가압을 할 때에 미리 발에 덮개 등을 덮거나 옷이나 양말을 신은 상태에서 시술을 시행한다(가급적 합성섬유는 피할 것). 이러한 클라이언트는 조기의 단계부터 피부에 직접 접촉하여 "지나치게 가까이 다가가는 것"을 피하는 배려에 특히 고마움을 느낀다.
- 시술자 자신이 기운이 없는 경우라면, 움직임이 없는 가압(손바닥에 의한 발바닥의 가압 및 "에너지의 아치")보다도 흐르는 것처럼 손을 움직이는 가압(발꿈치를 신장하는 가압, 호흡을 조정하기 위한 가압 및 음양의 가압)을 우선적으로 선정한다. 조정하기 위한 가압을 올바르게 선정하면, 시술 후에 자주 우리들 자신이 기운이 났다고 느끼는 경험을 할 것이다. 최적의 가압은 양자의 흐트러짐을 가지런히 하여 강화해주는 것이다.
- 가장 자연스럽고 당연한 조정을 위한 가압 즉, 건강상태를 조화시키는 가압을 학습할 필요는 없다. 그 이유는 우리들의 손은 이미 생활 속에서 몇 번이나 그것을 이용해왔기 때문이다. 흥분하고 있는 발의 통증을 느끼는 각각의 부분을 우리들의 따뜻한 손으로 감싸는 것만으로 우리들이 거기에 있다는 것을 무리하게 밀어붙이지 않고 클라이언트에게 느끼게 하는 것이다.
- 지나치게 집중적인 시술에 대해서 클라이언트가 과도하다고 반응한 경우는 그 때의 흥분상태에 시간을 소비하지 말고 바로 클라이언트의 내면에 있는 치유력에 의식적으로 시간과 정력을 쏟도록 주의한다. 우리들이 그 때의 다른 사람의 부담을 자기 자신의 부담에 의해서 응답하려고 하면 흥분상태를 2배로 증가시켜 의도한 것과 반대의 결과를 초래할 뿐이다. 이러한 요구에 대해서는 주의 깊은 관찰 속에서 마찬가지의 경험을 하면 지식을 얻을 수 있고 그것에 의해서 최적의 처치를 시술할 수 있게 된다. 최초의 연습부터 성공할 필요는 없다. 우리들은 일의 자주성을 통해서 스스로 성장해간다. 자신을 가질 수 없어도 계속 인내하여 자기 자신을 과소평가하지 않으면 가장 빨리 자신을 극복할 수 있다.

5-3 요약

조정하기 위한 가압은 육체적으로 힘이 드는 것은 아니지만 시술자 자신에 대한 충분한 주의를 게을리 하면, 전적인 부담이 되는 일이 있다. 섬세한 일이기에 우리들의 생명력에 직접 관계되는 헤아릴 수 없는 대량의 사건을 야기하는 원인이 된다. 이러한 것에 많은 의식을 돌리면 그만큼 우리들 자신의 힘과 잘 어울리는 방법을 학습할 수 있고 "주고받기(give and take)"의 건전한 관계를 만들 수 있다.

그러나 조정을 위한 가압은 교과서 내용대로 조금도 어려운 것이 아니다.

우리들의 손에 태어날 때부터 갖춰져 있는 지력(intelligence)을 순수하게 신뢰하는 것이다. 어떻게 해서 "손을 대는"가를 우리들의 손은 스스로 알고 있기 때문에.

제 6 장 치료의 적응과 금기

6-1 초보자를 위한 적응

새로이 습득한 방법을 일상의 시술에 잘 도입할 수 없을 때 대부분의 경우 우선 의문이 생긴다. 이 때문에 새로운 시술방법에 접근하는 것이 실제로 어느 정도 도움이 된다고 생각되는 가를 미리 고려하는 것이 중요하다.

아래의 적응 그룹에 속하는 클라이언트인 경우, 새로운 시술방법에 적합하다는 것이 인정되어 있다.

- 정적인 근육의 증상 및 자세의 결함 : [자세장애, 목 및 허리뼈(요추)증후군, 근육의 경련, 관절의 동작제한]
- 소화불량 : [명치부위(상복부)증후군, 고창(meteorism), 간장애, 변비, 치핵)
- 월경곤란 및 기능에 관한 다른 월경주기 장애
- 만성 및 급성 굴염(부비강염, sinusitis)
- 림프계의 증상(특히 어린이의 경우에도)
- 다양한 증상 및 원인에 의한 두통

처음에는 중증의 클라이언트를 선정하지 말고 경험에 따라서 자기를 신뢰하고 새로운 방법을 자신의 것으로 하기 위해 자신에게 조금 시간을 주어야 한다. 자기 자신의 전문분야에 관한 가능성과 한계를 바르게 그리고 충분히 검토하는 것을 학습하면 보다 자신감을 갖고 치료에 임할 수 있을 것이고, 필요하다면 주저하지 않고 조언을 구하거나 클라이언트를 다시 의사에게 맡길 것이다.

6-2 금기

모든 치료법과 마찬가지로, 반사요법에도 금기가 있다.

우리들은 절대적인 금기와 조건부 금기로 구분한다.

6-2-1 절대적인 금기

절대적으로 금기가 되어 있는 것은 아래의 클라이언트의 경우이다.

- **정맥 및 림프계**에 급성의 **염증**이 있는(정맥혈전증의 우려나 림프관에 염증이 확산될 우려가 있는) 경우
- **과거에** 정맥염이 발병한 일이 있는 경우는 시술 **전에** 정맥계의 현재의 상태에 대해서 의사의 진단을 받을 필요가 있다.
- 생명에 관계되는 기관 및 계통의 가까이에 **이물질**(머리에 가까운 목 부분에 전쟁 때의 부상에 의한 파편 등)이 있는 경우
- 알고 있는 한 **정맥류**가 있는 경우(동맥의 혈관, 예컨대 대동맥의 확장)
- **이식**한 경우
- 특히 발 및 다리부분에 **흑색종**이 있는 경우

6-2-2 조건부의 금기

6-2-2-1 발에 직접 관계되는 질병

- 발에 **슈덱 위축**(Sudeck's atrophy)(교감신경반사성이영양증)이 있는 경우. 슈덱 위축의 환자를 반사요법에 의해서 시술을 할 수는 있으나 질병이 있는 쪽의 발에는 할 수

없다. 환부에 직접 시술을 시행하면 조직에 대한 급격한 부담증가를 야기할 우려가 있다. 슈덱 위축은 곁(측부) 또는 반대쪽의 치료법이라는 사고방법에 기초하여 손의 해당되는 곳 또는 질환이 없는 쪽의 발에 시술을 시행한다(상세한 것은 제21장 21-4를 참조).

- **발에 괴저**가 있는 경우, 예컨대 당뇨병 또는 중증의 동상에 의한 후유증, 또는 기타의 심한 혈행(혈액순환)장애에 의한 경우. 이러한 클라이언트는 특히 시술의 초보자에게는 금기가 된다. 초보자는 우선 가벼운 질병부터 경험을 확실한 것으로 하여가는 것이 중요하다.
- 광범위한 **습진**이 있는 경우 또는 발의 전체에 **진균증**이 퍼져 있는 경우. 기본적으로는 백선균에 감염되어 있는 곳에 직접 손을 접촉하여 시술하는 일는 없다. 얇은 면양말을 신은 위부터 시술을 시행하면 효과가 있다는 것이 가끔 인정되고 있다.
- 발에 직접 관계가 있는 류마티스성 질병과 급성의 통증을 수반하는 경우는 신중한 가벼운 움직임과 쓰다듬는 방법만을 사용한다.

6-2-2-2 기타의 조건부 금기

- **감염증 또는 고열을 수반하는 질병.** 이러한 클라이언트에게는 우선 의사의 치료가 필요하다. 다만 클리닉에서는 전문적인 올바른 간호 하에서는 보완조치로서 반사요법을 고려할 수 있다.
- **정신병 환자,** 예컨대, 울병, 정신분열증. 심하고 갑자기 건강상태에 장애가 일어나거나 병상이 비약적으로 악화하는 일이 있기 때문에 반사요법은 전문의에 의한 올바른 간호 하에서만 시행할 수 있다. 아무튼 클라이언트는 여러 가지 향정신약제가 고농도로 투여되고 있어, 원래의 반응과정이 은폐되어 있기 때문이다.

  초보자의 경우에는 증상이 **없는** 시기에도 위에서 언급한 방법을 사용한다.

도움이 되는 힌트

정신과 전문 클리닉에서 일하고 있는 치료사는 의사와의 합의 하에 양호한 결과를 가져오는 보완요법으로서 반사요법을 권장할 수 있다. 이것은 우선 첫째로 정신적인 병을 고려한다는 것이 아니라, 소화불량, 순환기의 질환, 척추의 손상, 월경곤란증, 콩팥(신장)장애 및 기타의 기능에 관한 장애 등의, 수반하는 증상이나 기타의 질병에 대해서도 마찬가지로 고려할 필요가 있다는 것을 의미한다.

정신병원에서 일하는 사람들은 반사요법의 조정하는 효과를 체험하고 있으며, 일반적으로 발에 접촉하는 것을 높이 평가하고 있다. 이러한 전문 클리닉으로부터는 특히 다른 요법의 도입을 거부하는 클라이언트로서 발에 대한 시술은 "대화에의 문"이라는 보고가 자주 있다.

이 때, 주관적인 관점에서 보아 특히 중요한 것은 선의의 충고나 특정의 경과를 제멋대로 해석하는 것은 좋지 않다.

- **백혈구의 수**를 의도적으로 상당히 감소시킨 경우(예컨대, 자기면역증→면역억제의 클라이언트) 및 에이즈의 말기에 있는 클라이언트의 경우. 조정하기 위한 다양한 가압과 아울러서 무난하고 가벼운 자극만을 시술한다.
- 수술에 의해서 거듭 양호한 결과를 얻을 수 있다고 기대할 수 있는 경우. 예컨대,

－만성적으로 편도염을 일으키는 클라이언트에서 신경치료(neural therapy), 손에 의한 림프액 배액(lymphatic drainage), 반사요법 등의 비수술적인 요법으로는 이미 치유할 수 없는 경우.

－담석이 있는 클라이언트에서 다양한 치료방법을 시도해도 반복해서 급통증(산통)이 일어나는 경우.

－큰 자궁근종이 있는 여성에서 다른 기관에도 기능장애가 일어나고 있거나 근종에 의해서 예기치 않은 심한 출혈이 일어날 우려가 있는 경우.

다만, 위에서 언급한 클라이언트가라도 수술 후에는 반사요법의 시술을 계속할 수 있고 계속해야 한다고 생각한다.

- **위험임신**의 상태에 있는 여성의 경우. 조심하기 위해 이러한 클라이언트도 금기의 한 사람으로 간주한다. 위험임신에 관한 사고방식은 매우 상이하다. 의사에 의해서 이 치료법을 지시받았다 해도 임신 중에 시행하는 반사요법의 시술에 대해서 클라이언트가 근본적으로 큰 염려를 갖고 있는지 아닌지를 알기 위해 그 클라이언트와 이야기를 나눌 필요가 있다. 임신하고 있는 클라이언트 전반에 대해서는 불안정하고 신경이 매우 흥분하여 있는 여성에 한하여 임신 4개월에 들어서부터 시술을 시행하는 것, 이것이 우리들로부터의 조언이다.

특례로서의 금기에 시술자 자신이 클라이언트의 병에 대해서 마음속에 큰 의심이나 불안을 갖고 있거나 시술 자체를 신뢰하지 않는 경우가 있다. 잘못된 자존심이나 어떻게든 돕고 싶다는 충동은 양자에게 이점을 주는 것보다 타격을 주지 않는다고 할 수 없을 것이다.

제 7 장 시술의 준비

7-1 클라이언트와 시술자와의 관계

우리들은 사람에게 직접 접촉하는 모든 방법에 의해서 소극적인 소비자 안에서부터 참된 파트너나 흥미 있는 스태프를 얻는 충분한 기회를 갖고 있다.

시술할 때에 마음을 안정시켜서 집중하고 있다는 것을 보여주면 잠시도 멈추지 않는 이야기하는 클라이언트도 말을 멈추게 한다. 하지만 때로는 개인적인 대화의 요구에 응하는 것이 발의 반사구역을 시술하는 것보다 중요한 경우가 있다.

논리적인 정보가 너무나도 지나치게 많으면 시술할 때의 감각이나 경험으로부터 주의가 벗어나버려, 클라이언트가 자기 자신의 경험이나 변화를 관찰하고 지각하고 상세하게 묘사한다는 가장 중요한 과정을 방해하게 된다.

7-2 클라이언트의 지도

방법 : 1회째의 시술을 시작하기 **전에** 반사요법에 대해서 알기 쉬운 정보를 제시하여 이해를 시키는 것은 양자에게 도움이 되는데다가 치료에 대한 정확한 접근으로도 된다. 설명을 할 때 나는 수년 전부터 "발 형태의 안에 앉아 있는 사람"을 그린 작은 카드를 이용하고 있다(그림 1 참조). 나는 이 단순한 도해(그림풀이)가 모든 연령 및 교육정도의 클라이언트에게 반사요법을 이해하는 단서를 가장 용이하게 제공하는 것을 관찰해 왔다. 카드의 그림은 지능과는 관계없이 그 사람의 상상력에 호소하는 것이다.

반사요법이 어떠한 효과를 주는지를 많은 말로 설명하려고 생각해도 잘 되지 않는다. 치료 및 시술자의 자질에 대한 신뢰는 본인의 시술경험에 의해서 더 높아지는 것이기 때문이다.

통증의 의미 : 클라이언트에게는 일련의 시술을 시작할 때에 통증의 의미와 역할을 알려야 한다. 훨(Voll)씨에 따르면, 통증은 "넘쳐흐르는 에너지에 따른 조직의 비명"이고, 해당하는 곳에 시술을 시행할 필요가 있다는 것, 그리고 그 때가 왔다는 것을 인상적으로, 게다가 많은 경우 놀라울 만큼 분명히 표현한다. 이 때문에 반사요법에 의해서 불러일으켜진 국소 통증은 치료에 있어서의 중요한 "이정표"로서 받아들여야 한다.

다만 발에 있어서 통증을 수반하는 곳이 그 시점에서 존재하고 있는 증상이나 병의 원인, 종류 및 계속시간에 관하여 우선 처음에 진단이나 치료 면에서의 정보를 알리는 일은 없다.

발생된 통증에는 많은 의미가 있으며 개인적인 통증의 한계가 정당하다는 것을 클라이언트가 인정하고 그것이 존중된다는 것을 경험하면, 통증을 느꼈을 때에 그것이 장애가 있을 때의 **경고작용**이라는 것을 받아들이기 쉬워지고 통증에 대해 적의를 갖지 않을 것이다(제8장 이하를 참조).

시술 후의 휴식 : 1회째의 시술일자를 결정하기 전에 시술 후의 휴식의 의미와 필요성을 클라이언트에게 지적하여 필요 이상으로 시

간적 압박을 주지 않도록 한다. 이것은 매우 중요한 일이며 시술한 자극은 휴식을 취함으로써만 방해를 받는 일이 없이 차츰 고루 미치고 최초의 치유단계가 시작되기 때문이다.

7-3 간단한 과거력의 작성

초진의 진단서(시진 및 촉진)를 작성하기 전에 간단한 과거력을 작성한다. 이것에 의해서 현재의 병이 발병에 이르게 된 배경이 명백해진다. 이에 더해서 경우에 따라서는 반사요법이 금기가 되는지 아닌지를 아래와 같은 질문에 의해서 치밀하게 결정할 수도 있다.

- 일련의 시술을 시작할 때에 어떠한 만성적 또는 급성의 증상이 배경에 있습니까?
- 언제부터 그 증상이 있습니까? 어떻게 해서 발생하였습니까(사고, 감염, 스트레스 등)?
- 창자(장), 콩팥(신장), 피부 등의 배설기관의 기능은 어떠합니까?
- 그 증상에 대해서 이전에 어떠한 치료를 받았습니까? 현재 다른 치료를 받고 있습니까?
- 잠을 잘 잘 수 있습니까(꿈을 꿉니까)? 일상생활에서의 정신상태(정서)는 어떠합니까?
- 중증의 정맥증이 있습니까, 또는 과거에 발병한 일이 있습니까?
- 수술 또는 사고에 의한 흉터(작은 것도 포함하여)가 있습니까? 그것은 어디에 있습니까? 언제쯤입니까?
- 치아의 치료 상태는 어떻습니까[치아뿌리(치근)의 치료 유무, 몇 군데에 금속을 사용하고 있다, 은의 아말감 알레르기를 일으킬 가능성에 대한 지적)]?
- 시술의 효과를 바꿀 우려가 있는 약제, 예컨대, 강한 진정제나 진통제, 향정신약, β-블록커(강압제), Marcumar®(혈액항응고제) 등을 복용하고 있습니까? 인슐린이나 기타의 호르몬제 등, 증상이 있는 반사구역에 대해서 특히 신중하게 시술을 시행할 이유가 되는 약제, 또는 경구피임약(정제)을 복용하고 있습니까?(제18장을 참조)
- 식사습관은 어떻습니까? 약물, 니코틴, 알코올을 남용하는 습관은 있습니까?

7-4 시술 중의 환경 및 자세

7-4-1 일반사항

클라이언트의 자세가 상황에 바르게 적합하여 있다면 시술의 효과를 얻는 것은 용이하다. 아래의 것 중에서 가능한 것에 한해서 준비한다.

- 환기가 양호하고 따뜻하고 밝은 조용한 방
- 적당한 높이와 충분한 폭이 있고 쿠션성이 좋은 누워 잘 수 있도록 만든 의자, 또는 마사지 벤치
- 필요할 때에 이용할 수 있는 목 및 무릎보호대(neck/knee support)
- 가벼운 덮개, 가능하면 천연소재의 것. 어떤 시술에서도 체온이 저하할 우려가 있기 때문에 바깥 기온이 높을 때에도 덮개는 필요하다. 게다가 덮개로 싸는 것에 의해서 클라이언트는 프라이버시가 지켜진 방에 있는 기분이 된다.

많은 클라이언트가 치료를 할 때에 일시적으로 시계나 액세서리를 풀면 보다 기분이 좋아지는 것을 경험한다. 이 경험으로부터 시술기간 중은 집에 있을 때도(특히, 밤) 시계를

풀고 그 효과를 주의 깊게 관찰할 것을 권장하고 있다. 이 조언의 배경에 있는 것은 침술요법이다. 침술요법에서는 경혈에 금속제의 바늘을 찌르고 국소 에너지 영역을 변화시킨다. 침술요법의 경락에 금속이든 다른 소재든 무엇이건 접촉하면 다소나마 에너지의 흐름을 분명히 느끼게 되는 변화가 초래된다. 이것에 의해서 신경, 정맥 및 림프계도 막힐 우려가 있다.

이완하여 누워있는 클라이언트에게 허리띠, 옷깃 언저리, 브래지어, 코르셋, 스커트나 바지의 허리를 느슨하게 하도록 하여 느긋하게 호흡을 할 수 있도록 한다.

초보자의 경우는 클라이언트의 반응을 관찰하는 것이 도움이 되므로 클라이언트의 머리와 목을 항상 눈과 눈이 마주치는 위치로 한다. 클라이언트의 머리를 작은 베개로 지지하면 목의 힘이 빠진다.

7-4-2 응용

몸져누워 있는 클라이언트를 방문할 때는 침대의 위치가 클라이언트의 체위 및 시술자의 작업자세를 결정하는 요인으로도 된다. 조금 상상력을 동원하여 베개나 쿠션, 둥근 의자 등을 이용하면 여느 때와의 조건과는 달라도 효과적으로 시술을 진행시킬 수 있다. 때로는 예외로서 선 채로라도 좋을지도 모른다.

물론 심한 통증을 수반하는 클라이언트에 대해서는 어떠한 체위로 어디에 눕게 하는 것이 가장 좋은 지를 결정한다. 이러한 것은 임신 중의 여성, 심장질환이나 류마티스를 앓고 있는 사람, 또는 호흡장애가 있는 클라이언트에 대해서도 마찬가지이다.

7-5 시술자의 규칙

시술자는 손을 사용하는 것에 의해서 클라이언트와 직접 관계를 갖기 때문에 자기 자신의 건강상태에 주의하여 자기의 힘을 신중하게 다루는 것이 중요하다.

> 모든 클라이언트에 대해서 항상 "최선"을 다할 필요는 없다. 자기 자신의 힘을 각각의 클라이언트에 상응하는 양으로 배분한다. 이것을 이해하면 그날의 생명력에 의해서 자주 상이한 1일분의 할당 에너지를 보다 바르게 배분할 수 있다.

가령 손만을 사용해서 치료하고 있는 것처럼 보인다 해도 각각의 가압에는 의식하든 의식하지 안하든 한 사람의 인간 전체가 관여하고 있는 것이다. 더욱이 관여하고 있는 것은 육체적인 면만이 아니다. 일부와 전체의 관계는 하나하나의 시술을 시작하기 전에 우리들 자신을 아래의 세 가지 점에 대해서 질서 있게 정리함으로써 균형이 잡힌 힘의 도입이라는 사고방법으로부터 경험할 수 있게 된다.

7-5-1 올바른 앉는 방법

바르게 앉아 있으면 작업이 보다 편안해진다. 기능적으로 바른 자세의 구조에 대해서는 다양한 의견이 있다. 이미 그 자세가 좋다고 인정되어 있는 경우에는 변경할 이유는 없을 것이다.

우리들이 제안하는 것은 아래와 같은 자세이다 :

발, 다리부분 및 볼기부위(둔부)의 위치는 "바닥과 직접 접하는" 토대로서 중요한 의미를 갖고 있다. 우리들이 서 있는 지면이나 앉아 있는 의자(등받이가 없는)가 실제로 우리들을 지지하고 있는 것이다, 라는 신뢰에 도움이 되는 경험을 전달한다. 넙다리부분(대퇴부)과 종아리부분(하퇴부) 및 양 발과의 사이에는 그때마다 올바른 각도가 형성되어 있어야 한다. **볼기부위(둔부)**의 자연스런 **중력중심**에 관해서 시간을 들여서 확실하게 경험할 수 있도록 양 발을 길이에 따라서 약 30~50㎝의 폭으로 벌릴 것을 권장한다. 이것으로 뼈나 근육이 잘못된 형태로 되지 않고 발이 지면에 딱 닿는다(노자 "중력은 우아하고 아름다움의 뿌리이다).

시술자는 척추가 **자신을 지지하면서** 볼기부위에서부터 똑바로 일어서는 것 같은 자세로 등받이가 없는 의자에 앉는다.

- 기본위치가 궁둥뼈결절(좌골결절)보다도 얼마간 **앞으로** 오도록 볼기부위를 앞뒤로 작게 흔든다.
- 볼기부위 및 허리의 아래 부분에 몸 전체의 힘을 의식시킨다.
- 척추 아래 부분의 자연스런 전만을 분명히 지각하지만, 그 위치로 고정해서는 안 된다("오목한 등(요배)"이라는 말은 자주 부정적인 의미로 파악되지만, 이 위치에서의 척추의 생리학적인 흔들림만을 특징짓는 것이다).
- 좌우의 어깨뼈(견갑골) 사이에는 긴장을 가하지 않고 그대로의 상태를 유지하도록 주의한다. 이를 위해 복장뼈(흉골)의 끝부분이 내부에서 의식적으로 추종하도록 앞쪽 위쪽으로 비스듬히 가볍고 동시에 신중하게 움직이도록 한다. 자세는 등뼈(흉추)의 중간부분에서 기준위치가 된다. 시술에 관여하는 사람의 대부분은 등뼈에 잘못된 부하가 심하게 걸려 있다. 등뼈를 기준위치로 하면, 팔과 손은 척추에서부터의 힘에 아주 자연스럽게 따른다.
- 아래턱(하악)을 가볍게 복장뼈(흉골)의 방향을 향해서 턱관절(악관절)로부터 힘을 뺀 상태로 유지하면 목뼈(경추), 머리(두부) 및 목(경부)은 척추의 위에 확고하게 올라탄 상태가 된다.

자세의 생리적인 구조를 다시 발견하기까지의 사이에 앞쪽이 약간 경사져 있는(쐐기모양) 평탄한 쿠션을 일시적으로 이용하면, 기능적으로 바른 자세를 몸으로 느끼는 데에 도움이 된다.

7-5-2 시술자 자신의 호흡에 대한 주의

우리들은 자주 자칫하면 무의식중에 클라이언트의 호흡에 맞춰버리기 쉽다. 그렇게 되면 이점이 없을 뿐만 아니라, 우리들의 힘이 약해져 버린다. 자기 자신의 것을 주의 깊게 관찰하면 자신의 호흡의 리듬을 용이하게 지각하고 조정할 수 있다.

자연스럽게 흘러나오는 호흡으로서 최고의 전제조건이 되는 것은 바르게 구성된 유연한 자세이다. 이러한 자세는 호흡 자체에 확산되는 공간을 부여한다.

실제로 호흡의 확산을 체험할 수 있는 것은 특히 클라이언트가 시술에 대해서 아주 격렬한 반응을 나타냈을 때이다. 거의 예외 없이 또한 의식하는 일도 없이 우리들은 다른 사람의 불안과 결부된다. 우리들 자신의 호흡이 정체하고 굳어져버리는 것은 우리들이 얼마만큼 급격하게 방해되는가 라는 것을 간과하지 않고 객관적으로 납득할 수 있는 힌트가 된다. 이 상황을 지각하는 것은 자기 자신의 호흡의 리듬을 회복하는 계기가 되는 것이다.

기본적으로는 자기 자신의 호흡과 상대방의 호흡에 경의를 표명해야 한다. 잘못된 형태일지라도, 호흡은 언제나 현재의 생명상황을 솔직히 거짓 없이 표현하고 있기 때문이다.

호흡과 보다 가까운 관계를 갖고 싶다고 생각하는 사람은 충분히 교육을 받은 호흡요법사로부터 초보를 배움으로써 실제의 도움이 되는 경험을 더 확실하게 할 수 있다.

7-5-3 바람직한 거리

클라이언트와의 공간적인 거리에는 각 시술자의 아래팔(전완)의 길이에 맞는 올바른 거리가 있다. 이 공간은 몸을 움직일 때의 반지름에 상당하고 치료 때에 합리적으로 힘을 가하는 도움이 된다.

외적으로도 내적으로 서로에게 바람직한 거리는 반사구역에 대한 객관적인 통찰력을 주고 개인적인 영역에 들어가는 것을 방지해 준다. 이 때문에 클라이언트의 발을 시술자의 넙다리에 올려놓거나 발이 가슴이나 얼굴의 바로 가까이에 있어서는 안 된다.

자기 자신과 클라이언트의 양쪽이 보다 분명한 의식을 갖고 시술에 임하면, 그만큼 확실하게 서로 필요하고 바람직한 거리를 정할 수 있다.

우리들의 문화에서는 유감스럽게도 맨발로 걷는 일은 아주 드물며 많은 사람이 아름다움 등의 이유로부터 발과의 관계를 소홀히 하고 있다. 이 때문에 발은 다른 사람이 "지나치게 접근하여 있는지" 어떤지를 측정하기 위한 매우 섬세한 바로미터가 될 수 있다.

7-5-4 요약

가급적 질서 바른 앉는 방법이나 호흡 및 바람직한 거리를 유지하는 것 이외에도 자기 자신이나 우리들의 일, 그리고 치료 테이블에 누워있는 클라이언트에 대해서 **정신을 조정하는 것**은 시술 중만이 아니라, 시술 **후**에 우리들이 건강이 회복되는지 아닌지의 증거가 된다는 것을 차분하게 생각해야 한다. 클라이언트의 상태를 개선하기 위해서 가장 책임이 있는 것은 우리들이라는 것을 생각하고 있는 동안은 자기 자신의 생명력의 대부분을 필요 이상으로 낭비하고 있다. 우리들의 역할은 클라이언트가 갖고 있는 치유력을 일깨워서 이것을 지원하고 조화시키는 것뿐이라는 것을 알아차리면 자기 자신의 생리적, 정서적, 정신적인 힘을 보다 합리적으로 주입할 수 있다. 이러한 것은 클라이언트의 대부분(우리들 자신도!)이 무의식적으로 우리들에게 압력을 가할 우려가 있다는 인식도 포함되어 있다. 즉, 클라이언트는 건강에 대한 자신의 책임을 우리들에게 인계하였다고 생각하고 있어, 이러한 것을 우리들에게 이해시키고 싶다고 생각하고 있는 것이다. "괴로워하는 것은 많은 사람에 있어서 무언가를 바꾸는 것보다도 쉬운 일이다!).

도움이 되는 힌트

치료 후는 그때마다 두 손을 흐르는 물에 충분히 씻는다. 그 이유의 하나는 손을 청결하게 하기 위한 것이지만, 특히 에너지영역에서 우리들을 중립으로 하기 위해서이기도 하다. 많은 힘을 낭비하면 할수록 따뜻한 물을 사용해야 한다.

더욱이 시술 후는 방의 공기를 완전히 환기를 하고, 시술 전후에 마실 것(물이 가장 좋다)을 섭취하는 것도 도움이 된다.

제 8 장 통증 : 사고방법과 의미

8-1 시술 중의 다양한 통증의 감각

모든 사람의 발에는 반사구역이 있다. 반사구역은 보통 병적인 변화가 있을 때에 통증을 수반하는 점으로 지각할 수 있다. 증상이 있는 반사구역을 발견하기 위해 최초의 치료 때에 촉진에 의한 상세한 진단서를 작성한다(제10장을 참조)

발의 조직을 같은 힘으로 눌러 가면, 클라이언트는 **다양한 종류의 통증**을 느낀다.

- 가장 놀라는 감각은 한 점을 찌르는 것 같은 통증이고, 주로 바늘의 머리정도의 크기로 한정된다. 너무나도 강한 통증이므로 예리한 물건이나 손톱을 사용하고 있지 않은지 어떤지를 클라이언트가 확인하고 싶어 하는 일도 있다. 이 종류의 통증의 감각은 특히 발가락이나 복사뼈의 특정부분 등의 골막에 가까운 부분에서 분명하게 나타난다.
- 정확한 위치를 지적하고 분명하게 말할 수 있는 통증이고, 자주 골격의 깊이까지 도달하는 경우는 보다 근육이 있는 부분, 예컨대 발바닥의 면 등에 느껴진다.
- 격렬하게 찌르는 것 같은 통증은 발가락의 갈퀴에 느끼거나 제5발허리뼈(제5중족골)의 가쪽(외측) 끝에서 느낀다. 다만 통증이 불러일으켜지는 것은 반사구역의 이 부분에 일반적인 신장을 하는 가압을 시술하였을 때이다.
- 힘줄조직, 예컨대 아킬레스힘줄의 부근이나 가쪽복사(외과)의 부근은 특히 여성의 경우, 자주 정맥이나 림프계의 정체를 나타내고 거의 통증을 느끼지 않는다. 이 부분의 통증은 희미하여 분명한 위치는 지각할 수 없다. 이러한 것은 발등 쪽의 발허리뼈(중족골)에도 해당된다.
- 우리들의 경험에 따르면 급성의 질병은 분명한 경계가 있는 선명한 통증으로서 나타나지만, 만성질환의 클라이언트에서는 반사구역이 "명료하지" 않고 희미하게 뒤섞이면서 이동한다. 이 경우 질병이 경과함에 따라서 자주 급성의 단계가 나타나기 때문에 통증의 질에 관한 개인적인 체험에서의 중간 단계는 분명하지 않다.

통증의 질을 말로 표현하는 것은 간단하지는 않다. 이 때문에 클라이언트가 자기가 느낀 통증에 대해서 설명하면, 때로는 비논리적인 일도 있으나, 많은 경우는 매우 적중한다. 예컨대, "아프지만 기분이 좋다!", "지금의 것은 마치 가시에 찔린 것 같다!", "조금만 더 그곳을 눌러주세요. 심한 통증이 누그러지는 느낌이 듭니다!", "머리를 관통하는 것 같은 통증이다!", "그곳은 기분이 좋은 통증이다!" 등이다.

이러한 통증의 표현은 시술한 자극에 대한 응답으로서 완전히 갑자기 나타나므로 통증의 **정도의 힌트**로서 받아들여야 한다. 만일 이들의 매우 개인적이고 생생하게 언급한 감각을 간과해버리면, 클라이언트는 오히려 통증에 허를 찔렸다고 느껴 중대한 일이라고는 받아들이지 않고 통증에 거스르려고 할 우려가 있다.

8-2 클라이언트의 관점에서 본 통증

클라이언트의 대부분은 우선 통증을 느꼈

을 때에 시술을 받으러 온다. 클라이언트가 자신의 증상을 말로 설명할 때에 그 사람 나름의 표정이나 몸짓을 섞어서 한다. 우리들은 그것을 주의 깊게 관찰하는 것을 학습해야 한다. 왜냐하면 표정이나 제스처 쪽이 설명할 때에 선택한 말보다 병이나 통증과의 관계를 통해서 단도직입적이고 명확한 정보를 전달해주기 때문이다.

통증에 대한 묘사는 거의 언제나 가장 까다로운 **증상**에만 관계하고 있다. 클라이언트는 총체적인 증상이 나타나는 통증의 영역에는 거의 인지하지 못하기 때문에 배경이 파악되는 일은 없다.

어떤 특정의 기관에 두드러지게 강하게 나타나는 증상 때문에 다른 부분의 별로 분명하지 않은 통증이 지워버리는 일이 있다. 가장 두드러진 통증의 영역이 시술을 반복함으로써 제거되었을 때에 비로소 나타나기 때문에 클라이언트 중에는 시술이 "이전보다도 더 병을 가져왔다"고 생각하는 사람도 있다. 통증이 순조롭게 진정되었어도 그때마다 이전에 거의 지각되지 않았던 통증이 바로 잇달아서 느껴지기 때문이다.

클라이언트로서 통증의 발생은 병의 시작과 같은 것이다. 그러나 이것은 사실이 아니다. 온갖 병의 과정이나 고통 전에는 준비기간 또는 "유예단계"가 이미 존재하고 있고 그 단계가 수일간, 수주일, 수개월, 때로는 수년간 계속되는 일이 있기 때문이다.

몸 안에 있는 조절의 원칙이 신체기능을 자기 자신을 바른 상태로 유지할 수 없거나 다시 만들어낼 수 없게 되었을 때에 비로소 급성의 증상으로서 파악할 수 있는 질병의 일부가 시작된다.

사고를 당한 경우는 병의 시작과 증상이 나타나는 시기가 같은 것처럼 보이지만, 그 사람 나름의 배경이나 내면적인 관계도 나타내고 있다. 가능하다면 일방적인 고정관념을 갖거나 과대평가함이 없이 배경이나 연관성을 주의 깊게 관찰해야 한다.

초보자로서는 객관적으로 시행하고 병의 배경도 아울러서 기입한 초진의 소견보다도 증후에 관한 클라이언트의 개인적인 설명에 가치를 인정하지 않는 것은 어려울 것이다. 시술을 할 때의 이러한 초기의 불확실성은 치료에 관한 자주성이 성장함에 따라 감소한다.

왜냐하면 병, 특히 장기간에 걸친 병은 증상이 나타나서 통증을 수반하는 부분을 결코 제한하는 일이 없이 모든 면과 층에서 항상 한사람의 인간 전체에 덮치기 때문이다.

8-3 통증현상에 관계되는 배경

반사요법을 할 때에 클라이언트가 느끼는 통증은 시술이 치료로서 효력이 있기 시작한 것을 나타낸다. 건강한 사람이라면 기관이 바르게 기능하고 있으므로 발의 반사구역을 눌러도 통증을 느끼는 일은 거의 없다.

우리들과 통증과의 관계는 주로 번거로운 것이고 고통을 수반하는 경험에 의해서 특징지어진다. 어린이들에게는 통증에 의해서 비로소 한계를 경험함으로써(예컨대, 뜨거운 레인지에 손가락을 댐으로써) 통증이 그 영역에서 생명에 관계되는 중요한 **보호기능**을 수행하고 있다고 알아차린다. 어른의 경우나 질병일 때에도 통증은 언제나 마침표를 찍고 새로운 방향부여와 변화에 대한 기회를 제공한다.

경고신호로서의 통증이 갖고 있는 내면적인 의미에 대한 지식은 어린이 때에 이미 인식하고 있는 것이지만, 이 지식이 성인의 연령까지 넘어오는 일은 극히 적소하고 완전히 새로운 노력을 하여 다시 습득해야 한다.

많은 경우 우리들은 적에게 대하는 것처럼 부정적인 것을 예상하면서 통증에 접근한다. 이 일방적인 고정관념에 의해서 우리들은 통증이 갖고 있는 보다 깊은 의도나 의미에 대해서 질문하는 것을 잊고 있다.

도움이 되는 힌트

클라이언트가 반사요법 때에 경험하는 개인적인 통증은 클라이언트의 태도를 극히 약간 바꿔 새롭게 하는 기회를 제공한다.

보통 통증이 있는 곳을 만지면, 많은 사람은 몸이 굳어지거나 숨을 멈춘 상태에서 마사지 침대에 누운 채로 다음의 가압이 조금이라도 아프지 않기를 기원한다. 이처럼 과장된 표현이 아니더라도 유사한 태토의 징후가 관찰되는 것이다.

클라이언트가 이러한 태도를 취하였을 때는 그 반응을 부정적으로 평가하지 않고 순순히 지각하여 클라이언트로서는 뜻밖인데다가 이제까지 경험한 일이 없는 통증에 대해서 우선 자신의 몸을 지키려고 하는 것은 자연스럽다는 것을 인정해준다.

이 때 체험을 전달한다는 새로운 체험을 제안한다. 즉, 보다 의식적으로 통증과 어울리면 통증은 생각한 것보다 공격적이지 않다고 감지하고 부분적으로는 극복할 수 있는 체험이다.

가압을 반복할 때는 발의 통증이 있는 곳에 대해서 가급적 의식과 주의를 집중시켜두고 처음부터 방어태세를 취하지 않고 "바로 가까이에서 관찰할" 것을 클라이언트에게 의뢰한다. 클라이언트가 조금 전의 통증을 실감하고 이해할 수 있도록 충분한 시간(보통 10~15초 동안)을 준다.

통증의 짧은 자극을 받아들인다면 인간은 통증을 수반하는 상황에 대해서 방어도 도움도 없이 몸을 맡기는 것이 아니라 별도의 훌륭한 방법으로 그 상황과 어울릴 수 있다는 체험을 바로 보여준다. 이것으로 두려움의 이미지를 불러일으키는 내면의 장벽은 현실에 가까운 체험에 의해서 제거된 것이 된다.

통증의 한계에 대해서 우리들은 존중하고, 요구는 하지만 과도한 요구는 하지 않는 것이나, 우리들 자신도 생활의 영역을 진지하게 생각하고 있으므로 무엇에 대해서 이야기하고 있는가라는 것을 클라이언트가 감각에 의해서 알아차렸을 때에 우리들은 가장 신뢰를 받는 것이다.

나는 통증과 어울리는 방법을 별개의 종류로 바꾼 것에 반사요법의 기본적인 사고방법이 있다고 생각한다. 이렇게 말하면 매우 불가사의하게 생각될지도 모른다. 매일 이루어진 임상에서 통증을 경험하는 순간은 더할 나위 없이 단순하지만 통증을 수반하고 고생이 많은 별개의 사건에도 완전히 새로운 입구를 열 수 있는 것이다. 왜냐하면 그 순간은 변화와 변용의 기회를 안에 간직하고 있기 때문이다. 이와 동시에 가장 광범위하게 확산되어 있는 적대적인 환상인 "통증"의 하나로부터 우리들을 분리할 수 있다. 그리고 우리들은 필요한 생활의 질로서의 통증을 별개의 견해로 관찰하는 것을 배우고 나아간 후, 통증과 어울리는 학습을 해야 한다.

나의 임상경험에서부터

임상을 시작한지 1년째가 되었을 때에 매우 몸이 쇠약한 노령의 부인을 담당하였다. 그 클라이언트에게는 허리의 왼쪽 아래 부분에 중증의 증상이 있었다. 왕진을 간 어느 날 따뜻한 족욕(foot bath)을 준비시켰으나 오래

기다릴 시간이 없었고 클라이언트를 서두르게 하고 싶지 않았기 때문에 클라이언트와 마주앉아 물 속에서 발의 반사구역을 시술하기 시작하였다. 놀랍게도 물 속에서는 반사구역에 대한 반응이 여느 때와 달리 본질적으로 둔하고 그 결과 언제나 매우 신중하게 시행하는 가압을 조금 세게 시행할 수 있었다.

나는 이 경험에 감동하여 반사구역에 매우 강한 통증을 느끼는 클라이언트가나 일반적으로 극히 약간의 힘 밖에 가할 수 없는 클라이언트에 대해서 가능한 한 언제나 "수중시술"을 시행하도록 하고 있다.

나는 반사구역을 정확히 시술하는 방법으로서 수중마사지 때, 반사구역에 물을 분사하는 것을 시도하려고 생각한다. 이 방법이라면 모든 반사구역에 같은 세기로 가압할 수 있기 때문에 보통의 정도를 넘어선 힘을 가하는 것이 무의식적으로 게다가 용이하게 할 수 있다. 수중마사지의 마지막에 약간 넓은 분사수를 발바닥에 구석구석까지 대고 일련의 마사지에 악센트를 주면 매우 기분이 좋은 상쾌한 기분이 된다. 이것은 "발에 관한 케어"(제22장 22-2이하)에서 언급하는 것처럼 발에 대한 일반적인 효과의 하나에 기초한 사고이다.

제 II 편 실습편

발의 반사구역

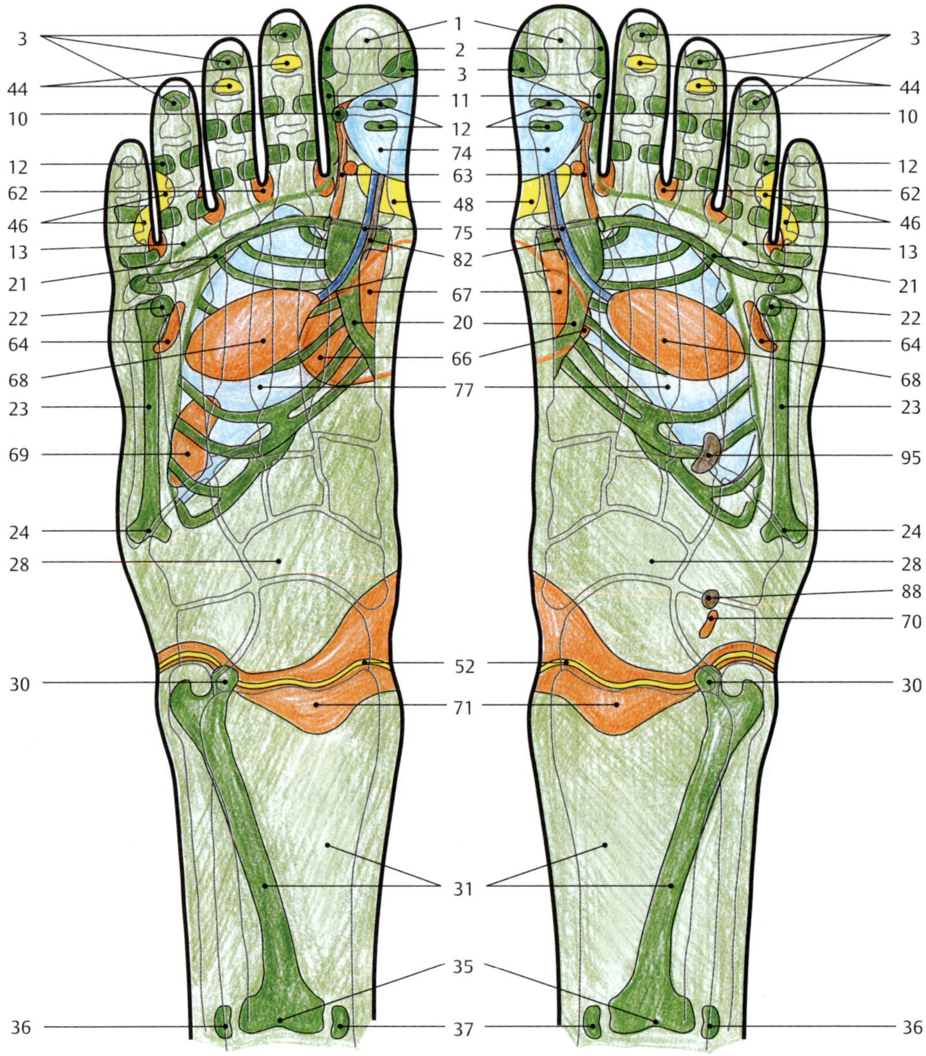

뼈, 근육, 조직
1 이마(전두)
2 관자뼈(측두골)
3 이마굴(전두동)
4 머리덮개(두개정)
5 관자부위(축두부)
6 머리뼈바닥(두개저)
7 꼭지돌기(유상돌기)
8 목빗근(흉쇄유돌근)
9 목근육(경근)
10 아래턱관절(하악관절)
11 머리와 목, 가쪽(외측)
12 치아
13 등세모근(승모근)
20 복장뼈(흉골)
21 빗장뼈(쇄골)
22 어깨관절(견갑관절)
23 위팔(상완)
24 팔꿈치
25 흉곽모서리(흉곽연)
26 어깨뼈(견갑골)
27 가로막과 허리뼈부분(요추부)
28 배벽(복벽)
30 넙다리뼈머리(대퇴골두)
31 넙다리뼈(대퇴골)
36 무릎, 가쪽
37 무릎, 안쪽
40 조직, 배(복부)/골반
40a 엉치엉덩관절(천골장골관절)
41 작은골반(소골반)
43 궁둥뼈결절(좌골결절)

감각기관, 호르몬계
44 눈
45 시각중추
46 귀
47 뇌하수체
48 갑상샘(갑상선)
49 부신
50 이자(췌장)
52 자궁관(난관)
57 태양신경얼기

그림 **19**

발의 반사구역

우 발바닥 쪽 좌

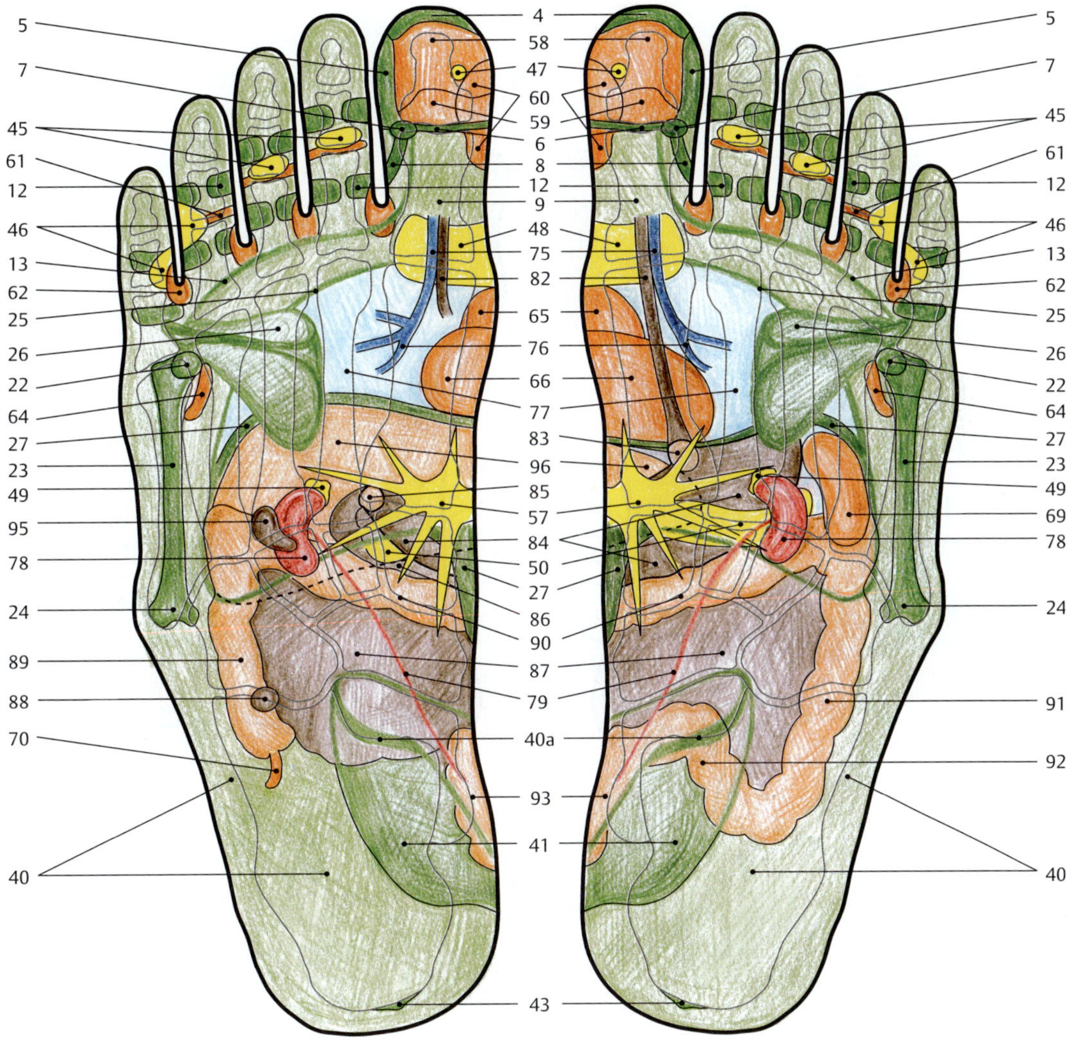

뇌, 심장, 림프계
58 대뇌
59 소뇌
60 뇌줄기(뇌간). 척수
61 귀인두관(이관)
62 림프계 머리/목
63 림프, 목의 가쪽부분 (측경부)
64 겨드랑림프(액와림프)
65 대동맥, 위대정맥(상대 정맥)
66 심장
67 가슴샘(흉선)
68 젖샘(유선)
69 지라(비장)
70 막창자꼬리(충수)
71 림프 샅굴부위(서혜부)

호흡기계
74 코인두(비인강)
75 기관
76 기관지 가지
77 폐

요로계
78 콩팥(신장)
79 요관

소화관계
82 식도
83 들문(분문)
84 위
85 날문(유문)
86 샘창자(십이지장)
87 빈창자(공장), 돌창자(회장)
88 돌막창자판막(회맹부판)
89 오름잘록창자(상행결장)
90 가로잘록창자(횡행결장)
91 내림잘록창자(하행결장)
92 구불잘록창자(S자결장)
93 곧창자(직장)
95 쓸개주머니(담낭)
96 간(간장)

그림 **20**

발의 반사구역

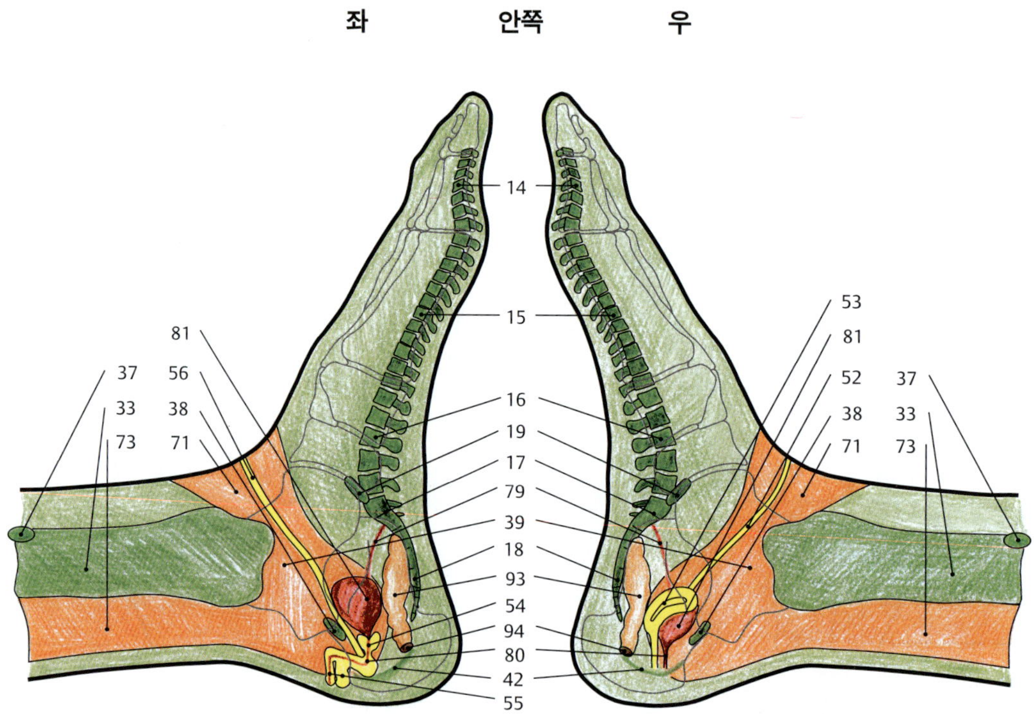

뼈, 근육, 조직
14 목뼈(경추)
15 등뼈(흉추)
16 허리뼈(요추)
17 엉치뼈(천골)
18 꼬리뼈(미골)
19 곶(갑각융기)

22 어깨관절(견갑관절)
23 위팔(상완)
24 팔꿈치
25 흉곽모서리(흉곽연)
28 배벽(복벽)
29 허리부위(요부)
32 가쪽넙다리(외측상퇴)

33 안쪽넙다리(내측상퇴)
34 볼기근(둔근)
36 무릎의 가쪽(외측)
37 무릎의 안쪽(내측)
38 두덩결합(치골결합)
39 두덩뼈부위(치골부)
42 골반바닥(골반저)

그림 21

발의 반사구역

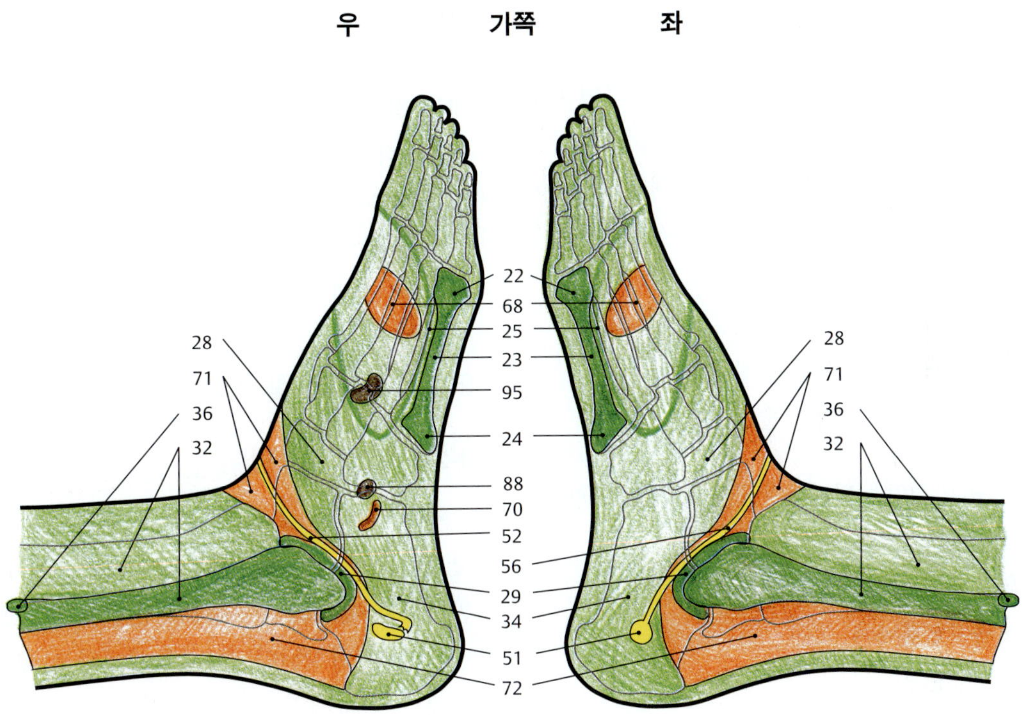

감각기관, 호르몬계
51 난소(우)
52 고환의 구역(좌)
53 자궁
54 전립샘(전립선)
55 음경과 고환
56 정삭과 샅굴(서혜관)

뇌, 심장, 림프계
68 젖샘(유선)
70 막창자꼬리(충수)
71 림프 샅굴부위(서혜부)
72 림프, 넙다리 가쪽
73 림프, 넙다리 중앙

요로(urinary tract)
79 요관
80 요도
81 방광

소화관계
88 돌막창자판막(회맹부판)
93 곧창자(직장)
94 항문
95 쓸개주머니(담낭)

그림 **22**

제 9 장 구역(반사구역의 그룹)

9-1 머리말

발바닥, 발등 쪽, 안쪽 및 가쪽의 반사구역의 **전체 그림**을 46~49페이지의 도표(그림 19, 20, 21, 22)에 나타냈다. 개개의 반사구역의 반사구역에 관한 설명은 각각 아래의 항목으로 구성되어 있다.

- 반사구역에 관한 일반사항
- 구역의 반사구역의 그림
- 반사구역의 해부학적인 설명
- 개개의 반사구역의 시술방법

그림의 **색깔을 달리하여 구분**한 것은 아래의 부분을 나타낸다.

- 녹색 : 뼈 및 조직
- 청색 : 호흡기관
- 적색 : 요로
- 황색 : 태양신경얼기, 감각기관 및 내분비계
- 갈색 : 소화관
- 주황색 : 뇌, 심장 및 림프관

가압을 시행하는 데에 적합한 방향은 구역의 반사구역의 모든 그림 안에 화살표로 나타내고 있다.

반사구역을 찾아내기 위한 **기본적인 규칙**

- 사람의 배쪽(복측) = 발등 쪽
- 사람의 등쪽(배측) = 발바닥 쪽

> "인간의 미시체계(미크로시스템)" 인 발의 안에 각각 원래의 위치에 배당된 인간의 부위를 인식하여 "볼 수" 있다면 반사구역에서 시행하는 모든 시술에서 매우 도움이 된다.

반사구역의 설명은 많은 경우 후술하는 테마별 그룹과 부득이 **중복**되는 일이 있다. 예컨대, 머리 및 목의 림프부분은 머리의 반사구역에 속하지만 우선 제7구역의 반사구역 "림프계" 안에서 그림과 문장에 의해서 설명하고 있다. 이자(췌장)는 제4구역의 반사구역 "내분비계"에서 설명하고 있으나 제6구역의 반사구역 "소화관"에서도 다루고 있다.

9-2 머리 및 목의 반사구역

9-2-1 일반사항

발에 투영된 곳을 시술하게 된 이래 머리 및 목 구역의 반사구역에 해당하는 발가락에 관해서는 세로의 선 구역의 논리와는 동떨어진 현상이 관찰된다. 그러나 실제의 시술에서 아래의 것이 매일 실증되고 있다.

머리 및 목의 반사구역은 대부분 좌우의 엄지발가락에 집약되어 있는 한편, 모든 발가락에 일정한 기준으로 매우 세밀하게 해당되어 있다. 어느 쪽의 기준도 다음 페이지의 그림으로부터 이해할 수 있다. 머리 및 목의 반사구역에 대해서는 치아, 턱의 반사구역 안에서도 보충하고 있다.

9-2-2 반사구역의 그림 (그림 23 및 24)

9-2-3 해부학적인 설명

9-2-3-1 좌우의 엄지발가락

좌우의 엄지발가락에는 다른 발가락과 달리 **2개**의 뼈로 되어 있다. 반사구역에는 머리

머리, 목 및 치아의 반사구역

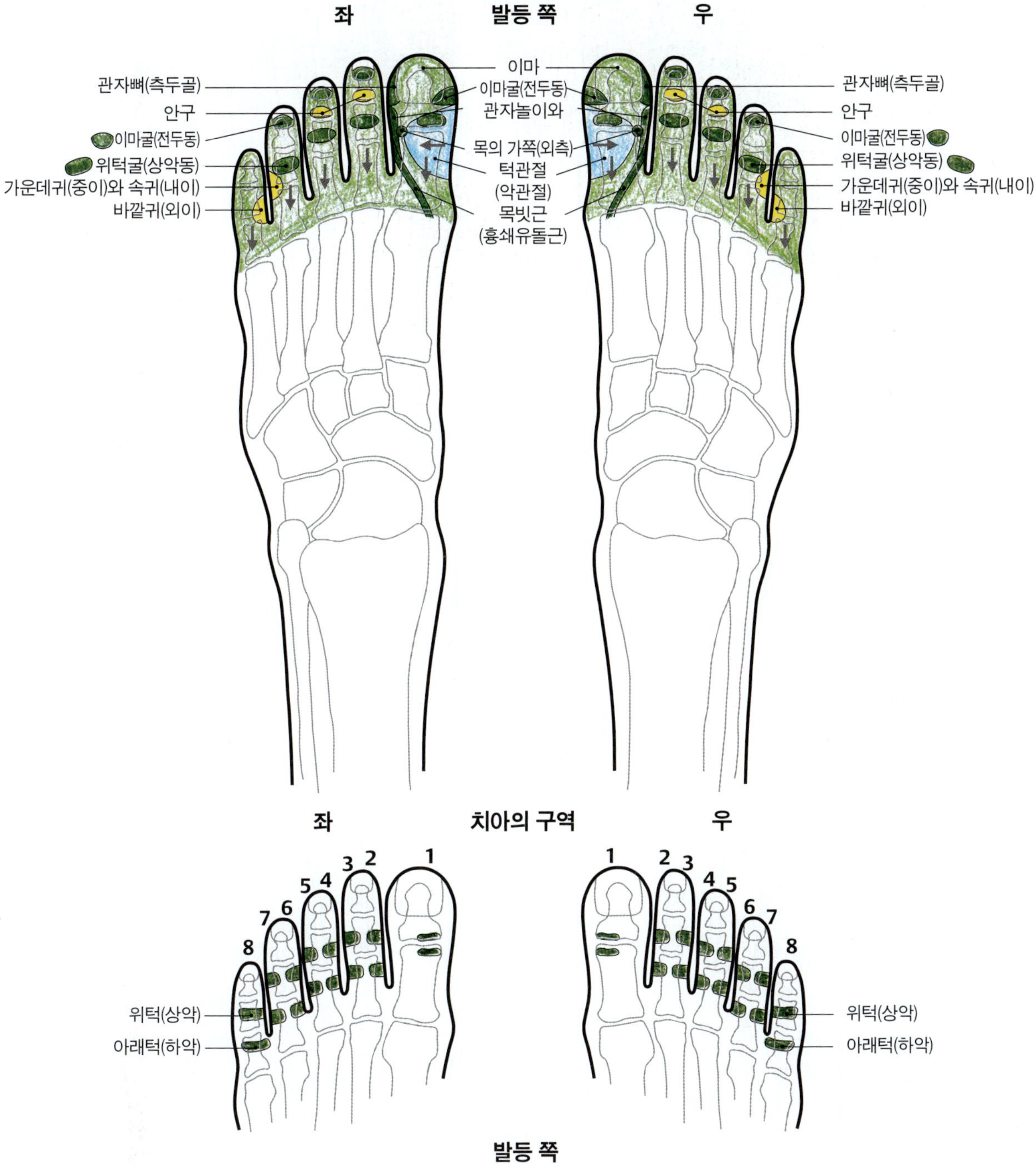

그림 23

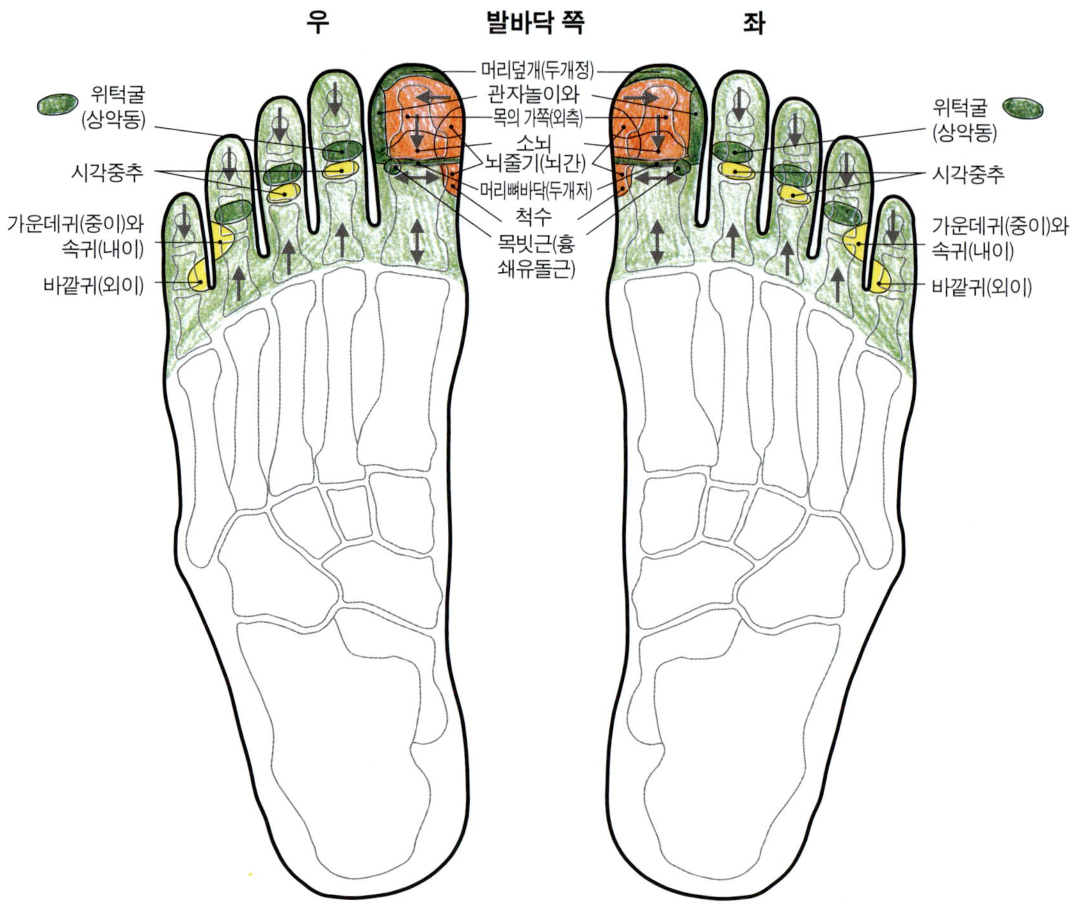
우
발바닥 쪽
좌
머리덮개(두개정)
관자놀이와
목의 가쪽(외측)
소뇌
뇌줄기(뇌간)
머리뼈바닥(두개저)
척수
목빗근(흉쇄유돌근)
위턱굴(상악동)
시각중추
가운데귀(중이)와 속귀(내이)
바깥귀(외이)

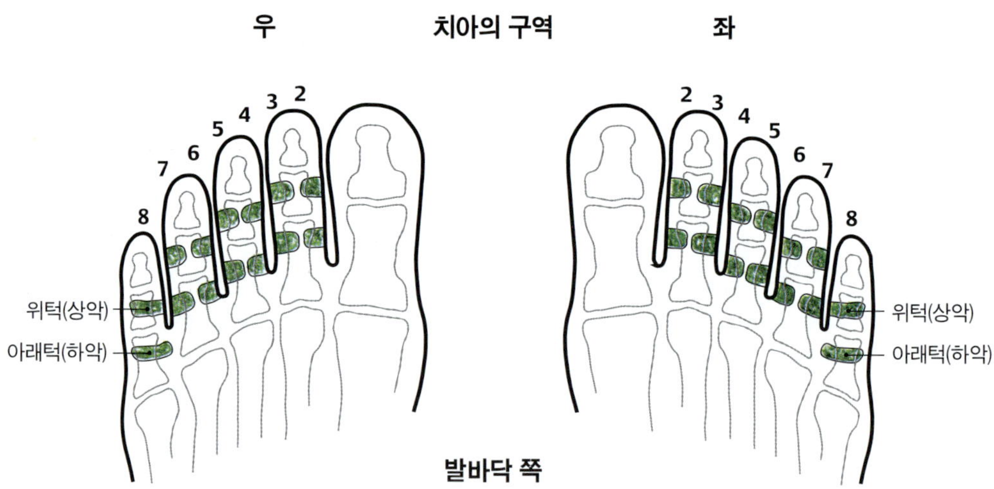
우
치아의 구역
좌
2 3 4 5 6 7 8
위턱(상악)
아래턱(하악)
발바닥 쪽

그림 24

및 목이 원래의 위치와 완전히 같도록 해당되어 있다.

발등 쪽에는 머리 및 목의 배쪽(앞쪽)에 있는 기관이나 조직의 반사구역, 예컨대, 이마, 코인두(비인후), 턱관절(악관절) 등에 해당하는 반사구역이 있다. 엄지발가락의 발바닥 쪽에는 뇌, 머리뼈바닥(두개저), 목근(경근) 등 머리의 등쪽(배측)에 해당하는 반사구역이 있다.

머리부위 및 목 부위의 중앙선에 있는 기관 및 조직은 좌우의 엄지발가락의 안쪽(내측), 즉 세로아치의 가쪽(외측)에 있다.

발바닥 쪽에서는 좌우의 엄지발가락과 목 부위 및 목근을 포함하는 머리부위와의 사이에 형태의 유사성을 볼 수 있다.

좌우의 엄지발가락의 첫째 관절을 접근시켜 배열하면 타원형이 되고, 이것이 머리부위에 해당하며 첫째 관절의 바닥(기저)은 고리뒤통수관절(환추후두관절)에 해당한다. 약간 가늘어진 둘째 관절은 머리부위에서부터 가늘고 길게 이어지는 인두 및 목근육의 형태에 해당한다.

9-2-3-2 좌우의 둘째 발가락에서부터 다섯째 발가락

4개의 발가락은 첫째, 둘째, 셋째 관절로 구성되어 있고 안쪽 또는 가쪽의 부분에서 갈퀴에 의해서 구분되어 있다. 한편 4개의 발가락의 발바닥 쪽 및 발등 쪽은 각각 가로아치의 해부학적인 시발점까지가 해당된다. 발가락에는 눈, 귀, 이마굴(전두동) 및 위턱굴(상악동)[코곁굴(부비강)] 및 치아의 반사구역이 세밀하게 해당되어 있다.

그림 23 및 24는 발가락을 발등 쪽 및 발바닥 쪽에서 보아 그린 것이지만, 발가락의 안쪽 및 가쪽에도 치아 · 턱의 영역에 해당하는 구역이 있다.

9-2-3-3 치아 · 턱의 영역

치아 · 턱의 반사구역은 "치아의 기능 그룹" 전체에 해당하고 치아뿌리(치근), 턱뼈부위(악골부), 잇몸(치육)(점막), 위턱(상악) 및 아래턱(하악)의 신경 지배를 포함하는 치아의 조직을 포함하고 있다. 이 때문에 반사구역은 상당히 넓은 범위에 위치하고 발가락의 둘째 및 셋째 관절의 발등 쪽, 옆면 및 바닥 면까지 확산되어 있다. 치아의 반사구역은 발가락의 첫째 및 둘째 관절까지 도달하는 일도 있다. 클라이언트 각각의 반사구역은 촉진(palpation)에 의해서 판단한다.

치열과 마찬가지로 위턱과 아래턱을 아래와 같이 구별한다.

- 위턱 : 둘째 발가락에서부터 다섯째 발가락의 둘째 관절 중앙부근
- 아래턱 : 둘째 발가락에서부터 다섯째 발가락의 셋째 관절 발가락두덩(지구)부근

엄지발가락에 있는 첫째 문치(그림의 1)의 반사구역은 예외적으로 발등 쪽의 중앙 쪽에서 찾을 수 있다. 첫째 관절의 틈새에서부터 바로 말단 및 중앙 부근에 있다.

둘째, 셋째 및 넷째의 말단 및 중앙 부근에는 안쪽 및 가쪽에 각각 1개씩 치아의 반사구역이 있다. 다섯째 발가락에는 4면의 말단 및 중앙에 사랑니(그림의 8)가 해당되어 있다.

앞에서 언급한 것처럼 치아의 반사구역의 그림은 안쪽 및 가쪽을 대략적으로 나타낸 것이지만 치료를 할 때는 자주 중요한 의미를 갖는다.

9-2-4 시술방법

9-2-4-1 엄지발가락

'몸통이 긴 사람" 이외는 거의 언제나 엄지발가락의 발등 쪽에 집게손가락을 대고 발바닥 쪽에 엄지손가락을 대고 가압할 것을 권장한다.

엄지발가락의 발톱(이마의 반사구역)은 손의 엄지손가락 또는 집게손가락의 손톱을 사용하고 자기 자신의 손톱의 딱딱한 정도에 맞춰서 1점씩 시술을 시행한다(그림 25).

엄지발가락의 첫째 관절의 발바닥 면(머리뼈바닥)에서는 손의 엄지손가락을 발꿈치의 방향으로 수직으로 세워서 관절의 틈새를 수평방향으로 충분히 민다(그림 26).

엄지발가락의 둘째 관절 가쪽(외측)에는 갈퀴의 주름이 있기 때문에 중앙부분은 잡기 어렵게 되어있다. 이 때문에 목뼈(경추) 아래부분의 가로돌기(횡돌기)에 해당하는 반사구역도 집게손가락의 끝을 사용해서 잡을 때는 부분적으로 조직을 "옆으로 밀어내는" 것이 필요하다.

엄지발가락의 관절을 **움직이기 쉽게** 하려면 아래의 순서로 시행한다.

- 엄지발가락의 **첫째 관절**을 경첩으로 하고, 가볍게 신장하면서 발바닥 방향으로 굽힌다.

머리뼈 골절 또는 뇌의 외상성 손상이 있는 클라이언트의 경우는 세심한 주의를 기울인 약간의 움직임부터 시작한다. 지나치게 강한 움직임은 증후성의 질병을 악화시킬 우려가 있다.

- 엄지발가락의 **둘째 관절**에는 아래와 같은 신장하는 가압을 시행한다.

- 엄지발가락의 둘째 관절 바닥(기저부) 및 제1발허리뼈(제1중족골)의 두덩 바닥부분을 확고하게 고정한 상태에서 가볍게 아래위로 움직인다. 또는
- 안쪽에서부터 가쪽으로 원을 그리도록 움직이거나 그 반대로 회전시킨다. 처음에는 작은 원을 그리도록 하고 차츰 크게 움직일 수 있다.
- 반원을 그리도록 하여 발바닥 및 발등 쪽으로 비튼다.

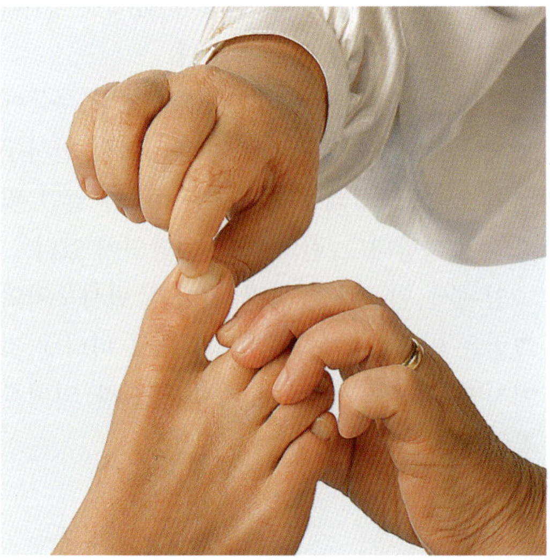

그림 25 이마(forehead)의 구역

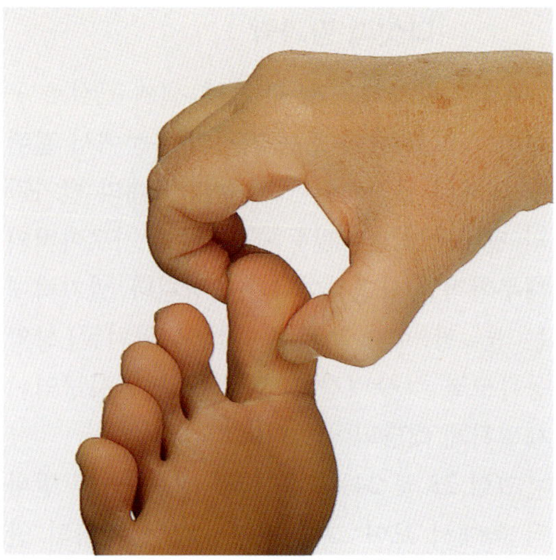

그림 26 머리뼈바닥의 구역

- 아래와 같은 클라이언트에서는 **정도를 넘지 않도록** 주의한다.
- 외상에 의해서 인후 · 목 근육의 영역에 만성 또는 급성의 증상이 있는 경우, 또는
- 갑상샘(갑상선) 및 심장의 영역[제7목뼈(경추)에 해당하는 부분)에 만성 또는 급성의 증상이 있는 경우!

그 때의 바른 반응상태를 평가할 수 있도록 엄지발가락의 경직된 관절에는 처음에는 약하게, 서서히 세기를 증가시키면서 자극을 주어갈 것을 권장한다. 대부분의 경우, 각각의 방향으로 4~6회 움직이면 충분하다. 다만 주로 머리(두부) 및 목 근육의 심한 긴장을 풀려면, 그 이상의 횟수가 필요하게 되는 경우도 있다.

폴즈(A. Pauls)박사의 "Orthobionomy"에 기초한 적절하고 신중한 움직임과 압축(견인은 아니다)은 구조적인 발가락의 시술에 적합하다.

9-2-4-2 좌우의 둘째 발가락에서부터 다섯째 발가락

발가락을 시술할 때 발바닥에는 엄지손가락을 사용하고, 발등 쪽에는 주로 집게손가락을 사용한다.

측면의 경계부분에도 집게손가락을 사용하면 확고하게 가압을 시술할 수 있다. 발톱 특히 중앙 쪽 부분[이마굴(전두동)의 반사구역]은 엄지발가락과 마찬가지로 손톱을 사용해서 1점씩 시술을 시행한다.

시술할 때 발가락은 해부학적인 형태 그대로 두고 크게 굽혀서는 안 된다. 이 때문에 비어있는 쪽의 손으로 시술하고 있는 발가락을 셋째 관절의 부분에서 지지하여 유지한다.

둘째 발가락에서부터 다섯째 발가락도 마찬가지로 가볍게 견인할 수 있다. 많은 경우, 가볍게 신장하는 것만으로 주로 발가락의 세 번째 관절에서 "뚝"하는 놀라울 만큼 큰 소리가 들린다. 이것에 의해서 관절 자체의 움직임이 가벼워짐과 동시에 그 반사구역에 해당되어 있는 머리(두부), 목(경부) 및 팔이음뼈(견갑대)의 증상도 경감된다. 조직 및 관절주머니(관절낭)의 손상을 방지하기 위해 **매우 강한 힘**으로 견인하는 일은 **절대로** 해서는 안 된다.

개개의 발가락을 신장하는 것은 발의 골격으로부터 부담을 제거하는 것만이 아니라, 전신의 긴장을 푸는 것도 의미한다. 이러한 것은 호흡량이 깊어지는 것으로 알아챌 수 있다.

수 년의 경험으로부터 엄지발가락을 제외한 발가락의 관절에 대해서 "교정생리학(Orthobionomy)"에 기초한 압축의 가압을 응용하면 효과적으로 시술을 시행할 수 있다는 것을 자주 보여준다.

9-2-4-3 치아 · 턱의 반사구역(그림 27)

치아 · 턱의 반사구역은 특별취급을 하지

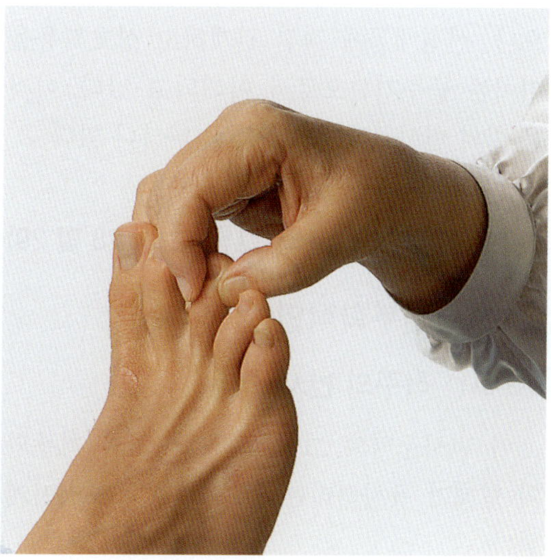

그림 27 치아의 구역

않고 위에서 언급한 발가락의 시술에 포함시킨다.

치아 · 턱의 반사구역에 적합한 요법으로서 손가락을 클립모양으로 하고 발바닥에서부터 발가락의 측면을 지나서 발등까지, 또는 그 반대의 방향으로 시술을 시행한다. 모든 반사구역과 마찬가지로 치아의 반사구역의 전체영역에서도 자주 상이한 증상이 나타난다.

머리 및 목의 구역의 반사구역의 치료에 관한 주의사항은 제16장 16-1 "시술사례"를 참조하기 바란다.

9-3 척주 · 흉곽 · 팔이음뼈(견갑대)의 반사구역

9-3-1 일반사항

이 반사구역은 "어깨의 십자형"으로서 양 발에 나타나 있다. 양 발을 배열하면 중앙선상에 있는 좌우의 세로아치가 접한다. 이것이 척주의 반사구역으로서 십자형의 기둥이 되고 좌우의 가로아치는 팔이음뼈(견갑대)로서 십자형의 가로대를 형성한다.

일반적으로 척주는 골격으로 분류되어 있으나, 신경계통에 직접 관계하고 상호작용을 미치는 중추기관으로서 이해되고 있다. 이것은 발의 반사구역에도 분명히 나타나 있다.

9-2-2 반사구역의 그림 (그림 28 및 29)

9-3-3 해부학적인 설명

9-3-3-1 척주의 반사구역

이 반사구역의 그림은 세로아치와 척주와의 형태가 유사하다는 것을 매우 두드러지게 한다.

척주의 반사구역은 세로아치의 뼈와 근육의 안쪽 바닥 면에 있고 여기에 치료를 시술한다.

신체 중앙의 영역인 오른발 및 왼발의 신체의 제1 세로구역에서 발견할 수 있다.

척주의 반사구역은 아래와 같이 나눌 수 있다.

목뼈(경추)에 있는 가시돌기(극상돌기)의 반사구역은 엄지발가락의 둘째 관절의 안쪽 바닥 면에 있다. 척추뼈(추골)의 가로돌기(횡돌기)는 각각의 가쪽으로 뻗어 있고, 고리뒤통수관절(환추후두관절)에 해당하는 엄지발가락의 첫째 관절 바닥(저부)에서부터 각각 시작된다.

엄지발가락의 둘째 관절에서는 안쪽 바닥 면의 제1발허리뼈(제1중족골)의 부푼 곳에서부터 바닥까지의 곳에서 **등뼈(흉추)의 반사구역**에로 옮겨간다.

제1허리뼈 바닥부분에서부터 제1쐐기뼈(제1설상골)로 옮겨가는 부분 즉, 리프랑관절선의 시발점을 손으로 더듬어 찾으려면, 주의 깊은 연습이 필요하다. 많은 경우 잘못하여 중앙부근까지 지나쳐가 발배뼈(주상골)의 곳에서 찾고 있다.

등뼈(흉추)에 이어져 있는 것은 허리뼈(요추)의 반사구역이고 제1쐐기뼈의 끝부분과 발배뼈의 끝부분이 해당된다.

발배뼈(주상골), 발꿈치뼈(종골) 및 목말뼈(거골)가 서로 매우 접근하여 있는 부분은 골반의 곶(갑각, promontory) (=엉치뼈 바닥)에 해당하고, 뼈막(골막)부분을 발바닥을 향해서 안쪽으로 시술할 수 있다. 해부학에서는 엉치뼈(천골)의 반사구역의 위쪽 끝은 발배뼈(주상골)의 중앙 끝 부근에 해당하고 인체의 제3 세로구역까지 이어져 있다.

엉치뼈(천골)의 바깥 끝에 있는 반사구역 및 엉덩뼈(장골)의 반사구역에서는 2개의 뼈

척주, 흉곽, 어깨의 구역

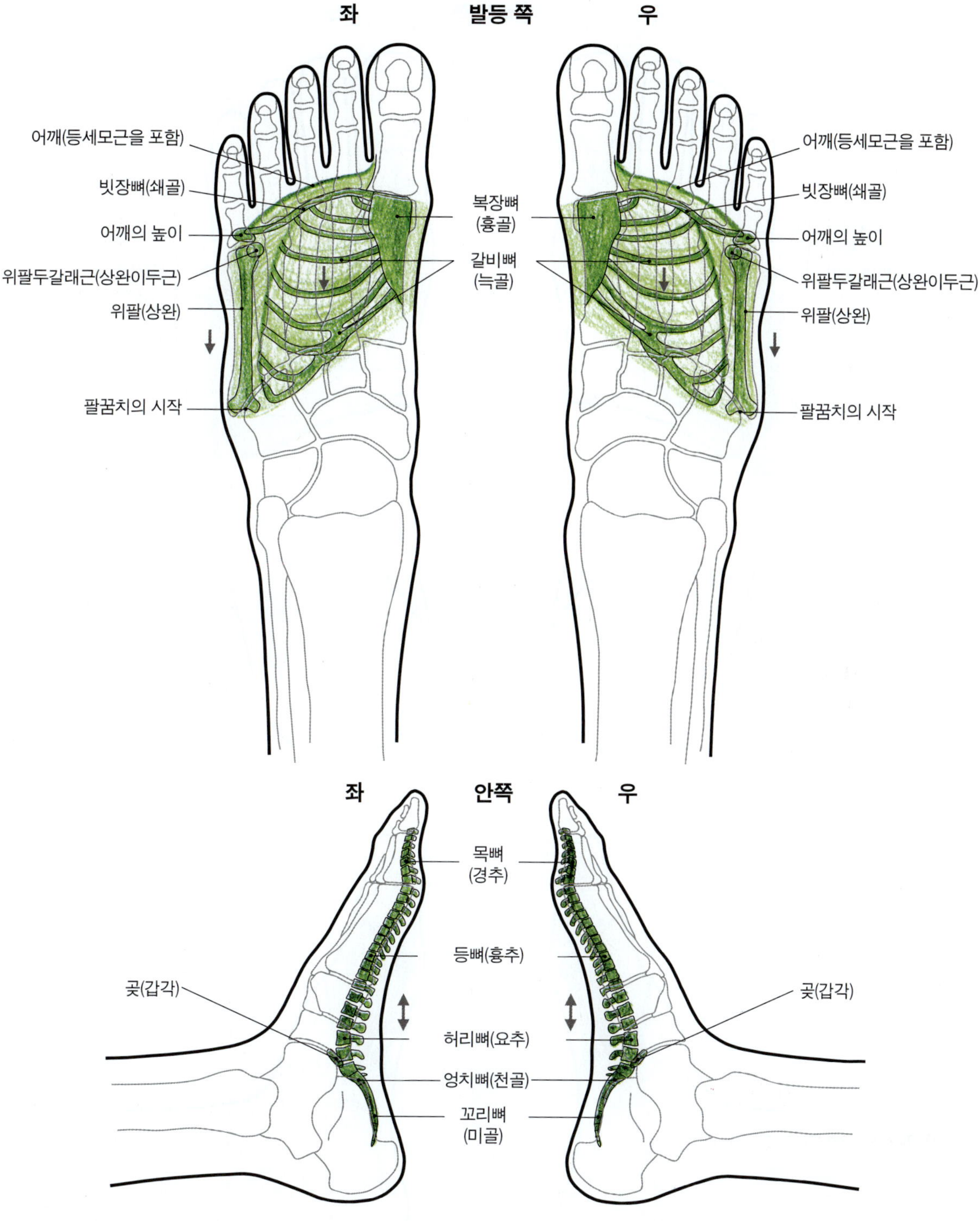

그림 28

척주, 흉곽, 어깨의 구역

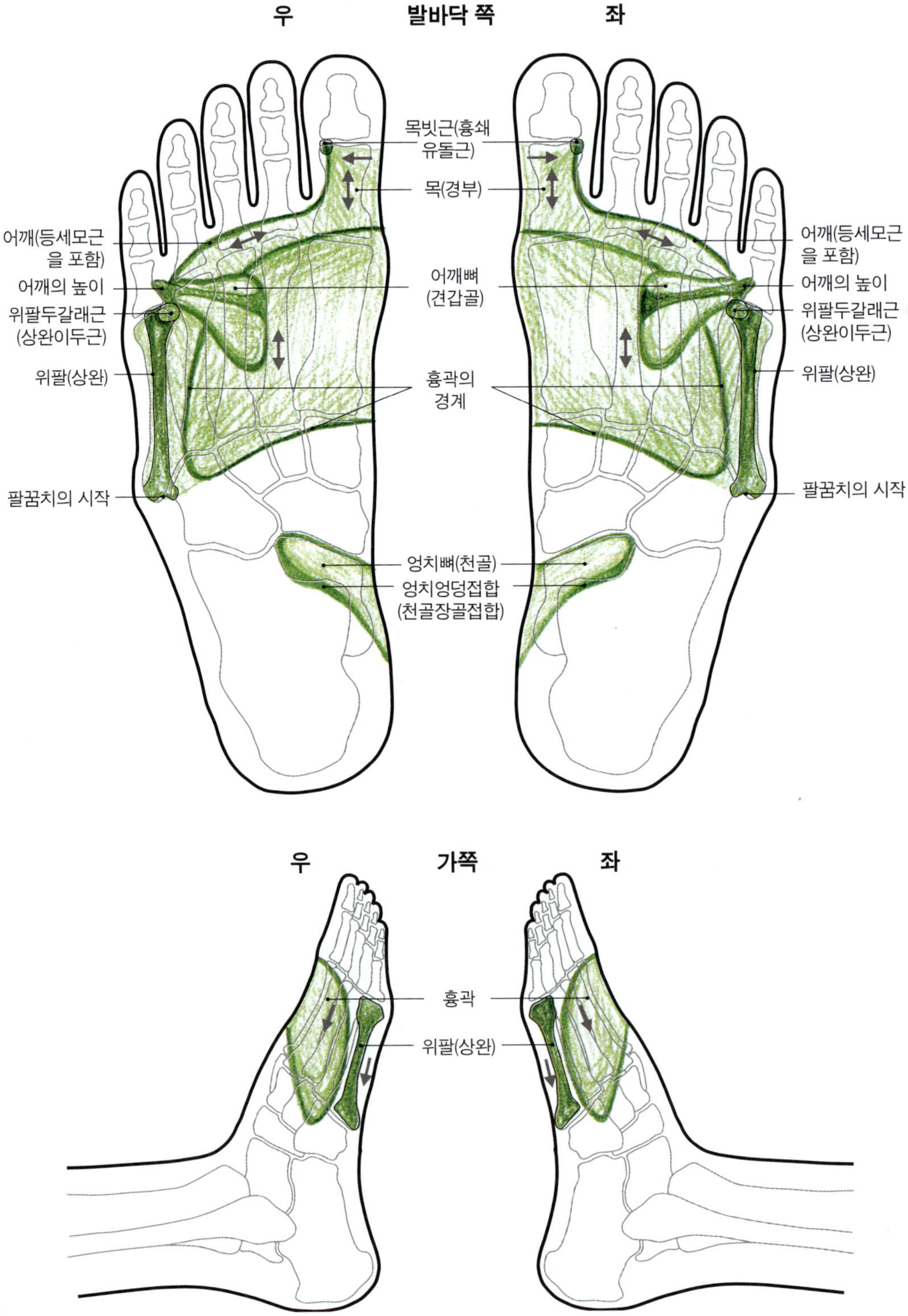

그림 29

가 접하는 면에 **엉덩엉치관절**(장골천골관절, ISG)이 있다. 이 관절은 발의 안쪽 중앙으로 비스듬히 진행한다. 증상이 있는 경우, 이 반사구역은 상당한 빈도로 깊이 비스듬히 존재하는 조직의 주름으로서 발견할 수 있다.

이 반사구역은 비교적 작은 꼬리뼈(미골) 부분에서 끝난다. 꼬리뼈의 종점은 상상상의 수직선에 의해서 표식이 된다. 이 선은 안쪽복사(내과)의 뒤 끝에서부터 아킬레스힘줄에로 수평으로 뻗어서 발꿈치까지 수직으로 선을 그은 것이다.

9-3-3-2 흉곽 및 팔이음뼈(견갑대)의 반사구역

흉곽의 반사구역은 발바닥 및 발등 쪽에 있고 제1발허리뼈(제1중족골)의 부근에서부터 제5발허리뼈 안쪽의 경계까지 확산되어 있다. 흉곽의 형태에 맞춰서 가쪽 아래 끝은 제3쐐기뼈(제3설상골) 및 입방뼈(입방골)까지 돌출하여 있다. 한편, 안쪽의 끝부분은 제1발허리뼈의 아래 3분의 1로 진행하고 거기서 복장뼈(흉골)의 반사구역과 접속한다.

가로아치(횡궁)와 엄지발가락의 둘째 관절은 **어깨이음뼈(견갑대)**에 해당되어 있다. 오른발에서는 간(간장) 및 쓸개주머니(담낭)의 구분이 되는 기관에 접속하고 왼발에서는 심장에로 접속하여 있다.

위팔뼈머리(상완골두)를 포함하는 **어깨관절(견갑관절)**은 신체와 마찬가지로 팔이음뼈(견갑대)의 가쪽(외측)의 경계로서 발에도 관절 면을 나타내 보여야 한다. 이들이 접하는 부분은 제5발허리뼈의 안쪽에 있는 융기부분과 제4발허리뼈의 가쪽에 있는 융기부분이다.

발은 그 형태에 따라서 주로 머리, 목 및 몸통의 반사구역을 나타내 보이고 있으나 어깨관절(견갑관절)의 반사구역에서부터 이어지는 제5발허리뼈는 **위팔(상완)**에서부터 **팔꿈치**까지 해당된다. 위팔과 제5발허리뼈와의 유사성은 특히 눈을 끈다.

복장뼈(흉골)는 신체의 중앙선상에 있고 양발의 발등 쪽의 제1발허리뼈(제1중족골)에서 발견할 수 있다. 반사구역은 이 뼈의 약 3분의 1의 길이와 폭에 상당한다.

9-3-4 시술방법

9-3-4-1 척주의 반사구역 (그림 30)

척주는 엄지손가락을 사용하고 각각의 적응증에 따라서 말단에서부터 중앙으로, 그리고 그 반대로 가압을 시술한다. 세로아치의 골격에 직접 시술을 하는 것이 아니라, 부드러운 근육 및 결합조직의 안쪽 바닥 면을 시술한다.

곶(갑각)(그림 31)의 반사구역을 확실하게 찾아낼 수 있도록 발배뼈(주상골)에서부터 목말뼈(거골) 및 발꿈치뼈(종골)로 옮겨가는 부위에 엄지손가락으로 정확히 자극을 주면서 발배뼈(주상골)와 목말뼈(거골) 사이에 있는 안쪽의 접촉면으로 진행한다.

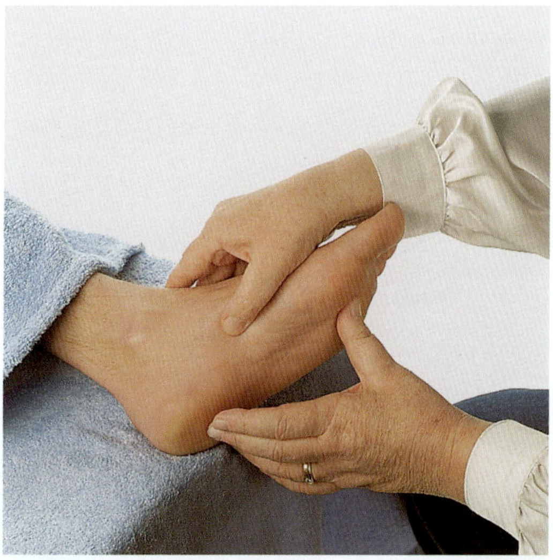

그림 30 척주의 반사구역, 머리뼈에서부터 다리부위로

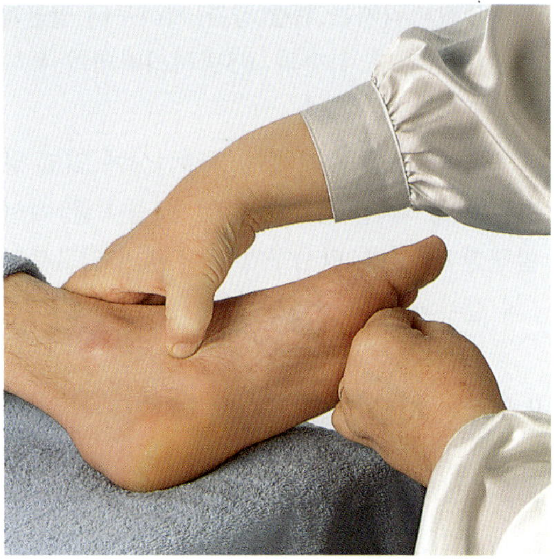

그림 31 곶(갑각)의 반사구역

9-3-4-2 흉곽 및 팔이음뼈(견갑대)의 반사구역

이 반사구역은 서로 이웃하여 늘어선 길을 말단에서부터 중앙으로 발바닥을 향해서 엄지손가락으로 확실하게 시술할 수 있다. "편평발"인 클라이언트에서는 이 시술방향에 의해서 많은 경우 적어도 수동적으로 가로아치가 다시 해부학적인 형태로 되돌아간다.

발을 바깥을 향해서 회전한 위치로 하면 발허리뼈(중족골)를 중앙에서부터 끝부분으로(근위에서 원위로) 시술해도 같은 효과를 얻을 수 있다.

발허리뼈의 발등 쪽의 영역에서는 뼈와 뼈의 틈새만을 시술한다. 이것은 뼈막(골막)에 직접 지나치게 강한 자극을 주지 않기 위해서이다. 이 반사구역은 집게손가락을 사용해서 확실하게 가압을 시술할 수 있다. 이 때, 비어있는 손의 엄지손가락은 가로아치의 중앙부분에서 발의 앞쪽을 바닥 면에서부터 일상의 위치로 유지하도록 지지한다. **위팔(상완)**의 반사구역(그림 32)의 경우는 제5발허리뼈의 골격위에서 발등 쪽, 가쪽 및 바닥 면에서부터 시술을 시행한다.

발등 쪽에 있는 **어깨관절(견갑관절)**의 반사구역에는 집게손가락을 사용하면 충분히 도달한다. 다만 발바닥에는 엄지손가락을 사용할 것을 권장한다.

복장뼈(흉골)(그림 33)는 몇 개의 평행한 선 위를 말단에서부터 중앙(원위에서 근위)으로 시술하는 것만이 아니라, 안쪽에서부터 가쪽으로도 차례로 시술을 시행한다. 대부분의 경우 집게손가락이 적합하다.

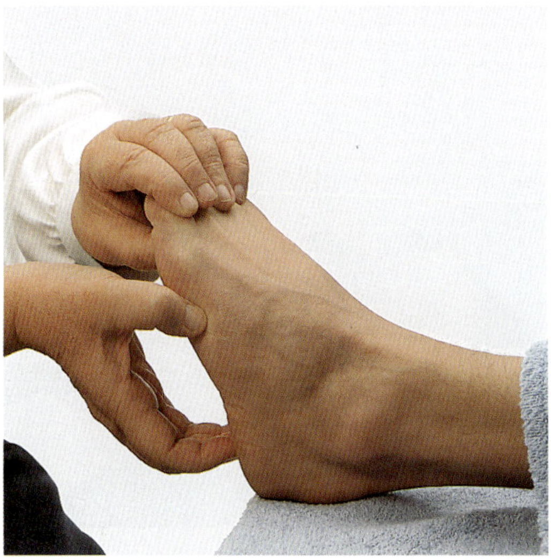

그림 32 위팔(상완)의 반사구역

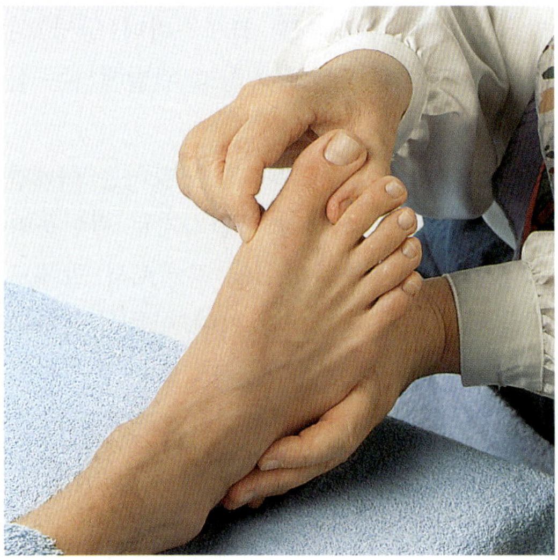

그림 33 복장뼈(흉골)의 반사구역

척주 · 어깨뼈(견갑대) 구역의 반사구역에 관한 치료의 힌트는 제16장 16-2의 "시술사례"를 참조하기 바란다.

9-4 요로, 골반에서부터 무릎까지의 뼈 및 조직의 반사구역

9-4-1 일반사항

개략적으로 보기 위해 이 방대한 범위를 2개의 주요 그룹으로 나누고 있다. **요로**(urinary tract)의 반사구역에는 2개의 콩팥(신장), 요관(ureter), 방광 및 요도(urethra)가 포함되어 있다.

넙다리부위(대퇴부)에서부터 무릎까지를 포함하는 **다리이음뼈(골반대)**의 반사구역에는 배쪽(복측), 가쪽(외측) 및 등쪽(배측)에 있는 볼기근(둔근)을 포함하는 엉덩뼈(장골), 두덩결합(치골결합) 및 두덩결합 영역, 엉덩관절(고관절), 그리고 안쪽, 배쪽, 가쪽 및 등쪽에 있는 넙다리부위 및 무릎이 세밀하게 해당되어 있다.

9-4-2 반사구역의 그림 (그림 34 및 35)

9-4-3 해부학적인 설명

9-4-3-1 콩팥(신장), 요관 및 방광의 반사구역

모든 반사구역의 크기 또는 길이, 특히 콩팥의 반사구역의 크기에는 생리학상의 영역에서 분명한 차이가 발생하는 일이 있기 때문에 제3발허리뼈의 바닥부위에서부터 제3쐐기뼈까지는 반사구역의 평균적인 위치를 명기하고 있다. 병이 있거나 또는 발에 팬 곳이 있으면 그 곳으로부터 클라이언트마다 콩팥의 반사구역이 어디에 있는지를 엄지손가락의 감각에 의해서 확실하게 찾아낼 수 있다.

실제의 기관(organ)에서는 발의 골격이 확고하면 제2발허리뼈의 바닥부위를 손으로 더듬어서 찾아내는 것은 어렵다. 반사구역을 보다 알기 쉽게 묘사하기 위해서 해부학적인 실제의 배열과는 달리 발의 뼈를 보다 서로 나란히 배열된 위치에 그렸다. 다만 이것은 콩팥의 반사구역을 지나치게 안쪽으로 치우친 위치에서 찾도록 지도하는 것은 아니다.

요관의 반사구역은 엉치뼈(천골)의 반사구역을 향해서 뻗고 엉치뼈(천골)의 아래 3분의 1에서 긴엄지굽힘근힘줄(장무지굴근건)의 안쪽에 있다.

이 반사구역은 발바닥에서부터 안쪽으로 향해서 좌우의 발꿈치 안쪽으로 거듭 뻗고, 거기서부터 엉치뼈(천골)/두덩뼈(치골)와 거의 평행으로 **방광의 반사구역**으로 옮겨간다.

방광의 반사구역은 신체의 중앙에 있는 기관을 투영하고 있고, 양 발에 정확히 2분의 1씩 존재한다. 반사구역은 발꿈치뼈의 중앙부분에 있고 목말뼈(거골)의 위쪽 경계에 부딪힌다. 특히 방광의 반사구역의 경우는 방광의 용적 및 증상, 예컨대 임신 중이라는 것과, 또는 축뇨증의 수술을 받은 후라는 것 등에 의해서 원래의 위치와의 차이나 근육의 긴장의 정도를 확인할 수 있다(제16장 16-3-1의 마지막 단락도 참조).

남성의 경우, **요도**의 반사구역은 방광의 바로 뒤를 전립샘(전립선)에 의해서 에워싸여 있고 음경을 지나서 발꿈치뼈(종골)의 위 안쪽에 있는 모서리(margin)에서부터 조금 중앙에 가까운 아킬레스힘줄이 시작되는 부근으로 뻗어있다. 여성의 경우는 본질적으로 요도도 반사구역도 남성보다 짧고 회음(perineum)의 반사구역에 연결되어 있다. 발의 안쪽의 그림은 여성 또는 남성의 요로를, 여성은 오른발, 남성은 왼발의 안쪽복사(내과)에서

요로, 배와 골반의 조직, 넙다리/무릎

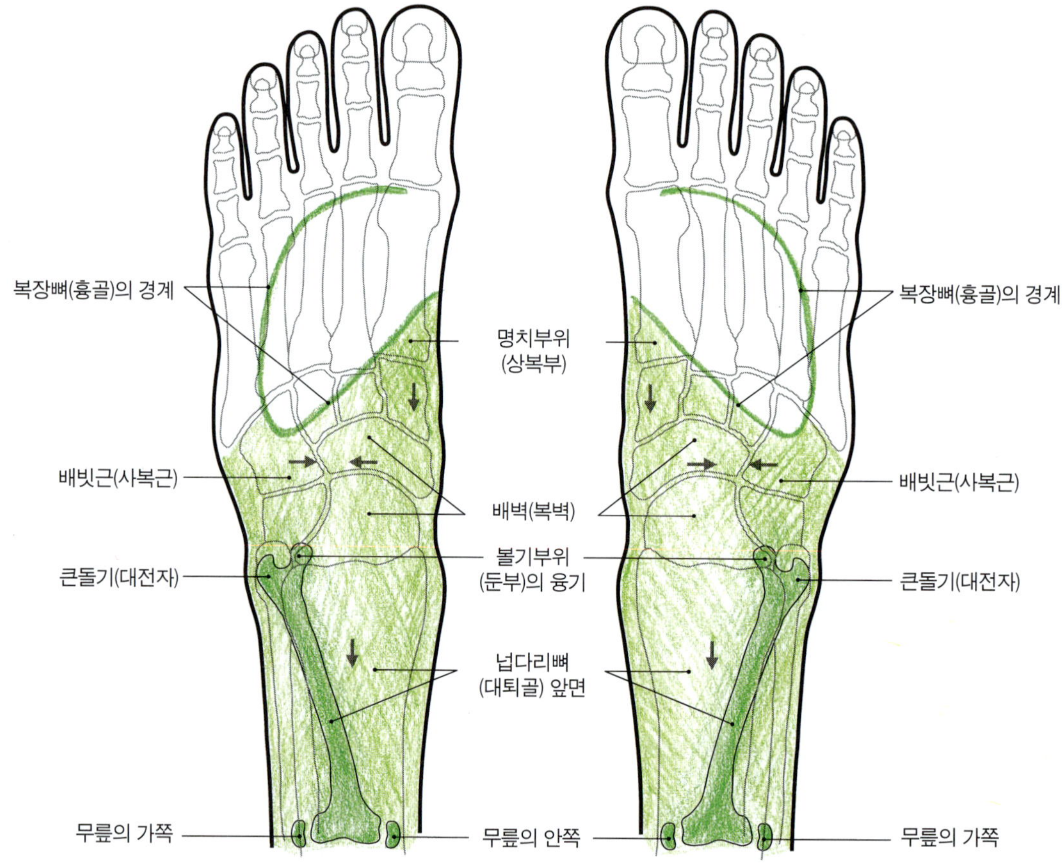

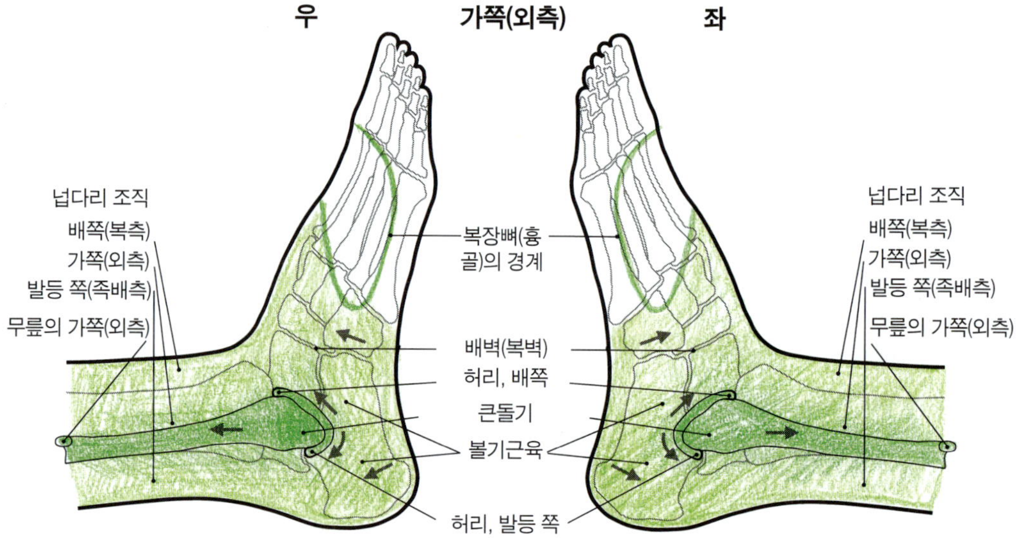

그림 34

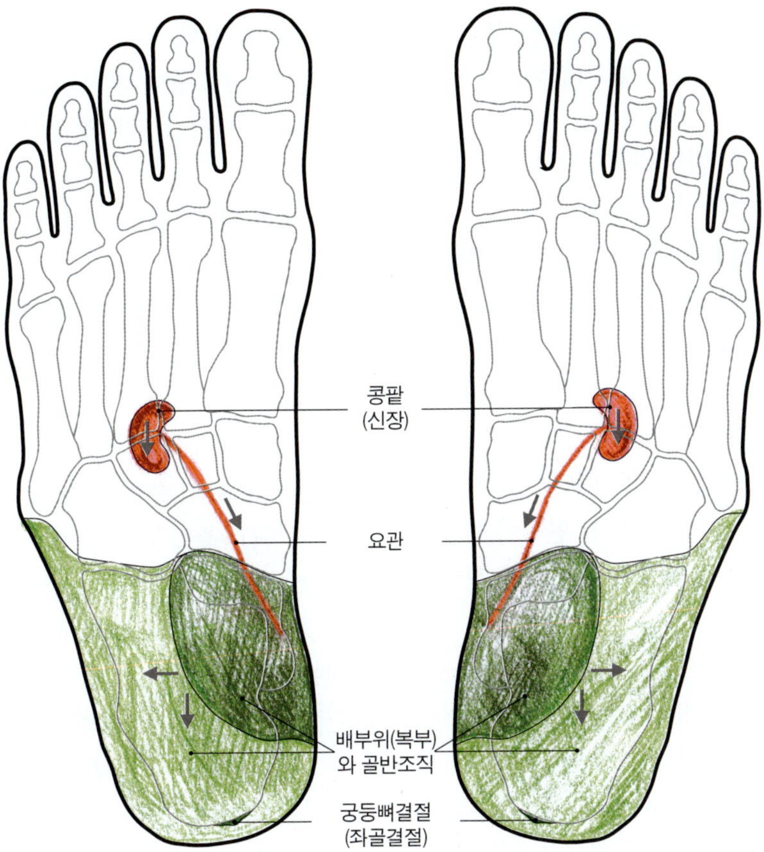
우
발바닥쪽
좌
콩팥
(신장)
요관
배부위(복부)
와 골반조직
궁둥뼈결절
(좌골결절)

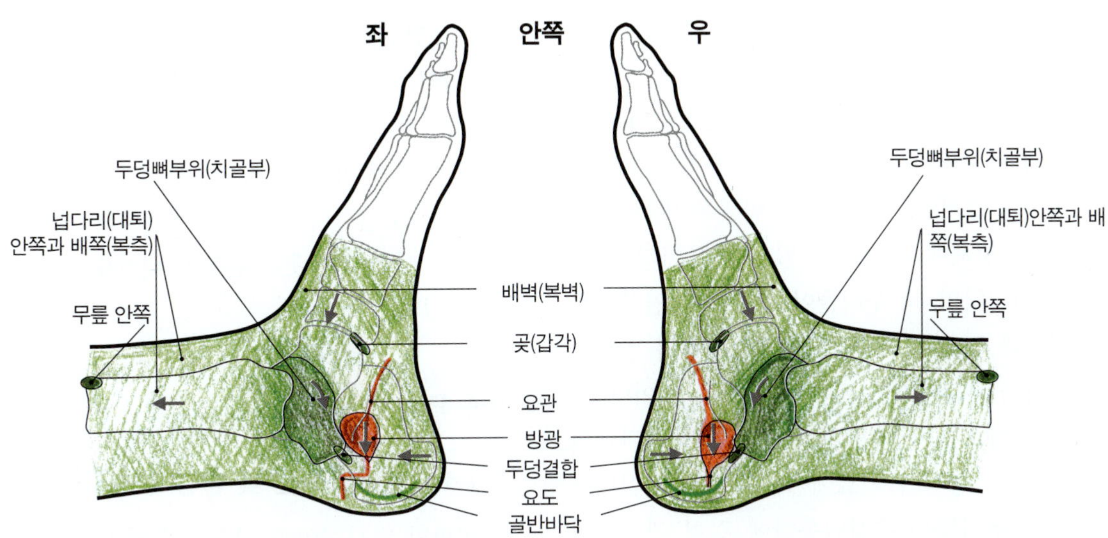
좌
안쪽
우
두덩뼈부위(치골부)
넙다리(대퇴)
안쪽과 배쪽(복측)
무릎 안쪽
두덩뼈부위(치골부)
넙다리(대퇴)안쪽과 배
쪽(복측)
무릎 안쪽
배벽(복벽)
곶(갑각)
요관
방광
두덩결합
요도
골반바닥

그림 35

부터 각각 보고 그림 것이지만, 여성, 남성 모두 양 발에 시술을 시행한다.

회음의 반사구역은 좌우의 발꿈치뼈의 중앙부위에 있고, 특히 여성에서는 출산 중 및 출산 후의 치료에서 중요하게 된다(제26장).

9-4-3-2 골반 및 넙다리부위에서부터 무릎까지의 반사구역

발꿈치뼈(종골)의 발바닥 쪽은 **아랫배** 및 **골반**의 조직 전체에 해당되어 있다. 이들의 반사구역은 발목뼈(족근골)의 안쪽부분에서부터 안쪽복사(내과)까지의 부분에서 보다 세밀하게 발견할 수 있다.

두덩결합(치골결합)의 반사구역은 작은 뼈의 접합부위, 즉 발꿈치뼈의 위 안쪽이 목말뼈(거골) 뒷부분과 만나는 곳에서 가장 확실하게 찾아낼 수 있다.

목말뼈를 따라서 있는 안쪽복사(내과)의 아래부위 조직은 두덩결합 영역이라고 불린다. 이 명칭에 대해서는 조금 설명이 필요하다. 발과 앉아있는 사람과의 사이에는 **하나의 닮은꼴**이 존재하지만, 모든 부분에 대해서 축척(줄인자)대로 **같은 형태**가 존재하는 것은 아니다.

이 때문에 원래는 흉곽 쪽이 골반보다 큰데도 반사구역에서는 골반 쪽이 흉곽보다 넓은 범위에 걸쳐있다. 왜냐하면 골반은 발목뼈(족근골) 전체에 해당되어 있기 때문이다. 이것과 비교하면 왜 우리들이 목말뼈의 안쪽부분 전체의 길이와 폭을 두덩결합 **영역**의 반사구역이라 부르는지를 이해할 수 있을 것이다. 더욱이 이 반사구역이 작은 골반기관에 관계되는 모든 증상의 치료에 매우 효과가 있다는 것을 우리들은 수십년동안에 걸쳐 관찰하여 왔다.

넙다리부분의 배쪽, 가쪽, 안쪽 및 등쪽의 근육은 정강넙다리관절오목(경퇴관절와)에서부터 대략 손바닥 하나만큼의 폭—시술자가 아니라 클라이언트의 손바닥—까지 위로 간 부근에서 발견할 수 있고 무릎의 반사구역에서 끝난다. 종아리뼈(비골) 뼈막을 따라간 길이는 엉덩정강인대(장경인대)의 길이에 상당한다.

무릎의 반사구역은 아래와 같이 나눌 수 있다.

안쪽의 무릎 영역은 정강뼈(경골)의 배쪽면(복측면)의 반사구역에 시술하고, 무릎의 가쪽(외측)영역은 종아리뼈(비골)의 배쪽 및 가쪽의 반사구역에 시술한다. 이 2개의 영역 사이에 무릎뼈(슬개골)가 있고 종아리(하퇴)의 등쪽(배측), 무릎의 반사구역의 높이에는 오금(슬와)의 반사구역이 있다.

발꿈치뼈의 가쪽 중앙 3분의 2에 있는 조직에는 **볼기근(둔근)**에 해당되어 있다. 약간 말단 쪽으로 치우치고 입방뼈(입방골), 제3쐐기뼈 및 발배뼈의 가쪽부분까지 도달하여 있는 부분은 **측면의 배근육(복근)**에 상당한다.

엉덩관절(고관절)의 모든 **반사구역**은 간접적으로만 가쪽복사(외과)의 부근에서 발견할 수 있다. 볼기부위(둔부)의 융기는 종아리뼈 및 목말뼈(거골)의 사이에 있는 뼈 접합부분의 곳에서 발의 발등 쪽에서부터 가장 용이하게 손이 도달한다. 가쪽복사에서부터 가장 가쪽으로 뻗어나간 곳은 **큰돌기(대전자)**에 해당되어 있다.

9-4-4 시술방법

9-4-4-1 콩팥, 요관 및 방광의 반사구역

콩팥의 반사구역은 시술자의 엄지손가락의 첫째 관절보다도 작은 경우가 많으므로 요관의 반사구역을 직선상으로 이동하여 거의 정

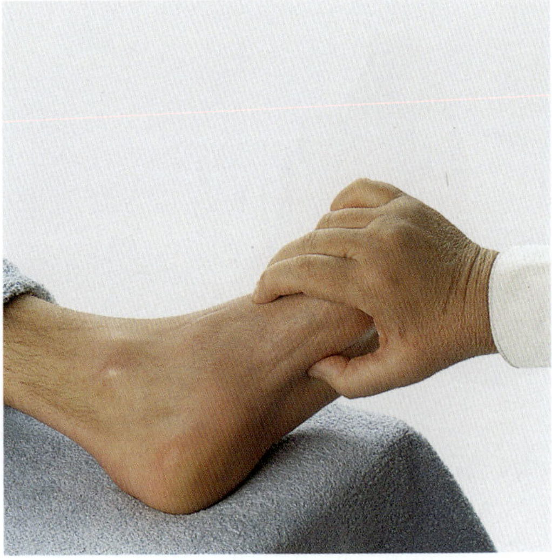

그림 **36** 콩팥의 구역

확한 시술을 시행하는 방법을 설명한다(그림 36).

요관의 반사구역은 보통 배뇨하는 방향으로 시술을 시행한다. 다만 요관 내를 이동하는 콩팥돌(신석, kidney stone)이 있는 경우는 처음에 방광에서부터 콩팥으로 반대의 방향으로 시술을 시행한다.

요관의 반사구역이 발바닥에서부터 안쪽으로 옮겨가는 부분에서는 엉치뼈(천골)의 반사구역의 바로 가까이를 따라가도록 진행한다. 거기서부터 약간 중앙으로 치우친 안쪽복사(내과)의 방향으로 **방광**의 반사구역이 있다는 것은 E. 잉함 여사가 반사요법을 시행하고 있던 1930년대부터 이미 생각되고 있었다. 이전에 일반적으로 사용되고 있던 이 "방광의 반사구역"(일부는 엉치뼈의 반사구역의 면) —정확히 말하면 작은 골반기관의 **신경지배**의 반사구역—에 방광도 해당되어 있으나, 오늘날에는 방광의 **기관**을 의미하지는 않는다는 것을 우리들은 인식할 수 있다. 두덩결합(치골결합)의 뒤쪽에 있는 방광의 반사구역은 다양한 임상에 의해서 시도된 결과로서 발견되었다. 어느 쪽의 부분도 각각 고유의 효과를 초래하고 중요한 의미를 갖고 있다. 시술은 서로 겹쳐 배열한 3~4본의 선 위에서 시행한다.

9-4-4-2 다리이음뼈(골반대) 및 다리(하지)에서부터 무릎까지의 반사구역

두덩결합의 반사구역에는 신중하게 자극을 주어야 한다. 그 이유는 놀랄 만큼 신속하게 과도한 반응이 야기되기 때문이다. 아마도 이 영역이 작은 골반기관에 속하고 있는데다가 파트너와의 관계 안에서 감정적인 스트레스에 의해서 기능적인 장애를 초래할 가능성이 있다는 것이 실제적인 이유라 할 수 있다. 이 반사구역은 작고 세로로 긴 면적을 갖고 있으며 약간 안쪽으로 댄 집게손가락의 바닥을 이용해서 1점씩 확실하게 가압을 시술할 수 있다.

나는 임신 중의 여성에서 두덩결합 이완에 고통을 받는 몇 명의 클라이언트에 대해서 임신기간 중에 반사요법의 시술을 계속한 일이 있다. 이 증상은 임신 7개월~8개월 무렵부터 시작되고 앉거나, 서거나, 걷거나 할 때에 심한 고통을 느낀다. 반사요법의 시술을 계속한 결과 참을 수 있을 정도로 통증을 억제할 수 있었다.

두덩결합 **영역**을 시술할 때, 발을 마사지 테이블의 중앙에 정확히 올려놓고 다른 손으로 발을 가쪽(외측)으로 회전시켜서 확고하게 유지한다.

시술자는 엄지손가락이 목말뼈(거골)를 따라서 거의 반원을 그리는 작업선 상에서 발의 말단에서부터 중앙을 향해서 자극을 가할 수 있도록 기준인 척주위치까지 몸을 굽힌다.

예컨대, 왼손을 사용해서 왼발을 가쪽으로 회전시킨 상태를 유지하고, 오른손의 엄지손

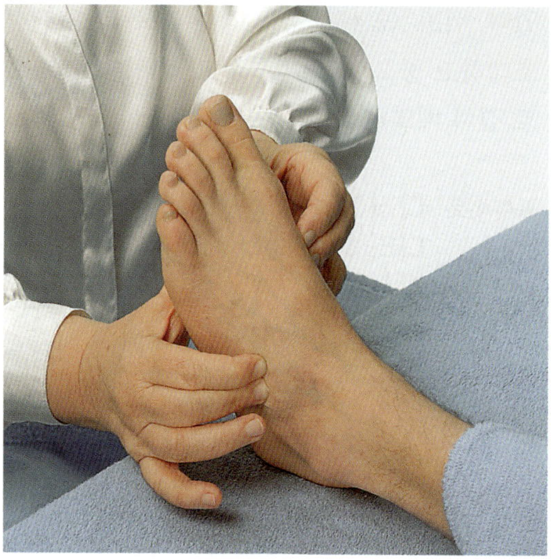

그림 **37** 배근육 옆면의 반사구역

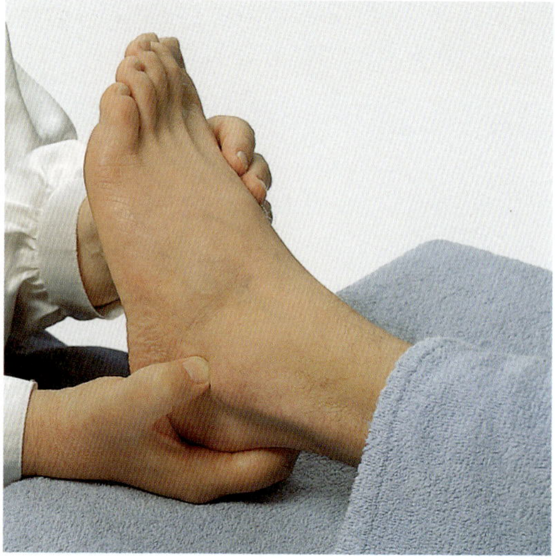

그림 **38** 허리의 반사구역

가락을 사용해서 목말뼈에서부터 아킬레스힘줄의 부근까지를 시술한다. 오른손으로 오른발을 지지하는 경우는 이 반대로 시행한다.

배 · 골반부위의 반사구역인 발꿈치를 엄지손가락으로 발바닥에서부터 상당히 강하게 시술할 수 있을 때는 발꿈치의 안쪽에 손가락의 바닥 또는 엄지손가락을 사용한 가벼운 가압을 선택해야 한다.

발의 가쪽모서리(외연)에서는 입방뼈에서부터 발꿈치뼈의 중앙 끝부분까지의 배근육의 옆면 및 볼기근(둔근) 옆면의 반사구역(그림 37)에는 1~2본의 손가락의 바닥으로 시술을 시행한다. 손바닥을 확실하게 위로 향할 수 있는 경우는 엄지손가락을 사용해서 시술할 수도 있다.

가쪽복사(외과) 부근에 있는 **엉덩관절(고관절)**의 반사구역(그림 38)은 앞쪽의 4분의 1에 대부분 언제나 엄지손가락을 사용하고, 아킬레스힘줄 쪽의 뒤 4분의 1에는 집게손가락을 사용하도록 권장하고 있다.

넙다리(대퇴)의 경우, 안쪽 또는 배쪽(복측)(그림 39)에는 엄지손가락을 사용하고, 가쪽 및 등쪽(배측)에는 다른 손가락의 바닥을 사용해서 가압을 시행한다. 엉덩정강근막띠(iliotibial tract)의 반사구역에 특별한 시술이 필요한 경우(넙다리 표면에 흉터가 있는 등의 경우)는 이 부분에 엄지손가락을 사용하는 편이 효과적이다. 이 때 손바닥을 충분히 위로 향하게 하여 발을 가볍게 안쪽으로 회전시킨다. 이 때 힘을 지나치게 가하지 않도록 주의하기 바란다!

무릎의 반사구역, 엄지손가락 또는 집게손가락을 사용해서 1점씩 가압을 시행한다. 무릎

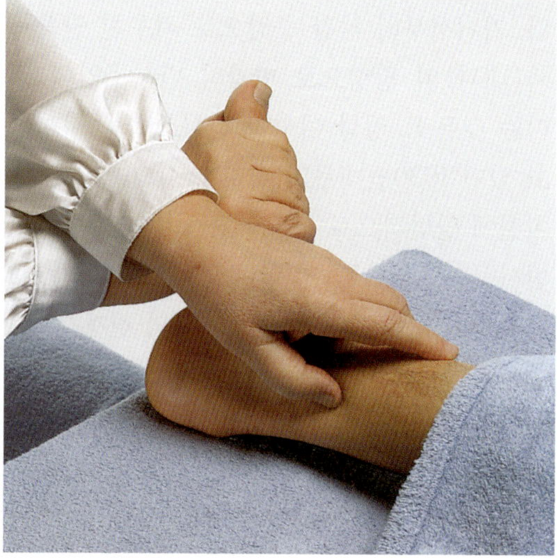

그림 **39** 넙다리부분의 반사구역

에 증상이 있는 경우는 반지름 약 1~2㎝의 범위에서 통증을 느끼는 일이 있다.

요로, 골반에서부터 무릎까지의 구역의 반사구역에 관한 치료의 힌트는 제16장 16-3의 "시술사례"를 참조하기 바란다.

9-5 내분비계의 반사구역

9-5-1 일반사항

내분비계 내에서 뇌하수체의 반사구역에 치료를 시술한 경험은 이제까지 가장 적었다고 할 수 있다. 나의 임상경험에서 뇌하수체종양이 있는 클라이언트에서 이 반사구역을 조사하였을 때에 치료적인 처치나 반대추리를 유도해낼 수 없었던 것은 불과 몇 번이었다.

기타의 내분비샘(내분비선)의 경우 반사구역을 찾아내는 것 및 치료를 시행하는 것은 본질적으로 용이하다. 내분비샘은 서로의 기능을 조정하고 있기 때문에 **한 종류**의 내분비샘에 기능장애가 있을 때는 다른 모든 내분비샘도 아울러서 시술해야 한다.

9-5-2 반사구역의 그림 (그림 40 및 41)

9-5-3 해부학적인 설명

뇌하수체는 양 발의 엄지발가락 첫째 관절의 부분, 발바닥의 안쪽에 있는 뼈막(골막)의 모서리에서 발견할 수 있다. 정확히 엄지발가락의 융기가 바닥으로 확산되어 있는 부분이다.

갑상샘의 경우는 발의 발등 쪽과 발바닥 쪽의 양쪽에 반사구역이 있다. 발등 쪽에서는 엄지발가락 둘째 관절의 중앙 3분의 1, 손가락 쪽의 대략 3분의 2 남짓에 상당한다. 발바닥에서는 좌우의 엄지발가락 둘째 관절 부근에 해당되어 있고 발등 쪽보다도 넓은 범위에 걸치고 있다. 발바닥의 반사구역은 원래의 위치에서도 갑상샘과 서로 마주보고 있는 제7목뼈(경추) 부근 전면에 확산되어 있다. 이 조직에 증상이 있거나 또는 결합조직이 혹 모양으로 되어 있는 경우, 이 부분은 세간에서 일반적으로 "호르몬 융기"라 불리고 있다.

가슴샘(흉선)도 마찬가지로 호르몬의 반사구역에 편입될 수 있을지 모르지만, 림프계(제9장 9-8)와의 상호관계의 부분에서 설명한다.

부신의 반사구역은 콩팥의 반사구역이 끝나는 말단에 있고, 일부는 제2발허리뼈와 제3발허리뼈의 바닥(기저)의 틈새에 도달하여 있다.

이자(췌장)의 반사구역에서는 이자머리(췌두)부위를 오른발의 제1발허리뼈(중족골) 바닥과 제1쐐기뼈(설상골) 사이에서 발견할 수 있다. 이자몸통(췌체)부위 및 이자꼬리(췌미)부위는 왼발의 제1, 제2, 제3발허리뼈 바닥과 제1, 제2, 제3쐐기뼈와의 사이에 있고 지라(비장)의 가쪽에서 끝나고 있다.

생식기관의 반사구역은 주로 안쪽의 중앙부분과 발꿈치뼈(종골)의 중앙 3분의 1과의 사이에서 발견할 수 있다. 여성의 경우, 이 부분은 **자궁**에 해당하고 중앙으로 향해서 질(vagina)로 이어지며 발꿈치뼈의 뒤쪽 모서리에서 골반바닥(이른바 회음부위)으로 이어진다.

입방뼈는 두덩부위(하복부) 및 골반의 반사구역으로서 원래의 배부위(복부)/골반의 비율보다 폭도 범위도 넓어져 있기 때문에 난소 및 난관의 반사구역은 발꿈치뼈의 가쪽 및 안쪽으로부터 시술할 수 있다.

난관 및 난소의 안쪽 부분에 대해서는 그림에 나타내어 있지 않다. 이 부분은 자궁의 반사구역과 부분적으로 같은 위치에 있고 목말

내분비샘

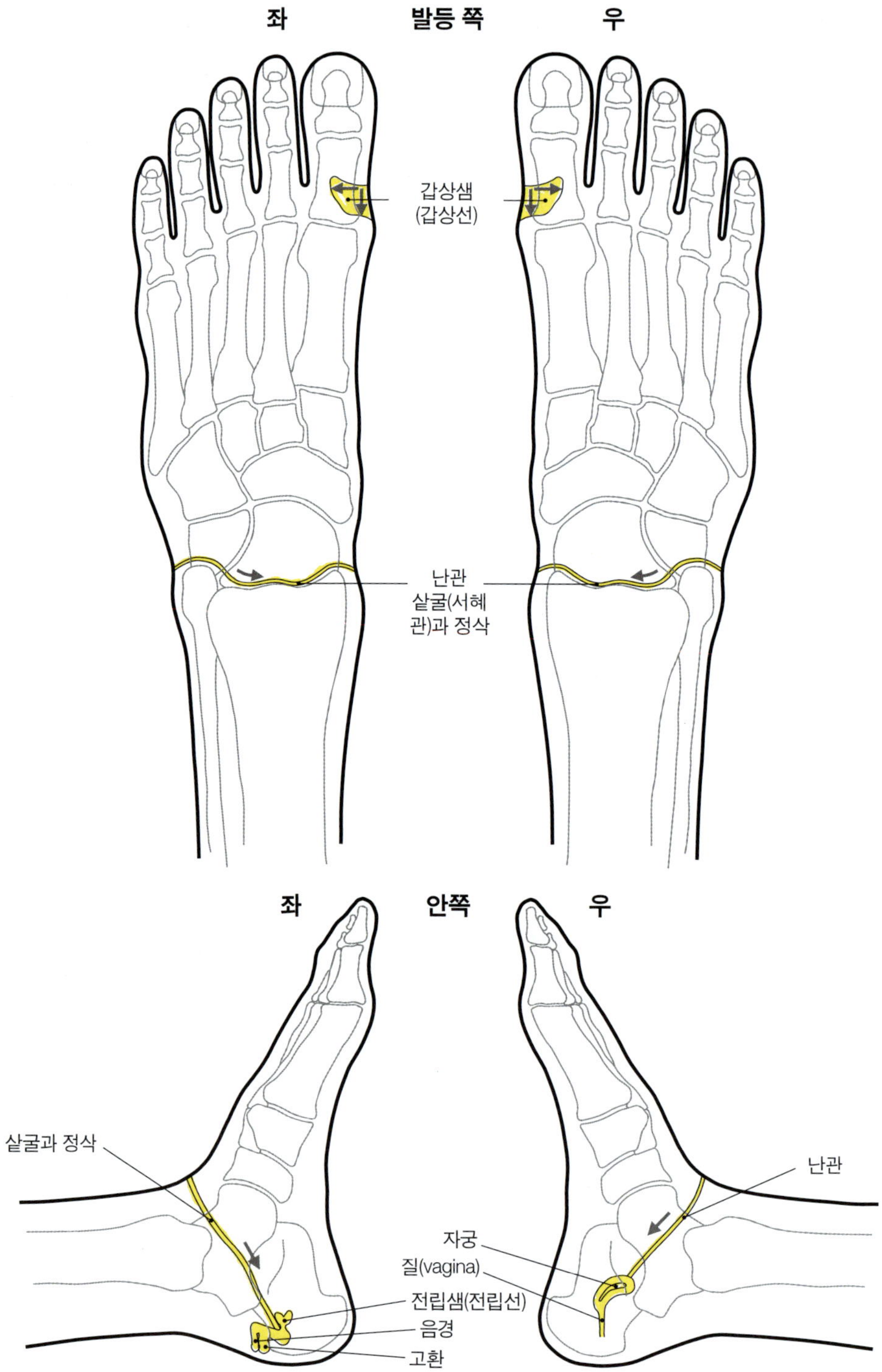
좌
발등 쪽
우
갑상샘
(갑상선)
난관
샅굴(서혜
관)과 정삭
좌
안쪽
우
샅굴과 정삭
난관
자궁
질(vagina)
전립샘(전립선)
음경
고환

그림 40

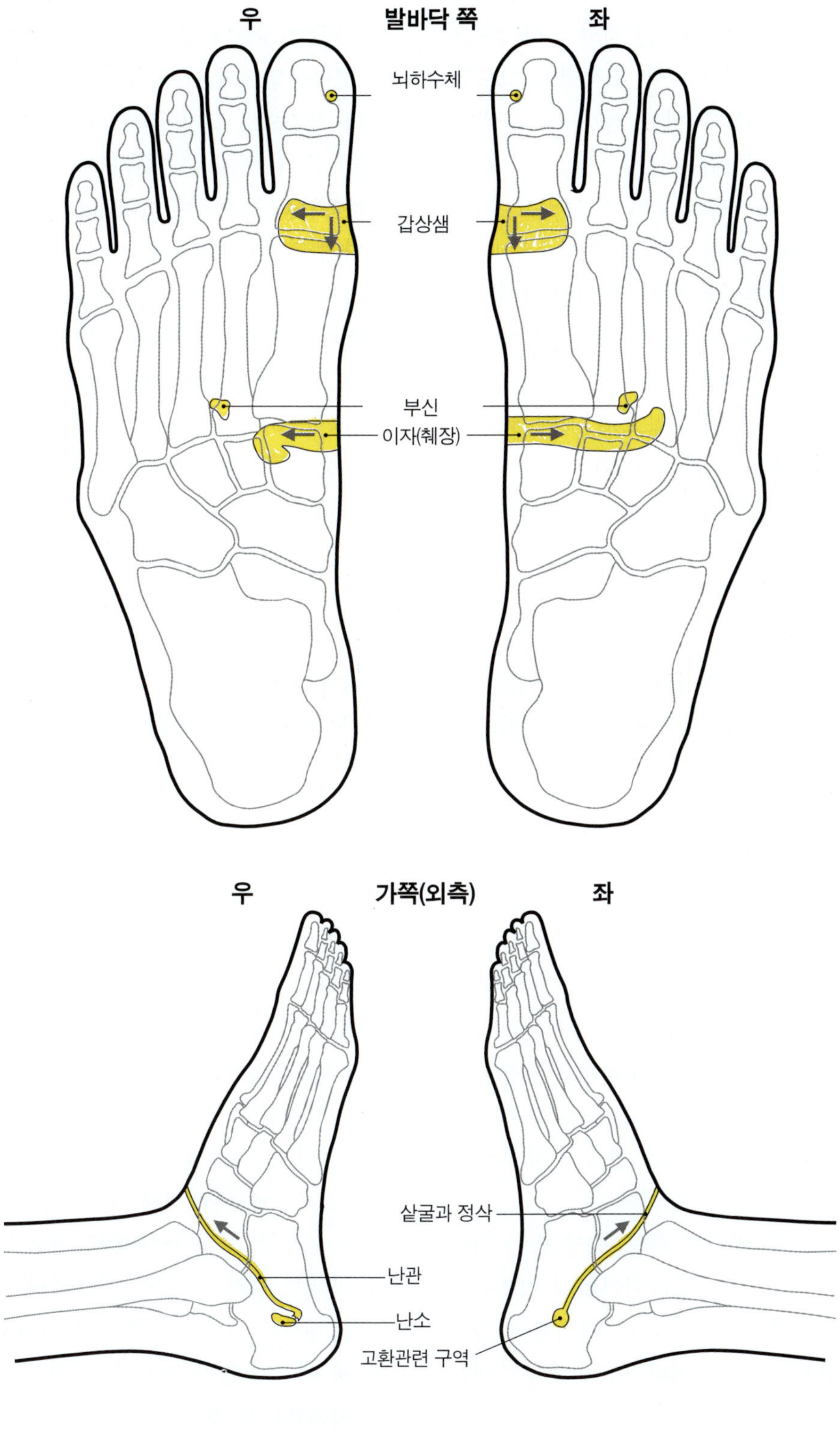

그림 41

뼈(거골)의 시발점 부근까지 이어져 있다. 가쪽에서부터 찾는 경우 난관의 반사구역은 가쪽복사(외과)의 하단과 발꿈치의 직사각형으로 된 둥근 모서리 사이에 대각선을 그으면 그 중앙에 발견할 수 있고 거기서부터 약간 발등 쪽으로 뻗어있다.

난관의 반사구역은 좌우의 발에 있고, 가쪽복사의 하부에서부터 시작하여 난소의 반사구역과 자궁의 반사구역을 연결하고 있다.

남성의 경우, 여성의 골반 내에 있는 자궁의 부근 즉, 발꿈치뼈의 상부 안쪽의 모서리에 **전립샘**의 반사구역이 있고, 이것에 **정소** 및 **음경**의 반사구역이 접속하여 있다.

일반적으로 남성의 생식기관의 반사구역은 여성의 반사구역과 같다고 인정되어 있다. **샅굴(서혜관)**은 한편에서는 안쪽에서부터 본 난관에 널리 대응하고 있고, 또 한편에서는 난소 및 난관의 가쪽의 위치와 유사하여 샅굴 및 정관의 반사구역도 가쪽에서부터 안쪽으로 향해서 찾아낼 수 있다.

9-5-4 시술방법

뇌하수체의 반사구역은 엄지손가락을 발꿈치를 향해 수직으로 세워서 반드시 발바닥으로부터(안쪽으로부터가 아니다) 1점씩 시술을 시행한다[머리뼈바닥 및 귀인두관(이관)의 반사구역과 유사하다]. 우리들은 내분비계의 중요한 부분으로서 호르몬장애 및 기능부전의 경우에 이 반사구역을 언제나 시술에 편성하고 있다.

다만 머리 및 머리뼈 외상, 종양 또는 머리에 수술을 받고 있는 클라이언트의 경우에는 물론 뇌하수체의 반사구역에 대해서 지그시 가압하기만을 시술하거나 이 반사구역에는 전혀 접촉하지 않도록 한다.

발의 발등 쪽에 있는 **갑상샘**의 반사구역은 집게손가락을 사용해서 안쪽에서부터 가쪽으로 시술을 시행한다. 발바닥에는 엄지손가락을 사용할 것을 권장한다. 갑상샘에 증상이 있는 클라이언트의 경우, 엄지발가락의 둘째 관절이 가쪽으로 크게 굽어있거나 제1발허리뼈(중족골)의 위치가 변화하는 이른바 **엄지발가락가쪽휨증**(무지외반증, hallux valgus)이 빈번하게 관찰되기 때문에 이 기관의 영역에 장애가 있을 때는 신중하게 시술을 한다. 엄지발가락의 둘째 관절을 움직이기 쉽게 하는 시술도 교정생리학(orthobionomy)에 의한 기술 등을 사용하여 가벼운 힘으로 시행한다.

부신은 콩팥과 구별하기 어려운 반사구역이다. 기능부전의 클라이언트(예컨대, 천식이나 류마티스, 알레르기체질)에 대해서 체력을 튼튼하게 할 목적으로 콩팥의 상단에 1점씩 가압을 시술한다.

이자(췌장)는 오른발에 있는 이자머리(췌두)부위를 안쪽에서부터 가쪽으로 향해서 시술하고 왼발에 있는 이자몸통(췌체)부위 및 이자꼬리(췌미)부위도 마찬가지로 안쪽에서부터 가쪽을 향해서 리프랑관절선의 부분에서 제4발허리뼈의 바닥(기저)까지 시술한다. 당뇨병 환자의 경우는 시술 중에 혈당수준을 충분히 감시하는 것이 필요하다(치료에 관한 상세한 주의사항은 제16장 16-4-3을 참조).

생식기의 영역은 안쪽 및 가쪽으로 향해서 1점씩 시술한다. 집게손가락을 사용하거나, 엄지손가락을 가볍게 움직이면서 시행한다(그림 42). 샅굴부위(서혜부)의 림프의 반사구역과 유사한 시술방법(제9장 9-8-4를 참조)에 의해서 엄지손가락을 사용해서 가쪽에 있는 생식기와 안쪽에 있는 생식기와의 접속부분 즉 여성의 경우는 난관, 남성의 경우는 **샅굴(서혜관)** 및 **정관**(그림 43)의 반사구역에 시술한다.

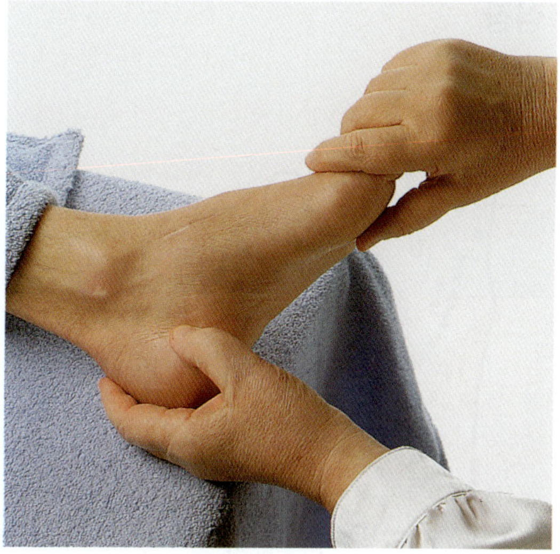

그림 42 골반의 구역(바닥)

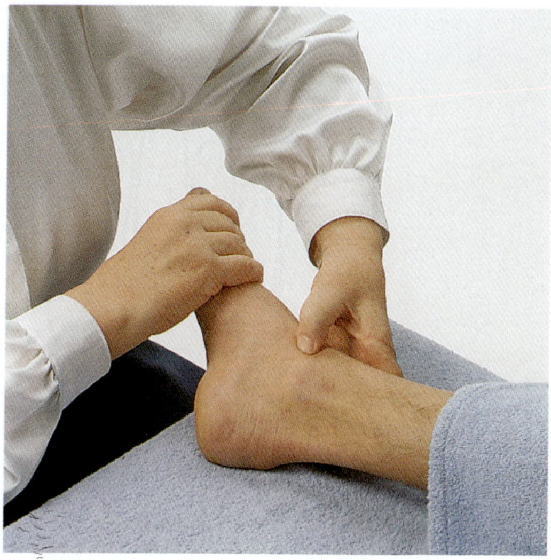

그림 43 난관 또는 샅굴(서혜관)구역의 시술

이 시술에서도 지지하고 있는 쪽의 손으로 시술을 시행하는 손의 엄지손가락이 목말뼈(거골)의 발등 쪽 2분의 1에 올 때까지 발을 천천히 가쪽으로 움직인다. 이것에 의해서 가쪽에 있는 생식기와 안쪽에 있는 생식기의 반사구역의 접속부분을 확실히 시술할 수 있다. 여성에서도 남성에서도 많은 사람이 안쪽에 있는 반사구역에 대해서 보다 통증을 느끼는 일이 인지되고 있다.

전립샘 및 **정소**를 포함하는 **음낭**의 반사구역은 위치적으로 인접해서 배열하여 있다. 반사구역은 집게손가락 또는 엄지손가락을 사용해서 시술을 한다. 전립샘의 반사구역은 방광의 중앙에 가까운 모서리에 있고 정소의 반사구역은 발꿈치뼈의 상부 안쪽의 모서리 부근에 있다.

여성에서도 남성에서도 많은 경우, 발에 있는 생식기의 반사구역은 만성 또는 급성의 병이 아니더라도 접촉되는 것에 매우 민감하다. 내분비계의 기능은 자율신경과 정서(emotion)의 양쪽에 관계가 있기 때문에 파트너와의 관계나 정신적 외상에 관한 옛날의 문제나 어려움도 이 반사구역에서는 분명하게 나타난다.

직장자궁오목(Douglas pouch)(직장과 생식기관 사이에 이는 복막주름)에는 자주 작은 골반기관 및 소화기관으로부터의 독소나 유해물질이 머무른다. 위에서 언급한 이유로부터 작은 골반기관은 일반적으로 민감하다는 것도 아울러서 고려하여 신중하게 시술을 시행하는 것이 필요하다.

내분비계 구역의 반사구역에 관한 치료의 힌트는 제16장 16-4의 "시술사례"를 참조하기 바란다.

9-6 호흡기 및 심장의 반사구역

9-6-1 일반사항

호흡기의 반사구역은 코인두(nasopharynx)의 반사구역에 해당하는 좌우의 엄지발가락의 발등 쪽에서부터 시작하여 심장 및 명치부위(상복부)기관의 반사구역이 있는 제5발허리뼈까지의 발허리부위(중족부) 전체에 확산되어 있다.

호흡기와 심장

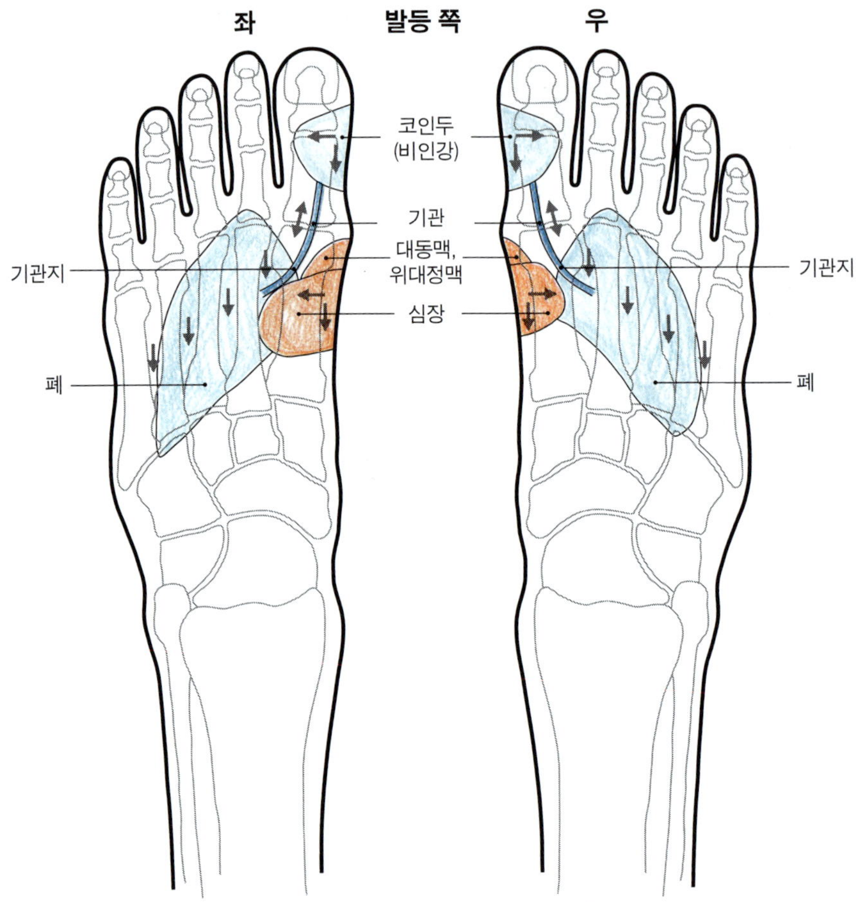

그림 44

심장 및 폐는 2개의 가장 명확하고 지각할 수 있는 리듬인 심박동과 호흡수를 만들어낸다. 이 두 가지는 작은 순환에 의해서 서로 결부되어 있다.

큰 가로막근육은 제3의 "기관"으로서 이 기능계의 동료가 되어 운동 다이내믹에 의해서 흉곽기관과 배부위(복부)기관과의 사이에 활발하고 중요한 관계를 만들어낸다.

가로막은 그 가동성 또는 한정된 가동성에서 인간의 자율신경 및 감정의 상태에 대해서 항상 무언가를 호소하고 있다.

9-6-2 반사구역의 그림 (그림 44 및 45)

9-6-3 해부학적인 설명

9-6-3-1 기도기관의 반사구역

코인두(비인강)는 좌우의 엄지발가락의 발등 쪽에 있어 넓은 부분을 차지하고 있다. 좌우의 엄지발가락의 발톱 안쪽에 있는 이마굴(전두동)의 반사구역에서부터 시작하여 코만이 아니라 뒤콧구멍(후비공)(코인두에의 구멍) 및 위턱굴(상악동)까지 확산되어 있다. 반사구역의 일부는 입안(구강)의 반사구역과 중복되어 있다.

기관(trachea)은 직선적인 접속부위이고 긴 엄지폄근(장무지신근)의 힘줄(건)의 가까이

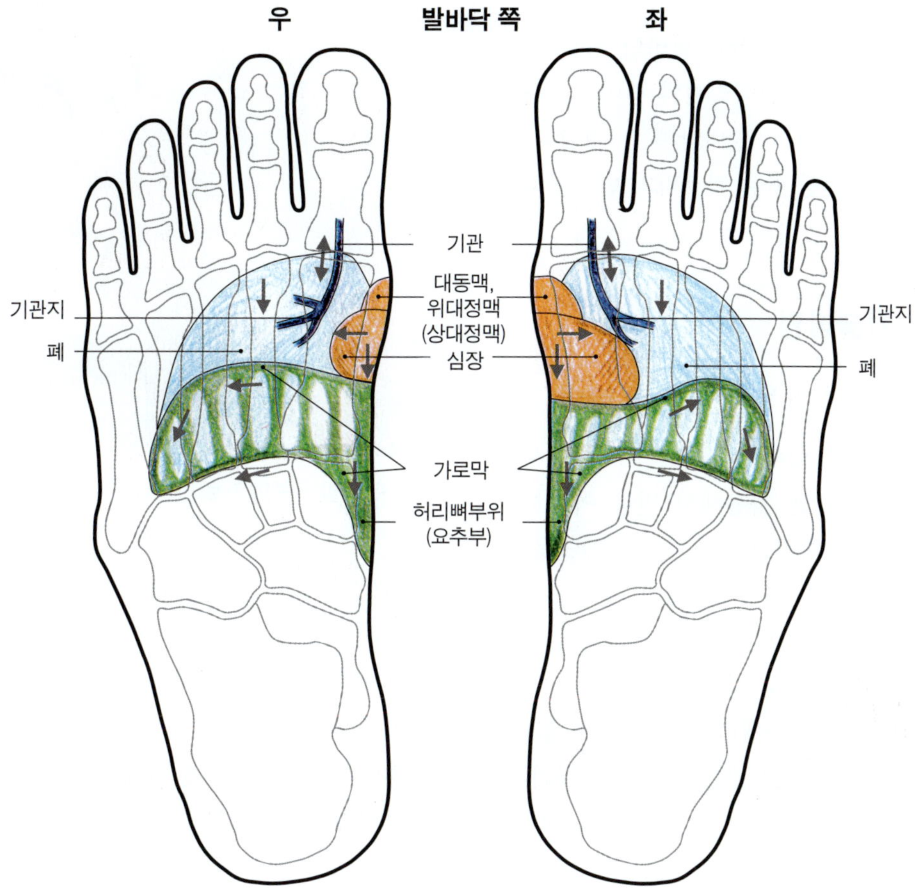

그림 45

에서 모세기관지에로 이어져 있다. 기관, **모세기관지** 및 폐는 발의 발등 쪽만이 아니라 발바닥까지 도달하여 있다. 폐의 배쪽(복측)부분의 갈비뼈(늑골)와의 경계는 발의 발등 쪽에 있다. 발바닥의 경우 폐의 반사구역은 발허리부위(중족부) 전체를 지나서 위팔(상완)의 반사구역까지 확산되어 있다.

리스프랑관절선까지의 가로아치 아래부위 중앙의 모서리, 및 안쪽의 허리뼈(요추)에로 이어지는 부문에 **가로막**의 큰 근육이 있다.

신체 중에서 겹치도록 배열되어 있는 기관은 반사구역에서도 마찬가지로 겹쳐서 나타나기 때문에 발허리(중족)의 주된 범위에는 이 밖의 기관 예컨대 간(간장), 지라(비장), 위 등도 동시에 해당되어 있다. 상세한 것은 다음의 단원에서 설명한다.

9-6-3-2 심장의 반사구역

심장의 반사구역도 좌우의 제1발허리뼈에서 발의 발등 쪽만이 아니라 바닥 쪽의 끝부분으로부터 발견할 수 있다. 흉관 내의 심장은 왼쪽이 큰 것처럼 반사구역도 좌로 향해서 제2발허리뼈의 모서리까지 넓어져 있다.

발등 쪽에 있는 심장의 반사구역은 거기서부터 엄지발가락의 둘째 관절의 틈새까지 똑바로 진행하여 심장 본체, **동맥** 및 **위대정맥**

(상대정맥)으로 구성되는 굵은 공급용의 혈관에 해당되어 있다.

심장의 반사구역은 발의 발바닥 쪽도 발등 쪽도 좌우 모두 제1발허리뼈의 길이의 2분의 1 부분에서 끝나있고, 발바닥 쪽은 확실히 확인할 수 있다. 발등 쪽은 가로막의 반사구역에서 끝난다.

9-6-4 시술방법

9-6-4-1 호흡기의 반사구역

발의 엄지발가락에 있는 코인두의 반사구역은 집게손가락을 사용해서 발등 쪽에서부터 세로 및 가로아치를 따라가도록 시술을 시행한다.

보통 기관 및 모세기관지의 영역에서는 말단에서부터 중앙으로 향해서 시술을 시행하지만, 기도로부터 가래(담)를 내뱉게 할(기침을 하게 할) 필요가 있을 때에는 보통과 반대로 코인두를 향해서 시술할 수 있다. 신체의 제1 세로구역은 해부학적인 조건으로부터 발에서는 특히 넓어져 있다(발의 골격에서의 첫째 세로의 선은 엄지발가락 및 제1발허리뼈를 포함하고 다른 4본과 비교하면 가장 광범위에 걸쳐 있다). 이 때문에 기도 및 기관에 질병이 있는 경우는 신체의 제1 세로구역의 가쪽에 있는 경계선까지 넓혀서 기도 및 기관의 반사구역을 조사할 것을 권장한다. 이것에 의해서 시술 때에 중점을 두는 반사구역을 클라이언트마다에서 발견할 수 있다.

이러한 것은 식도의 방사구역에도 적용된다. 식도의 반사구역은 해부학적으로 보아 구간의 일부가 기도 및 기관의 위치와 동일하기 때문이다.

폐의 반사구역은 흉곽의 반사구역과 마찬가지로 발의 발등 쪽에는 집게손가락을 사용

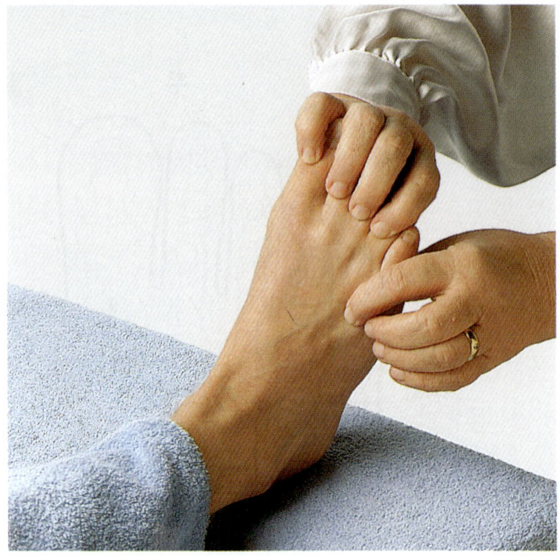

그림 **46** 발등 쪽의 가로막과 폐의 구역

하고(그림 46) 발바닥에는 엄지손가락을 사용해서 시술을 한다.

발의 힘을 뺀 상태에서 가쪽(외측)으로 회전시킨 위치라면 **가로막(가로막)**을 상하로 배열하여 있는 가로아치 아래 부분에서부터 리스프랑관절선까지의 선 위에서 안쪽에서부터 가쪽으로 향해서 확실하게 시술할 수 있다. 중증의 호흡장애가 있는 클라이언트의 경우는 손의 엄지손가락을 수직으로 세워 가로막 윗부분의 경계에 상당하는 가로아치의 중앙 끝을 발꿈치를 향해서 골격에 도달할 때까지 깊이 미는 방법이 적합하다. 이것에 의해서 많은 경우 자연히 호흡이 안정되어 깊어진다. **가로막다리**는 가로막의 국부적인 시작으로서 제3 및 제4허리뼈(요추)의 높이 부근까지는 허리뼈의 앞쪽에 있고 허리뼈의 반사구역에서부터 발바닥을 향해서 시술할 수 있다.

9-6-4-2 심장의 반사구역

심장에 대해서도 복장뼈(흉골)와 같은 시술방법을 권장한다. 발의 발등 쪽에는 집게손가락을 사용하여 세로 또는 가로아치를 따라

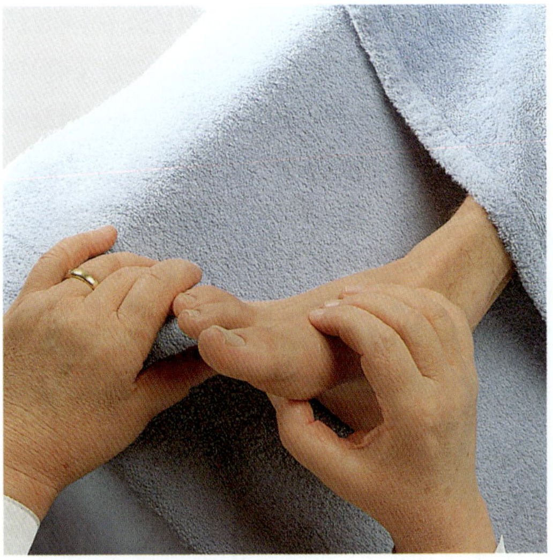

그림 47 발바닥 쪽의 심장 구역

서 시술을 시행하고 발바닥은 엄지손가락을 사용해서 시술한다. 발바닥에 있는 심장의 반사구역에는 수송혈관인 대동맥 및 대정맥 중 심장에 가까운 부분도 포함되어 있고, 이 부분을 시술할 때는 엄지발가락의 둘째 관절(목부위)이 아니라, 해부학적으로 정확한 위치인 엄지발가락의 둘째 관절의 틈새부터 시술을 시행하도록 특히 주의해야 한다(그림 47).

호흡기관 및 심장의 구역의 반사구역에 관한 치료의 힌트는 제16장 16-5의 "시술사례"를 참조하기 바란다.

9-7 소화관의 반사구역

9-7-1 일반사항

소화기계의 반사구역에는 다수의 구역의 반사구역이 있기 때문에 음식물 섭취, 음식물 소화 및 음식물 배출이라는 생리학상의 과정에서 설명한다. 다만 간(간장) 및 쓸개주머니(담낭)는 예외로 하여 위창자길(위장관)의 단원의 마지막에서 설명을 보충하고 있다. 소화기관의 반사구역을 시술하는 경우 소화의 과정은 생리학상의 관점에만 한정되는 것이 아니라 **정신적** 및 **감정적**인 면에서부터의 스트레스를 "소화하기" 위한 능력으로 제한된다는 생각을 언제나 갖고 있어야 한다. 더욱이 뇌와 창자(장) 사이에는 형태의 유사점이 있고 이 관계가 치료에 도움이 된다는 것을 보여주고 있다.

9-7-2 반사구역의 그림 (그림 48 및 49)

9-7-3 해부학적인 설명

코인두부위 및 **입안(구강)**은 부분적으로 교차하여 있기 때문에 이미 세 번째의 설명이 되는 발의 엄지발가락 발등 쪽이 구역의 반사구역의 시작점으로서 이번에도 중심이 된다.

식도는 좌우 모두 같은 위치에 있고 기관(trachea)과 함께 모세기관이 시작되는 부분까지 진행하고, 왼발의 경우는 거기서부터 발바닥 제1발허리뼈의 아래 3분의 1까지 이어져 있다. 가로아치에 있는 가로막의 윗부분 경계의 높이 부근에서 **들문(분문)**(위의 입구)의 조임근(괄약근)을 지나고 소화관의 반사구역의 제1구역은 끝난다.

위의 반사구역은 왼발의 제1, 제2 및 제3발허리뼈의 아래부위 3분의 1에서부터 제1, 제2 및 제3쐐기뼈(설상골)까지 넓어져 있고, 오른발에서는 제1발허리뼈의 바닥(기저) 부근에서부터 제1쐐기뼈까지 이어져 있다. 실제의 위(stomach)의 크기, 길이 및 용량에도 따르지만, 왼쪽의 위의 반사구역은 제2발허리뼈 및 제2쐐기뼈에 의해서 이미 가쪽을 제한받고 있다.

오른발의 제1발허리뼈와 제2발허리뼈의 바닥(기저) 사이에 **날문(유문)**(위의 출구)의 조임근의 반사구역이 되는 작은창자(소장)로 옮겨가는 부위가 있다.

소화관

좌 발등 쪽 우

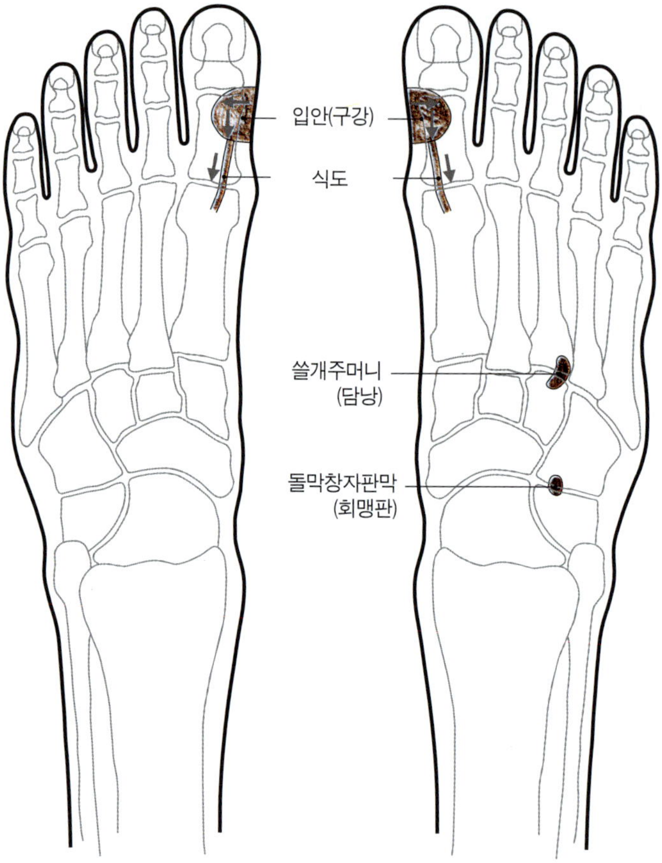

좌 안쪽 우

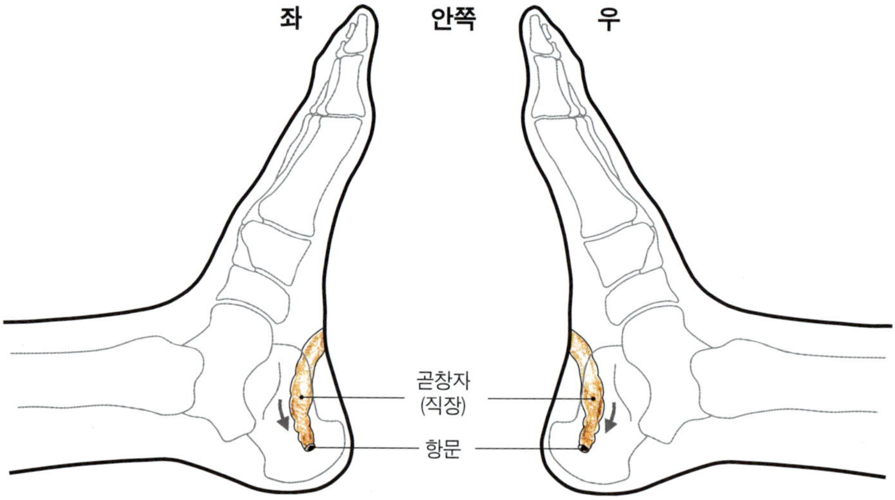

그림 **48**

소화관

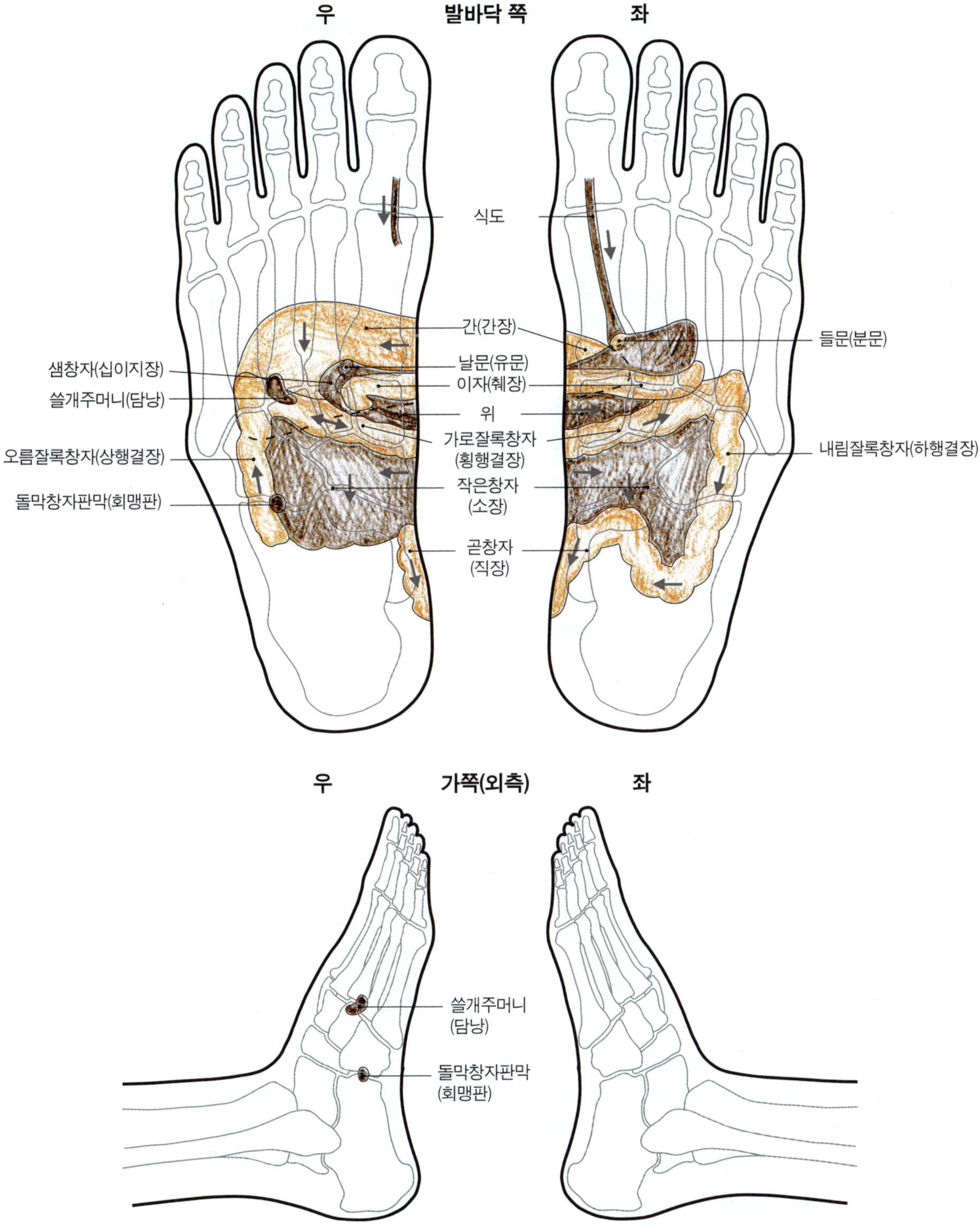

우
발바닥 쪽
좌
식도
간(간장)
들문(분문)
샘창자(십이지장)
날문(유문)
이자(췌장)
쓸개주머니(담낭)
위
가로잘록창자
(횡행결장)
오름잘록창자(상행결장)
내림잘록창자(하행결장)
작은창자
(소장)
돌막창자판막(회맹판)
곧창자
(직장)
우
가쪽(외측)
좌
쓸개주머니
(담낭)
돌막창자판막
(회맹판)

그림 49

거기서부터 넓은 **작은창자**의 영역은 양 발의 제1에서부터 제3쐐기뼈, 그리고 발배뼈(주상골) 및 입방뼈(입방골)의 일부에서부터 발꿈치뼈(종골)의 중앙부분까지를 지나 샘창자(십이지장), 빈창자(공장) 및 돌창자(회장)의 3개의 구간으로 넓어져 있다. 시술 때, 이 3개의 구간을 따로따로 나눌 수는 없다.

돌창자(작은창자의 마지막 부분)에서부터 막창자(맹장)(대장의 최초의 부분)로 옮겨가는 부위만은 오른발에서 **돌막창자판막(회맹판)**으로서 분명히 인식할 수 있다. 옮겨가는 부위는 입방뼈와 발꿈치뼈와의 사이에 있는 작은 점이고, 발의 가쪽 3분의 1에의 옮겨가는 부위 부근에 있다. 이 반사구역에는 발바닥의 정확히 반대쪽에 해당하는 발등 쪽에서부터도 충분히 도달한다.

샘창자의 반사구역은 이자머리(췌두)부위를 에워싸는 것처럼 만곡하여 있고, 제1쐐기뼈와 제2쐐기뼈와의 사이, 리스프랑관절선의 가까이에 있다. 반사구역에는 원형으로 구분된 곳이 있고 **오디조임근**(Oddi's sphincter) 및 **화터유두**(papilla of Vater)의 반사구역에 상당한다. 간장애 또는 이자(췌장) 및 쓸개주머니로부터의 분비액장애가 있는 클라이언트의 경우는 특히 확실히 알 수 있다.

오른발의 가쪽 3분의 1의 부분, 발꿈치뼈의 발바닥 쪽에서부터 **오름잘록창자**의 반사구역이 시작되고, 간(간장) 굽힘이 되는 제4발허리뼈의 바닥에서 발바닥을 가로지르는 가로잘록창자의 반사구역으로 옮겨간다. **가로잘록창자**는 약간 중앙으로 향해서 끊기고, 오른발도 왼발과 마찬가지로 3개의 쐐기뼈 부분을 차지하고 제4발허리뼈의 중앙 3분의 1에 있는 지라(비장) 굽힘의 반사구역까지 넓어져 있다.

거기서부터 내림잘록창자의 반사구역이 왼발 발바닥의 가쪽 3분의 1을 진행하면서 발꿈치뼈로 이어지고, **구불잘록창자(S상결장)**에로 연결된다. **곧창자(직장)**는 신체의 중앙에 있는 기관이기 때문에 역시 양 발의 엉치뼈(천골)의 바로 앞에서 발견할 수 있다. 이 부분에는 발꿈치뼈의 안쪽 아래 부분에 있는 소화관 마지막의 조임근인 **항문**이 접속하여 있다.

오른발의 발허리뼈의 중앙을 가장 넓게 차지하고 있는 것은 **간(간장)**의 반사구역이다. 반사구역의 아래 끝, 제3발허리뼈의 바닥부근에 — 그리고 가쪽으로 넓어져 있는 경우도 있다 — **쓸개주머니**의 반사구역이 있다. 돌막창자판막(회맹판)과 마찬가지로 쓸개주머니도 발바닥에 있는 반사구역의 바로 위 즉, 발의 발등 쪽에서부터 시술할 수 있다. 간(간장)의 반사구역의 왼쪽 부분은 왼발에 있는 위(stomach)의 반사구역과 부분적으로 같은 것이다.

이자(췌장)는 부분적으로는 소화관에 속하고 있으나 구역의 반사구역 제9장 9-5 "내분비계"에서 이미 상세하게 설명하였다.

9-7-4 시술방법

입안(구강)은 엄지발가락의 두 번째 관절의 끝에서부터 2분의 1에 있고 집게손가락을 사용해서 발등 쪽에서부터 시술을 한다. 발등 쪽에 있는 식도의 시작점도 마찬가지로 시술한다. 발바닥으로 이어지는 식도의 반사구역에는 엄지손가락이 적합하다.

위 및 **작은창자(소장)**(그림 50)도 양 발을 가쪽으로 회전시키면 가로방향으로 배열되어 있는 반사구역을 안쪽에서부터 가쪽으로 향해서 시술할 때에 가장 용이하게 할 수 있다.

큰창자(대장)(오름잘록창자, 가로잘록창자 및 내림잘록창자)에서부터 구불잘록창자까지는 죽 모양으로 된 음식물이 운반되는 방

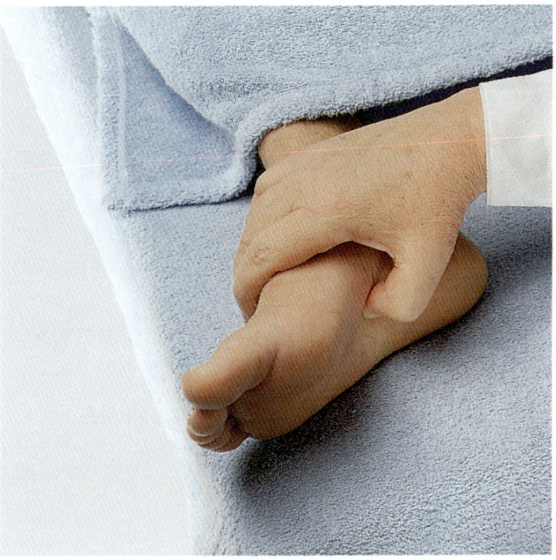

그림 50 창자(장)의 반사구역

향으로 시술을 시행한다. 다만 오른발에 있는 가로잘록창자만은 이것과는 반대의 방향, 즉 안쪽에서부터 가쪽으로 향해서 시술할 수도 있다. 큰창자의 이 부분에서는 연동운동이 아직도 양방향으로 이루어지고 있기 때문이다.

큰창자의 마지막 부분, **곧창자(직장)**의 용적이 이완된 상태로 되어있고 이것에 의해서 배변장애가 있는 클라이언트의 경우에는 배변을 촉진하는 자극제가 되도록 이 반사구역을 음식물 배출과는 반대의 방향으로 시술할 수 있다.

들문(분문), 날문(유문), 돌막창자판막(회맹판) 및 쓸개주머니의 반사구역은 발바닥에는 엄지손가락으로, 발등 쪽에는 집게손가락으로 1점씩 가압을 시술한다. 발꿈치뼈 안쪽의 뒷부분 끝에 있는 항문의 반사구역은 엄지손가락을 사용해도 집게손가락을 사용해도 시술할 수 있다.

간(간장)의 반사구역에서는 양발 모두 말단에서부터 중앙으로 향해서 시술하는 방법과 아울러서 안쪽으로부터 가쪽으로 향해서 시술하는 방법을 권장한다. 경험에 따르면, 발바닥 및 발등에 있는 간(간장)의 하단 및 가쪽의 끝에 해당된 반사구역이 가장 많은 장애를 받고 있다(큰창자의 간 굽힘과 동일하다).

소화기관의 구역의 반사구역에 관한 치료의 힌트는 제16장 16-6의 "시술사례"를 참조하기 바란다.

9-8 림프계, 태양신경얼기의 반사구역

9-8-1 일반사항

림프계의 반사구역에서는 림프절 및 림프기관을 포함하는 가장 중요한 경로에 대해서 설명한다. 다만 림프계는 혈관과 마찬가지로 광범위하게 가지가 갈려있기 때문에 시술을 시행하는 모든 곳이 혈관만이 아니라 림프계도 한결같이 관계하고 있다는 것을 고려해야 한다. 당연히 림프계는 정맥계나 동맥계와 같이 폐쇄된 경로를 순환하는 것이 아니라 말초조직층의 세포와 세포와의 사이에 있는 유기체(모세혈관의 벽을 통과한 혈액)에서부터 시작한다.

태양신경얼기라는 명칭으로 알려진 복강신경얼기의 반사구역도 별개의 계통으로서 설명할 수 있을지도 모른다. 이 단원에서 림프계의 반사구역에 해당하는 것은 한편에서는 가능한 한 분명한 표현의 문제이고, 다른 한편에서는 자율신경계와 림프계가 기능적으로 일체를 이루는 것을 의미한다.

9-8-2 반사구역의 그림 (그림 51 및 52)

9-8-3 해부학적인 설명

9-8-3-1 림프계

발의 엄지발가락 발등 쪽 중앙에 있는 코인

림프계

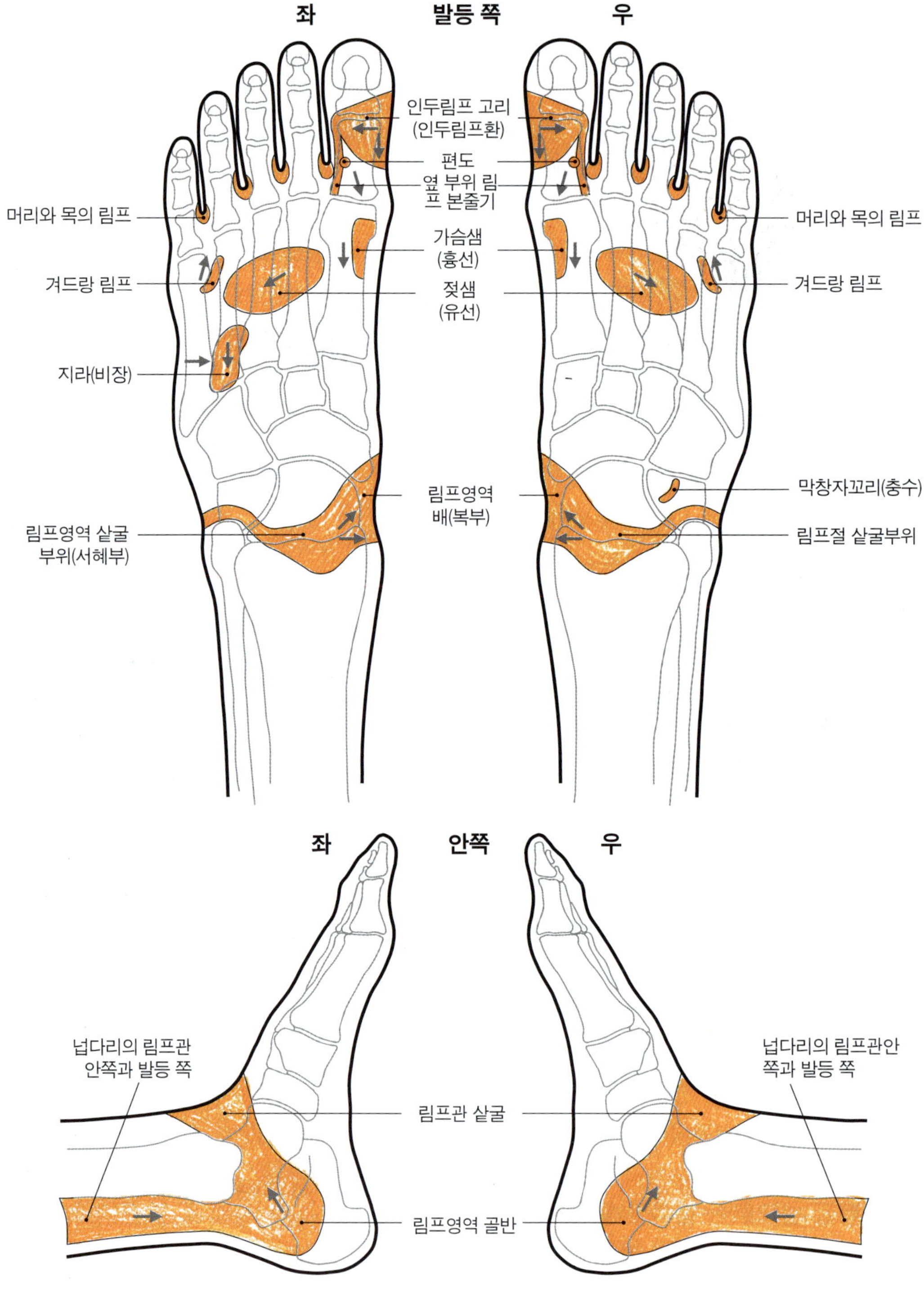

좌
발등 쪽
우
인두림프 고리
(인두림프환)
편도
옆 부위 림
프 본줄기
머리와 목의 림프
머리와 목의 림프
가슴샘
(흉선)
겨드랑 림프
겨드랑 림프
젖샘
(유선)
지라(비장)
림프영역
배(복부)
막창자꼬리(충수)
림프영역 샅굴
부위(서혜부)
림프절 샅굴부위
좌
안쪽
우
넙다리의 림프관
안쪽과 발등 쪽
넙다리의 림프관안
쪽과 발등 쪽
림프관 샅굴
림프영역 골반

그림 51

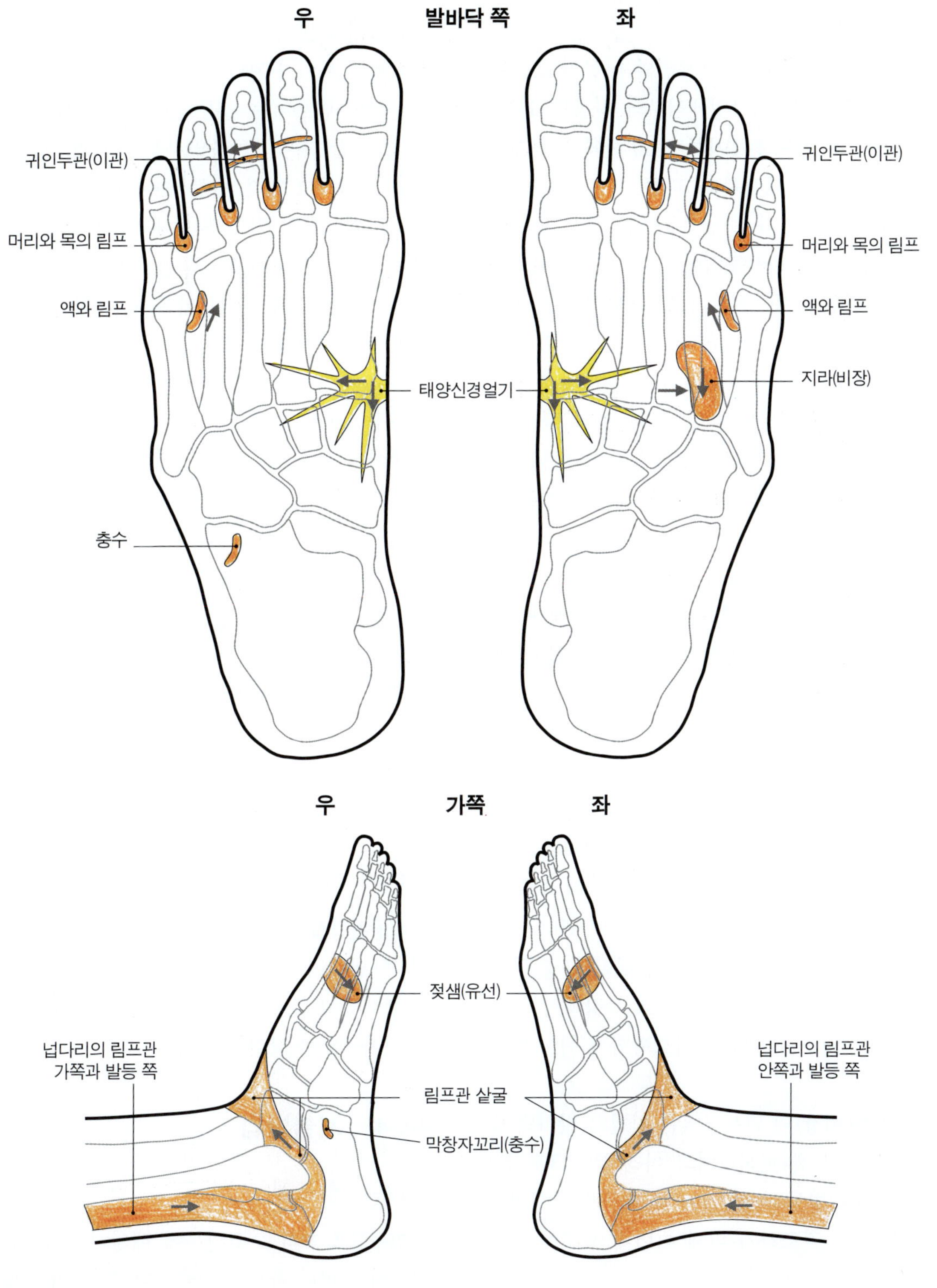
우
발바닥 쪽
좌
귀인두관(이관)
머리와 목의 림프
액와 림프
태양신경얼기
지라(비장)
충수
우
가쪽
좌
젖샘(유선)
넙다리의 림프관
가쪽과 발등 쪽
넙다리의 림프관
안쪽과 발등 쪽
림프관 샅굴
막창자꼬리(충수)

그림 52

두의 영역에는 특히 주위로부터 림프관 및 림프기관이 공급되어 있고, **인두림프 고리**를 포함하고 있다.

발에 대응하고 있는 부위와 마찬가지로 원래의 위치에는 목구멍에서부터 빗장뼈(쇄골)까지의 **목 림프 본줄기**가 있고 한쪽은 꼭지돌기(유양돌기)에서부터, 다른 쪽은 턱관절에서부터 뻗어있다. 중앙부분에는 편도(tonsil)에 상당하는 반사구역이 있고 엄지발가락의 둘째 관절 발등 쪽을 가로로 2등분하는 상상상의 선의 가쪽에서 분명히 지각할 수 있다.

머리부위 및 목 부위의 림프계는 발가락 사이부분에도 해당되어 있다. 옆 부위 림프 끈(측부 림프삭)의 반사구역이 오늘날처럼 알려져 정확히 시술할 수 있게 되기 이전은 습관으로서 이 부분에 시술을 시행한 것이다.

귀인두관(eustachian tube)(그림 52)은 오른발 및 왼발의 둘째, 셋째 및 넷째 발가락의 둘째 관절과 셋째 관절과의 틈새에 있고, 발바닥에서부터 도달한다.

가슴샘(흉선)의 반사구역은 복장뼈(흉골)의 반사구역과 구별할 수 없는데다가 크기 및 위치가 사람에 따라 매우 다르다.

오른발 및 왼발의 발등 쪽 및 발바닥의 어깨관절의 바로 가까이, 제5발허리뼈 안쪽의 융기에는 **겨드랑 림프계**가 해당되어 있다.

젖샘(유선)의 반사구역은 발허리뼈(중족골)의 발등 쪽 중앙부분에 있고 복장뼈의 가쪽모서리(외연)에서부터 겨드랑까지 이어져 있다.

지라(비장)의 반사구역은 왼발의 발바닥 및 발등 쪽의 제4발허리뼈의 아래 부분 3분의 1에 있다. 발등 쪽에 있는 반사구역은 지라의 중요성을 강조하기 위해 이번에 새로이 그림에 도입하였다.

오른발에서는 **막창자꼬리(충수)〔이른바 막창자(맹장)〕**의 반사구역을 손으로 더듬어 찾을 수 있다. 위치는 돌막창자판막(회맹판)과 마찬가지로 발바닥 및 발등 쪽의 입방뼈와 발꿈치뼈의 사이가 된다.

골반의 림프계는 발꿈치뼈의 안쪽 및 가쪽에 있는 반사구역 중 중앙부분의 거의 전체영역을 차지하고 있다. 발등 쪽에서는 가쪽복사(외과)에서부터 안쪽복사(내과)에의 접속부분이 샅굴부위(서혜부)의 림프계에 해당되어 있다. 이 림프계는 폭이 넓은 띠와 같이 거골관절을 따라서 이어져 있고 안쪽을 향해서 배(복부) 아래부위 및 넙다리(대퇴)의 림프의 반사구역으로 넓어져 있다.

종아리(하퇴)의 말단 전체영역은 **넙다리**의 림프계의 반사구역이 차지하고 있어 치료에 있어서 가장 효과적인 부분이다. 다만 아킬레스힘줄의 안쪽 및 가쪽을 따라가는 정강뼈(경골) 및 종아리뼈(비골)의 뼈 조직까지가 해당된다.

무릎 주위의 림프영역은 무릎의 반사구역을 넓힌 반지름 내에서 발견할 수 있다. **겨드랑**의 림프영역은 무릎의 반사구역과 같은 높이에서 종아리(하퇴)의 등 쪽에 있다.

9-8-3-2 태양신경얼기

태양신경얼기의 반사구역은 오른발 및 왼발의 제1발허리뼈의 바닥에서부터 제1쐐기뼈까지 뻗어있고 중심이 되는 부분은 위(stomach)의 반사구역과 같다.

9-8-4 시술방법

9-8-4-1 림프계

인두림프 고리는 코인두에 해당하는 한, 손가락의 손바닥 쪽으로 시술한다. 특히 머리 및 목에 림프장애가 있는 클라이언트의 경우는 인두의 옆 부위 림프절을 1점씩 가볍게 누르거나 또는 좌우의 집게손가락의 두덩을 사용해서 번갈아 문지르는 방법(제3장 3-2-3 "양손을 사요해서 번갈아 무지르는 방법"을 참조)을 사용한다. 가압을 할 때 세심한 주의를 기울이도록 하고, 조금 연습을 쌓으면 이 가압이 원활하게 이루어지고 있는지 아닌지, 시술의 흐름이 멈추는지 아닌지를 정확히 판단할 수 있게 된다. 조직을 따라서 충분히 원활하게 시행할 수 있을 때는 가압의 시간을 약간 길게 하고 도중에 멈추는 것 같으면 조금 짧게 하고 가압의 횟수를 증가시킨다.

발가락 사이부분에 있는 갈퀴(그림 51, 52, 53)는 엄지손가락 및 집게손가락의 두덩을 사용하고 말단을 향해서 집어 올린다(제3장 3-2-4를 참조). 다만 이 방법을 권장하는 것은 머리 및 목의 림프계에 특수한 적응증이나 급성의 증상이 없는 경우에 한정한다. 발의 엄지발가락과 둘째 발가락과의 발가락 사이는 넓으므로 엄지발가락의 가쪽에서부터만이 아니라 둘째 발가락 쪽에서부터도 갈퀴를 신장하도록 한다.

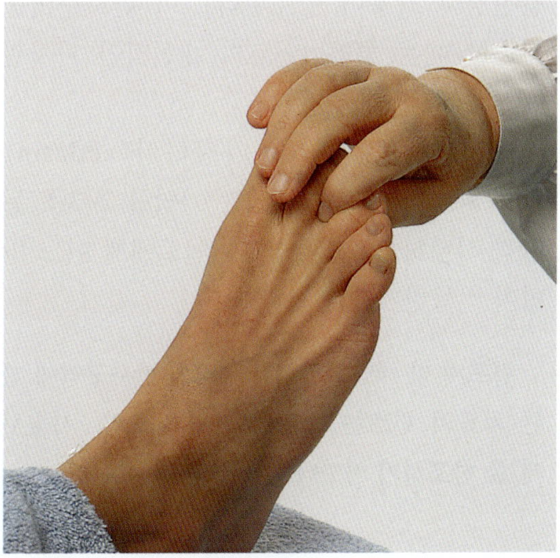

그림 **53** 머리에서부터 목까지의 림프영역의 반사구역

머리 및 목 부위에는 분명한 급성 림프증후, 예컨대, 치통, 중이염, 부비강염 등이 있을 때는 발가락 사이부분을 끝(원위)에서부터 중앙(근위)으로 향해서 문지를 것도 권장한다. 이 가압을 시행하는 데에 가장 간단한 방법은 발가락 사이의 갈퀴에 집게손가락을 대고 거기서부터 발가락의 바닥관절(기저관절)로 향해서 문지르는 것이다. 처음에는 클라이언트 개인의 증상에 따라서 위에서 언급한 시술방법 중에서 어느 것을 사용할지를 정하고, 두 종류의 가압을 혼합하지 않는 편이 현명하다.

겨드랑 림프의 반사구역은 제5발허리뼈 안쪽의 융기를 집게손가락 또는 엄지손가락을 사용해서 발등 쪽 및 발바닥에서부터 가볍게 시술한다. **젖샘(유선)**의 반사구역은 특히 증상이 없으면 폐나 흉곽과 마찬가지로 집게손가락을 사용해서 발허리뼈의 틈새를 발등 쪽에서부터 시술한다(제9장 9-6-4를 참조).

가압이 도중에 멈추거나 통증이 있거나 또는 수술 후의 케어를 목적으로 하여 보다 특별한 시술이 필요할 때는 이른바 "부드러운 터치"의 가압을 선택한다. 양손의 각각 2개씩의 손가락의 바닥을 서로 마주보게 세우고, 좌우의 엄지손가락으로 발바닥에서부터 가로 아치를 지지한다. 손목을 내린 위치에서부터 양손을 번갈아 일상적인 위치로 가볍게 흔들어 움직이도록 하여 손가락의 바닥을 손가락 끝으로 이동하고, 발허리뼈의 발등 쪽 중앙 3분의 1에 가볍지만 확실하게 치료적인 자극을 준다. 동시에 좌우의 손목에서부터 힘을 빼고 손목을 내린 위치로 가볍게 흔들어서 차례로 되돌린다. 시술은 복장뼈(흉골)부근에서부터 겨드랑(액와)으로 진행시켜간다. 한쪽 손의 2개의 손가락의 바닥을 짧은 간격으로 앞쪽으로 움직이면서 반대쪽의 손의 손가락 바닥을 뒤쪽으로 움직인다.

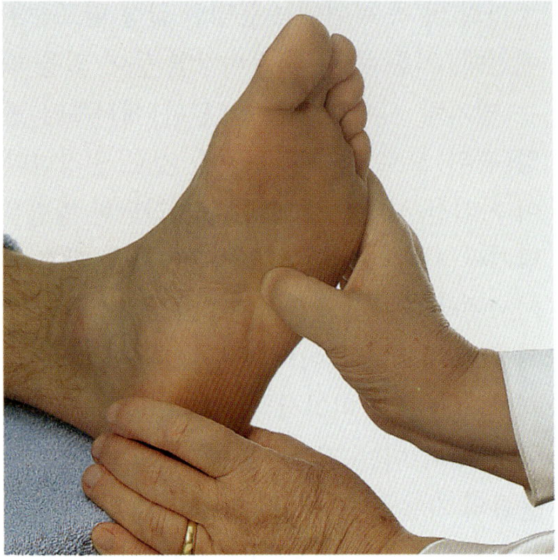

그림 **54** 지라(비장)의 반사구역

발바닥에 있는 지라(비장)의 반사구역(그림 54)은 엄지손가락을 사용해서 제4발허리뼈의 중앙 3분의 1을 시술한다. 발등 쪽에는 집게손가락을 사용하면 충분히 도달한다. 막창자꼬리(충수)도 마찬가지로 발바닥 쪽은 엄지손가락을 사용해서 1점씩 시술하고 발등 쪽에는 집게손가락을 사용한다.

골반 안쪽의 림프계는 엄지손가락을 사용하고 복수의 선위를 샅굴부위(서혜부)를 향해서 가볍게 시술한다. 가쪽에서부터 집게손가락 및 가운데손가락(중지)을 사용하면, 발꿈치뼈에 있는 범위에 보다 도달하기 쉬워진다. 손바닥을 충분히 위로 향할 수 있다면, 엄지손가락을 사용할 수도 있다.

샅굴부위(서혜부)의 림프계를 가쪽에서부터 안쪽으로 시술할 때에도 엄지손가락을 사용한다. 이 때 엄지손가락의 바닥을 가쪽복사(외과)의 아래부위에 대해서 평탄하게 댈 수 있도록 4본의 손가락을 발꿈치의 상당히 아래쪽으로 대지 않으면 안 된다. 엄지손가락을 안쪽으로 향해서 거듭 움직이면서 지지하고 있는 손으로 발을 서서히 가쪽으로 회전시킨다. 샅굴부위의 **림프계**는 안쪽복사(내과)의 안쪽 바로 앞에서 끝난다.

넙다리 안쪽의 림프계는 평탄하게 댄 좌우의 엄지손가락의 두덩을 사용하고 몸쪽(근위)에서부터 먼쪽(원위)을 향해서 안쪽복사 및 발꿈치뼈의 안쪽모서리(내연)까지를 번갈아 문지른다(그림 11).

동시에 집게손가락 및 가운데손가락의 바닥으로 몸쪽(근위)에서부터 먼쪽(원위)으로 아킬레스힘줄을 따라서 가쪽(외측)으로부터 번갈아 문지른다(그림 10).

9-8-4-2 태양신경얼기

태양신경얼기는 오른발도 왼발도 엄지손가락을 사용해서 시술을 한다. 먼쪽(원위)에서부터 몸쪽(근위)으로 향해서 시행하는 시술방법으로도, 안쪽에서부터 가쪽을 향해서 시행하는 시술방법으로도 완전히 마찬가지의 효과를 얻을 수 있다.

자율신경의 작용이 시작되는 상태는 항상 자발적이라 할 것은 아니며 모든 사람이 다 아는 일도 아니기 때문에(병에 관한 한사람 한사람의 배경에 따라서 교감신경 또는 부교감신경의 작용이 강조된다), 이 반사구역을 시술할 때는 클라이언트의 개인적인 가치관에 맞출 수 있다.

진정시키는 지그시 가압하기(sedating grip)와 가볍게 긴장시키는 가압을 2~3초 동안씩 시행하고 그 후 클라이언트에게 어느 방법이 적합한지를 결정한다.

림프계 및 태양신경얼기 구역의 반사구역에 관한 치료의 힌트는 제16장의 16-7의 "시술사례"를 참조하기 바란다.

제 10 장 진단서를 작성하기 위한 1회째의 시술

10-1 감지하는 것

우리들의 작업의 수준은 어느 정도까지 우리들의 "손안"에 있다. 처음으로 발을 만졌을 때의 인상이 그 때의 시술의 분위기를 만들어 낸다.

처음에 클라이언트에게 마음을 써서 양손을 클라이언트의 양 발에 2, 3초 동안 가볍게 댄다. 배려를 하여 접촉하는 이 방법을 우리들은 "감지하다"라고 부른다. 손이 각성하여 있다면 그 때의 클라이언트의 정신상태에 관한 최초의 상세한 정보를 우리들에게 감지하게 해준다.

클라이언트가 매우 내성적이거나 만지는 것에 불안을 갖고 있는 경우, 또는 매우 간지럼을 타는 경우에는 "감지할" 때도 발에 수건 등을 덮고 시행해야 한다. 손을 통해서 시행하는 이 최초의 접촉이 신중하게 이루어지면 신뢰를 구축할 수 있다. 결코 짓누르는 부담이나 개인적인 고뇌를 느끼게 해서는 안 된다.

초진 때는 시진과 촉진을 나눠서 시행한다.

10-2 시진 (visual inspection)

우리들이 배워야 할 것은 처음에는 치료나 진단에 관한 귀납적인 추리를 하지 않고 클라이언트의 발을 관찰하는 일이다. 몇 회 연습을 쌓으면 가능성이 있는 증상과의 관계를 시진에 의해서 유도해 낼 수 있게 된다. 기본적으로 반사구역이 비정상적으로 반응하는지 어떤지를 실제로 확인하는 것은 다음에 시행하는 촉진(palpation) 때이다.

시진에 의한 소견은 그것만으로는 치료에 대한 객관적인 근거로서 불충분하기 때문에 시진의 결과에 대해서는 **결코** 클라이언트에 **확정적인 것**을 언급해서는 안 된다. 이것을 지키지 않으면 클라이언트를 불안하게 할 뿐만 아니라 우리말의 신빙성을 잃게 한다.

반사구역에 나타난 장애 등의 대부분은 아직 고통을 느낄 수는 없지만 이미 어떤 시점에서 그 징후가 나타나 있다(예지장애). 몇 가지의 장애는 **일반적으로** 약한 부분을 나타내는 것으로 질병으로서 나타나는 일은 없다.

때로는 증상이나 질병이 진정된 후에 아마도 눈에 보이는 표식으로서 남는 일이 있다. 질병의 원인이 계속 잠복하여 있고 반사요법의 가압에 의한 통증이 2차적인 표식으로서 나타나기 때문이다.

스포츠선수의 경우에도 발의 근육에 대해서 조직이 표준상태에서 갖고 있는 장력을 조사해야 한다. 특히 잘 훈련되어 단단하게 불거져 나온 근육군을 증상이 있는 반사구역으로서 판단하지 않기 때문이다.

시진은 아래의 항목에 대해서 차례로 시행한다.

- **발의 정지상태** : 세로아치, 가로아치, 발가락의 형태 및 위치
- **조직의 모양** : 정맥 및 림프계의 정체 및 조직 내의 팽창, 피하지방조직 내의 팬 곳, 힘줄 및 근육의 이완 또는 수축
- **피부 및 발톱의 이상** : 각질화, 튼 살, 사마귀, 작은 물집, 외상, 발톱 및 갈퀴의 진균증, 기미, 흉터 등

10-2-1 발의 정지상태

발이 인간의 몸 전체를 지지하는 조직이라

는 것은 알려져 있다. 이 견해는 발이라는 것을 주로 정지상태와의 관계로부터 보는 정형외과나 물리적 및 도수적인 요법에서 주목되어 있고, 게다가 반사요법에 이의를 제기하는 것은 아니다. 왜냐하면 발의 골격에 존재하는 비정상적인 부분과 반사구역을 통한 기관의 증상과의 사이에는 자주 **상호작용의 관계**가 존재하기 때문이다.

예

- 척추의 반사구역은 세로아치에 해당되어 있기 때문에 발처짐(족하수) 및 편평발(편평족)은 이 반사구역에 손상을 준다.
- **편평하게 되고** 분명히 넓어진 **가로아치**는 팔이음뼈(견갑대), 호흡기관 및 심장의 반사구역에 손상을 초래할 우려가 있다.
- 인두 및 목 부위(경부)의 변형 및 갑상샘 장애가 있는 사람에서는 자주 **엄지발가락가쪽휨증(무지외반증, hallux valgus)**이 관찰된다. 이 반사구역에서의 병리학적인 작용은 물리적인 변형에 의한 것만이 아니라 엄지발가각가쪽휨증의 수술 후의 흉터에 의해서 발생하는 일도 있다.
- 특히 흔히 있는 것은 세로아치에 비정상적인 부담이 걸리기 때문에 **발배뼈(주상골)** 쪽의 **제1쐐기뼈(설상골)**의 높이에 있는 허리뼈(요추)의 반사구역에 팬 곳이나 장력의 감소가 발생하는 일이다.
- **망치발가락(추상족지)** 및 다른 발가락의 변형은 머리부위의 반사구역에 영향을 미친다. 발가락의 위치에 관한 시각적인 인상은 많은 경우 치아·턱 부위 및 코곁굴(부비강)에 현재 증상이 있다는 정보를 제공한다. 나는 전체에 걸친 치아의 치료 후 해당된 발가락이 움직이기 쉬워져 잘 신장하고 극도로 정체된 상태가 거의 없어진 것을 관찰하였다.

  위에서 언급한 점에서부터 그때그때의 신발의 유행에 대한 논의도 물론 고려할 수 있다. 그러나 최종적으로는 발가락과 머리부위 사이에 있는 상호작용은 그 증상이 불러일으켜진 원인 즉, 나쁜 신발에 의한 부담이 원인인가, 그렇지 않으면 머리부위의 질병(만성적인 부비강염, 격렬한 치아의 통증, 편두통, 기타의 증상 등)이 원인인가, 라는 것에는 좌우되지 않는다.
- **편평하게 된 쐐기뼈**는 창자(장) 및 척추 아래부위의 반사구역에 영향을 준다. 이 관계는 유명한 의사가 발의 뼈를 카이로프랙틱 및 도수요법에 의해서 정복한 후에 후처리로서 환자를 나에게 소개하였다는 것을 알게 되었다. 쐐기뼈(특히, 소화관의 반사구역도)의 정복 후, 척추에서부터 머리부위까지의 종합적인 평형상태가 안정화될 뿐만 아니라 소화관의 증상도 분명히 좋아졌다는 것이 많은 사람에 의해서 보고가 되어있다.
- **복사 및 발꿈치의 손상**은 반사구역에서부터 생각하면 작은골반의 기관과 좌우의 엉덩관절에 관계가 있다.

나의 임상경험에서부터

나는 목말관절(거골관절)에 주어진 심적 외상이 치유되기 어려운 스포츠선수들이나 가쪽복사(외과) 또는 안쪽복사(내과)에 흉터가 있는 스포츠선수들에게 훗날에 골반 및 볼기부위(둔부)에 일부는 정지근육적인 문제가, 일부는 기능적인 문제가 발생하는 경향이 많다는 것을 경험하였다. 이전에는 이들의 문제는 알려져 있지 않았다.

때때로 다리(하지)골절의 견인치료에서 필

요하기 때문에 발꿈치뼈를 지나는 못 고정법을 시행하면 이 치료가 사고를 만난 환자의 작은골반기관에 기능장애를 초래하여 일시적으로 염증을 일으켰다는 것과 직접 그리고 시기적인 관계가 있다는 것을 관찰하였다.

발꿈치뼈의 안쪽 및 가쪽(정확히 작은골반기관의 반사구역)에 있었던 이 작은 흉터에 신경치료(neural therapy)를 사용해서 치료를 시술한 후에 발의 반사구역을 몇 군데를 시술한 결과 손상은 발생하였을 때와 거의 마찬가지로 신속하게 없어졌다.

참고 : 페르디난트 후네케 박사(1891~1966)에 의한 신경치료(neural therapy) : "만성적으로 염증을 일으키고 있는 병터(병소)(흉터, 만성적인 편도염, 활성을 잃은 치아 등)를 제거할 목적으로 시행하는 요법적인 국소마취이다. 피하주사액으로서 자주 프로카인 함유액이 사용된다"(프쉬렘벨의 자연요법학 사전에서).

10-2-2 발의 조직

림프 및 정맥의 **정체** 및 부종에 의한 팽창("작은 물주머니")은 특히 여성의 경우, 복사(과), 아킬레스힘줄 및 발등 쪽 발가락의 바닥관절(기저관절) 부근에 나타난다. 팬 곳 또는 조직의 이완은 발바닥만이 아니라, 안쪽에서도 분명한 경계선을 만든다.

예

- **소화기계의 장애**를 가진 클라이언트의 대부분은 창자(장)의 반사구역(양 발의 쐐기뼈, 발배뼈 및 발꿈치뼈의 부분)에 베개모양의 부푼 곳이 있다. 이 부푼 곳은 반사요법에 의해서 일련의 치료를 시술하면서 식습관을 바꾸고 생리적인 창자 내 세균의 상태를 양호하게 함으로써 창자의 장애를 개선할 수 있는 것과 마찬가지로 적어도 부분적으로 작게 할 수 있다.
- **비뇨생식기**의 부분에 격렬한 통증(자궁 및 방광이 아래로 처짐 등)이 있는 여성의 경우 대부분은 안쪽복사에서부터 발꿈치의 윗부분까지의 부근이 부어있다.
- **가성크루프**(Pseudo-Croup) 및 **소아천식의 유아** 및 **낭섬유증**(cystofibroma)의 유아의 경우 발허리뼈 부위의 발등 쪽의 흉곽에 해당된 반사구역에 점액이 넘쳐서 정체하여 있는 부분이 있다. 이것은 이상한 일은 아니다.
- 허리부위에 **인공관절**을 부착하는 수술을 받은 클라이언트의 대부분은 엉덩관절(고관절)에 해당되는 반사구역(가쪽복사)의 부근에 있던 정체가 수술 직후에 분명히 커지고 다음 주일에는 상태가 호전됨에 따라 특별히 시술하지 않아도 원래로 되돌아가는 것을 볼 수 있다.
- **아킬레스힘줄**에서부터 발꿈치의 안쪽 및 가쪽 부분의 부근에 있는 조직의 정체는 여성에 빈번하게 나타나 **배뇨** 또는 림프계의 기능에 장애가 있다는 것을 보여준다. 이 부분에 집중된 시술(힘은 필요가 없다)을 하는 것에 의해서만 충분한 이뇨작용을 촉진할 수 있다.
- 반사구역의 상호관계를 알고 있는 여성들로부터 **임신** 후기에는 발꿈치의 안쪽에 있는 작은골반(소골반)에 해당된 반사구역에서 조직의 긴장, 형태 및 피부의 모양이 매일 변화한다는 것이 보고가 되어있다.

10-2-3 피부 및 발톱

10-2-3-1 발의 피부

발의 피부는 한편에서(발에 맞지 않는 신발이나 양말에 의해서) 고통을 받고 있고, 또 한편에서는 방치되는 일이 많다. 이 때문에 시진 때에 매우 많은 정보를 제공해 준다.

피부의 변화에 관해서 결정적인 의미를 갖는 것은 어떠한 **종류**인가가 아니고 **어디에** 있는가라는 것이다. 예컨대, 제5발허리발가락관절(제5중족지절관절)의 부근에 있는 티눈은 어깨에 증상이 있다는 것을 시사한다. 둘째 및 셋째 발가락에 있는 티눈은 눈의 반사구역에 장애가 있을 가능성을 시사한다.

어깨 또는 눈의 반사구역에 티눈, 진균증 또는 살갗이 튼 부분이 있는지 아닌지는 별로 문제가 되지 않는다. 눈으로 보아 알 수 있는 변화는 해당되어 있는 반사구역에 증상이 있을지도 모른다는 것을 말해주고 있을 뿐이다.

아래와 같은 **피부의 변화**는 시진 때에 중요한 의미를 갖는다.

사마귀, 갈퀴의 균열, 백선균(무좀), 짓물러 있는 부분, 티눈, 작은 물집(수포), 색소장애, 발적, 피부가 창백함, 표피박리, 살갗이 틈, 땀, 궤양(다리 궤양 등), 각질화, 색소침착, 흉터.

이른바 "기미"나 모반에서 크기나 색깔이나 조직의 상태가 변화하는 것(악성경과)은 흔히 관찰된다.

예

- 임신 중에 많은 문제를 경험한 여성 및 큰 태아를 출산한 여성의 경우, 자주 **발꿈치뼈의 안쪽**에 있는 작은골반기관의 반사구역의 표피에 정맥 또는 림프계의 정체나 모세혈관확장증이 발생하고 있다.
- **엄지발가락의 발허리발가락관절**의 안쪽 부근의 피부가 각질화가 되어 널판모양으로 되어있는 클라이언트의 경우는 목 부위, 갑상샘 또는 심장에 문제가 없는지 어떤지를 관찰할 필요가 있다.
- 휴가를 외국에서 보내고 익숙하지 않은 식사 또는 속이 거북한 식사나 음료를 먹은 사람의 경우는 수주일 후가 되어서 **위창자길(위장관)**의 반사구역(발바닥 표면의 중앙)에 림프액으로 가득 찬 작은 물집이 나타나는 일이 있다. 이 작은 물집은 자연히 치유되지만 치유하기 전에 심한 가려움을 수반하고 창자(장)에 유독한 스트레스(대부분 증상으로서 나타나는 일은 없다)가 계속되는 한 새로이 계속 발생한다.
- **백선증(무좀)**은 대체로 발가락사이 진균증이며 특수한 현상이다. 양 발이 감염의 병터(병소)(수영장, 사우나)에 접촉하였다 해도 발의 전체에 퍼지는 일은 없다. 모든 갈퀴로 퍼지는 일조차 없다. 백선균이 관찰되는 것은 정해진 장소이고, 많은 경우 이 장소에 해당되어 있는 머리/목 부위의 영역에 장애나 쇠약이 나타나 있다. 넷째 및 다섯째 발가락의 발가락사이부분에는 백선균의 감염이 매우 빈번하게 관찰된다. 이 부분에 해당되어 있는 반사구역은 머리 및 목 부위의 가쪽부분, 편도 및 목 림프 본줄기, 가운뎃귀, 속귀, 위턱굴(상악동), 뒤의 어금니(구치) 및 큰 어금니(대구치)와 관계가 있다. 이들의 기관 및 조직 그룹의 장애는 발의 해당하는 곳의 피부환경을 그 장애에 따라서 악화시킨다. 이 환경은 백선증이 발병하는 데에 특히 적합하다.

  기생생물인 백선균이 기생하기 위해서는 항상 자신에게 상응하지 않는 환경 즉, **정상이 아닌** 피부환경이 필요하다. 이것에 의해서 수주일, 수개월, 그리고 수년 이상이나 되는 동안 발의 같은 장소에 계속 살 수 있다. 백선균을 억제할 뿐인 치료제를 멈추는 바로 그 순간, 새로운 감염이 발생한다. 감염은 질병의 징후에 지나지 않기 때문이다.

위에서 언급한 배경에서부터 외적인 원인(너무 작은 신발, 사우나 및 수영장 내의 감염원, 적당하지 않는 양말, 불충분한 피부의 손질, 발가락 사이의 물기를 덜 닦음)에 대한 지적은 발가락 사이 백선증의 발생에 대한 논의의 일부에 지나지 않고 반사요법과의 관계를 고려하는 것이 중요하다는 것을 알 수 있다.

나의 임상경험에서부터

수십 년 전에 반사요법과 기관(organ)의 증상과의 상호작용에 대해서 아주 납득할 수 있는 경험을 하였다. 그 여성의 경우 4회째의 시술 후에 심한 얼굴신경통(안면신경통)이 재발하였다. 그녀의 발에는 벌써 몇 년이나 넷째발가락과 다섯째발가락 사이에 완고한 백선증이 발생하여 있어 시술의 방해가 되었고 첫 번부터 발가락과 발가락 사이의 시술은 제한되어 있었다.

그녀는 치과의사의 진료를 받고 장기간에 걸쳐서 치아속질(치수)을 불활성화하는 치료를 받고 있었던 왼쪽 위의 제7치아를 뽑았다. 얼마 안 되어 급성 얼굴신경통은 치유되었다. 나에게도 클라이언트에게도 불가사의하고 훗날까지 인상에 남는 사건이 된 것은 그녀의 백선증(무좀)이 순식간에 완치하기 시작하여 3주일도 되기 전에 건강하고 혈색이 좋은 새로운 피부가 형성된 일이다.

- 무좀은 앞에서 언급한 이유에서부터 천연의 약제를 외부에 사용해서 치료해야 한다. 예컨대 차나무 정유(tea plant essential oil), 커피 숯(처방은 Carbo Köenigsfeld), 오크나무 엑기스를 넣은 족욕, 자기오줌 등이다. 더 중요한 것은 식생활의 개선과 식물제제 또는 동종요법에 의해서 소화관의 산 · 염기 균형(balance)을 몸 안에서부터 고치는 것이다. 그 이유는 무좀은 대사 전체가 잘 되어있지 않는 징조에 지나지 않기 때문이다.

나의 실무경험에서부터

만성질환을 가진 클라이언트(예 콩팥부전과 간부전, 류마티스증후군)는 병력 확인에서 발에 땀이 나는 것이 장기간에 걸쳐서 합성약제로 억제하고 있었다는 것을 나타내는 일이 많다. 환자의 재생능력이 강하여 몇 번인가 시술하고 있는 동안에 발의 발한(코를 찌르는 시큼한 냄새)의 "해독 밸브"가 다시 기능하게 된다면 이 만성적인 징조를 개선할 수 있는 가망이 있다. 클라이언트의 자기요법으로서 : 식생활의 전환, 더 수분을 섭취하다, 밤의 발바닥 목욕, 희석한 과일식초로 깨끗이 닦음, 천연소재의 것을 신는다.

10-2-3-2 발톱

시진에는 개개의 발톱의 형태, 성상 및 색깔도 포함된다.

건강한 상태와 비교해서 분명한 차이가 있는 경우(예컨대, 나무모양 발톱)는 머리부위에 증상이 있을 우려가 있는 한편, 발톱의 영역에는 다양한 신체의 세로구역의 출발점 또는 종점이 있기 때문에 이들을 판단에 도입한다.

이 때문에 시진에 의한 발톱의 진단서를 작성할 때에는 책임을 갖고 신중하게 정보를 다루는 것이 필요하다. 그리고 시진에 대해서는 **결코** 클라이언트와 이야기를 나눠서는 **안 된다**

는 규칙을 지켜야 한다. 그렇지 않으면 클라이언트를 필요이상으로 불안하게 만들게 된다.

10-2-4 발의 온도

시진에 이어서 촉진을 시작할 때는 우선 신경을 집중하여(눈을 감아도 괜찮을 것이다) 발 전체를 양손으로 구석구석 문지르고 체온에 관한 정보를 수집한다.

예

- 저혈압증인 사람은 여름에도 따뜻한 방에 있을 때에도 발의 온도가 낮거나 지나치게 찬 경향이 있다. 발가락은 머리부위에 해당되어 있기 때문에 발 중에서 가장 차가운 부분이다.
- 골반의 기관에 염증(주로 여성)이 있는 경우는 대개 해당하는 반사구역인 발꿈치에 다른 부분보다도 열이 들어차서 비정상적으로 따뜻하게 느낀다.
- 관절에 급성의 증상을 가진 클라이언트의 경우는 각각의 관절에 해당하는 반사구역이 주위의 조직보다도 따뜻해져 있고 분명히 지각할 수 있다[예컨대, 어깨의 통증이 있을 때는 제5발허리발가락관절(제5중족지절관절), 급성의 허리통증이 있을 때는 가쪽복사(외과)].
- 만성적으로 악화일로에 있는 경우는 반대로 그 부분의 근육의 긴장이 이완되어 있는 경우가 많고 해당하는 반사구역의 피부는 과도하게 차가워져 있다.

발의 열수지(열의 출입)에 장애를 초래하는 것 같은 피부의 변화는 **눈으로 볼 수**도 있고 **느낄 수**도 있다.

발의 전체, 또는 발꿈치의 안쪽 및 엄지발가락의 발등 쪽 등 특정 장소에 있는 심한 발적(reddening), 피부가 창백해짐 또는 대리석 모양으로 됨, 차가운 부분이나 뜨거운 부분, 땀의 분비 등이다.

다음 단계로 유도하도록 문지르면서 발의 온도를 측정하고 조사하는 것을 통해서 오른발과 왼발의 차이나 발바닥과 발등의 차이를 감각적으로 터득하여 예민한 감각을 더욱 연마할 수 있다.

발의 온도는 발의 전체 중에서도, 또한 같은 날의 시술 중일지라도 신속하게 변화한다. 처음에는 온도가 다르던 발가락과 발꿈치, 발바닥과 발등, 오른발과 왼발이 수분 후에는 이미 같은 온도가 되어 있는 일도 자주 있다.

발의 정지상태, 조직의 모양, 피부와 발톱의 모양 및 발의 온도에 대해서 시진의 진단서를 작성하기 위해 **걸리는 시간**은 초보자의 경우에서 약 2분간이지만, 몇 번의 연습을 거듭하면 20~30초 동안이 된다.

시진의 소견은 연필 또는 볼펜을 사용해서 **진단서**에 기재한다(그림 58).

10-3 촉진 (palpation)

촉진의 진단서는 시진 및 촉진으로 유도하기 위한 문지르는 가압의 직후에 작성하는 것이 중요하다. 촉진은 무엇보다도 우선 엄지손가락에 의한 기본적인 가압부터 시작한다. 다만 반사구역의 위치에 따라서는 집게손가락을 사용할 수도 있다.

조직의 깊이까지 도달하는 치료적인 자극에 대해서 클라이언트가 무의식적으로 발하는 응답은 몸짓이나 목소리, 자율신경으로부터의 신호를 통해서 표시되고 비정상적인 반응을 보이는 반사구역이 있는지 어떤지, 그 장소가 어디인지를 가르쳐준다.

10-3-1 자극이 전달되는 정도를 확인하다

처음으로 촉진을 시행할 때는 일반적인 부담이 걸려있는 반사구역, 예컨대, 척추, 작은 창자 또는 목 부위의 반사구역을 선정하여 자극이 전달되는 정도를 확인한다. 선정된 반사구역은 6~8회 정도 가압을 시행하고 촉진에 의한 진찰을 한다. 이것에 의해서 그 때의 클라이언트의 반응상태에 따라 정확히 확인할 수 있다.

전혀 통증을 느끼지 않는 경우는 가압의 힘을 강화하고 최초의 한번 미는 것으로 몸을 움츠러지게 하고, 손에 땀이 날 경우는 얼마간 약화시킨다.

위에서 언급한 방법에 의해서 얻은 **기본의 수치 및 자극이 전달되는 정도**는 초진의 진찰 전체를 통해서 힘을 가할 때의 기준이 된다.

발의 다양한 장소에 같은 힘으로 가압을 시술하면 여러 가지 감정이나 반응이 표면으로 나타나기 때문에 건강한 반사구역과 장애가 있는 반사구역을 구별할 수 있다.

발의 조직에는 차이가 있기 때문에 초진 때는 가압의 세기를 바꿀 수 있다.

- 뼈막(골막) 부근(발가락, 발꿈치뼈 안쪽 등)에는 조금 약한 자극을 준다.
- 근육이 충분히 붙어있는 부분에는 약간 강하게 시술을 한다(발꿈치의 발바닥 쪽, 가로아치, 기타).
- 많은 경우 민감한 조직이 있는 부분, 예컨대 아킬레스힘줄의 안쪽에서는 항상 힘을 약화시켜 번갈아 문지르는 가압을 시술한다. 조직이 정체하여 있는지, 원활하게 흐르고 있는지는 조금 연습을 거듭하고 신경을 집중시킴으로써 바로 손가락 끝이 그 차이를 터득한다.

10-3-2 촉진의 실습

발에 관한 최초의 촉진은 클라이언트의 현상황을 구체적으로 나타내는 신호가 된다. 절차는 아래와 같다.

양발 전체에 걸쳐 순번대로 같은 힘을 가하면서 일정한 리듬으로 밀리미터 단위로 가압을 **1회** 시술한다. 비정상적인 반응을 나타내는 반사구역에 대해서 상세하게 조사한다.

반사구역의 증상은 아래의 것으로부터 알 수 있다.

- 국소 통증
- 자율신경적인 과잉반응 및
- 몇 가지의 경험이나 촉진방법에 의한 경우

초진과는 반대로 실제의 **치료**를 의미하는 계속 시술을 시행할 때에 비로소 통증이 있는 범위에 대해서 집중하여 시술을 반복한다(제11장 11-2-1을 참조).

시술을 시행하고 있는 동안은 가능한 한 항상 양 손을 발에 대어두고 시술하는 손, 지지하는 손 및 의사소통을 하는 손을 번갈아 바꾼다. 생리학에 의해서 결정되어 있는 것처럼 발을 특정의 순서 즉, **해당되는 구역의 반사구역**을 따라서 조사해간다.

위에서 언급한 방법에 의해서 좌우의 발을 몇 번이나 교대하면서 조사한다. 이렇게 함으로써 아는 바와 같이 인간을 "미시체계" 안에 있는 기관의 총체로서 파악할 수 있다.

초진을 시행하는 방법으로서 임상에서는

아래의 두 종류가 적당하다고 인정되어 있다.

1. 제9장에서 상세하게 설명한 **구역의 반사구역에 기초하는 해당**에 의한 분류 : 아래의 7개의 구역으로 나눠서 증상이 있는 반사구역을 차례로 조사한다.
   - 머리 및 목 부위
   - 척추, 흉곽
   - 요로, 골반 및 넙다리(대퇴)에서부터 무릎까지의 조직
   - 내분비계
   - 호흡기관 및 심장
   - 소화기관계
   - 림프계

2. **발의 해부학적인 구조**에 따른 분류 : 아래의 순서로 증상이 있는 반사구역을 조사한다.
   - 발가락(머리 및 목의 반사구역)
   - 발허리(중족)[흉곽, 팔이음뼈(견갑대) 및 명치(상복)의 반사구역]
   - 발목뼈(족근골)[배꼽부위(중복부) · 두덩부위(하복부) 및 골반의 반사구역]
   - 종아리(하퇴)의 끝 부분(넙다리 및 무릎의 반사구역)

척추의 반사구역은 발의 3개의 범위 모두에 퍼져 있기 때문에 잇달아서 조사하고 전체에서부터 정확히 파악한다.

초진은 초보자에게는 특히 계속시술보다도 많은 시간이 걸리기 때문에 양 발의 엄지발가락에 있는 **머리부위의 반사구역**에 진찰의 중점을 둘 수 있다. 다만 다른 발가락에 대해서도 계속시술을 하는 동안에 증상에 관해서 보다 정확한 진찰을 끝내야 한다.

10-3-3 증상(신체적)의 반사구역과 배경(정신적)의 반사구역과의 구별

촉진의 진단서를 작성하면 많은 경우 발에 통증을 느끼는 부분이 다수 존재한다는 것을 알아차린다. 그래서 증상의 반사구역과 배경의 반사구역을 구별할 필요가 생긴다. 이 구별은 계속시술에서도 항상 변화하는 일은 없다.

증상의 반사구역(symptomatic zones)은 클라이언트의 그때그때 총체적인 증상에 해당하는 반사구역이고 예컨대 위염일 때는 위의 반사구역, 위팔어깨관절주위염(상완견갑관절주위염)일 때는 어깨관절(견갑관절)의 반사구역, 요통이 있을 때는 척추 아래부위의 반사구역 등이 해당한다.

배경의 반사구역(background zones)은 발의 모든 범위를 특징짓고 촉진 때 증상의 반사구역에 부수하여 통증을 수반하든가 또는 치료가 필요한 부분으로서 뒷받침된다. 이 반사구역은 기관의 기능이나 평형상태 또는 조직과의 상호관계가 있는 일이 많고 우리들에게는 이미 아는 일이다. 그러나 배경의 반사구역의 경우 우리들은 미지의 관점에 관계하게도 된다. 이 부분은 증상의 외면에 있는 사안이 내면의 정신적인 관계와 결부될 수 있는 접점을 만날 수 있는 장소인 것이다.

배경의 반사구역에서 우리들은 "순간사진(스냅사진)"과 같이 인생의 사건을 다양한 각도에서부터 볼 수 있다. 그것은 상당히 육체에 기울기 쉬운 우리들의 이미지는 항상 일치하는 것은 아니다. 왜냐하면 부분적으로 인간의 본질과 운명에까지 깊이 도달하는 것이기 때문이다. 예컨대, 아래와 같은 스트레스가 해당한다.

- 창자(장)의 반사구역 : 어려운 상황을 충분히 "소화"할 수 없다
- 이자(췌장)의 반사구역 : "인생의 쾌락"이 결여되어 있다

–귀의 반사구역 : 곤란한 사건에 의해서 균형이 깨져 있다

이 밖에도 많은 사례가 있다.

한사람 한사람의 인생의 과정은 가령 장애가 주어진 것일지라도, 다양한 네트워크라는 그 사람 전체 및 그 사람을 에워싸는 가까이에서 멀리까지의 환경과의 관계를 갖고 있으며 특유하거나 잠재한 상태에서 서로 작용하고 있다. 이러한 것을 모든 치료에서 고려해야 한다.

위에서 언급한 것과 같은 복잡한 관계로부터 배경의 반사구역을 사전에 간단히 확정하거나 계통을 세워서 "학습할" 수는 없다.

임상에 적용하면 다음과 같은 의미가 된다. 유사한 증상이라기보다는 완전히 같은 증상을 가진 클라이언트일지라도 배경의 반사구역은 같지 않은 일이 많고, 그것은 질병으로 유도한 개인적인 상호관계에 적합하다.

오늘날 보급되어 있는 것처럼 증상을 과도하게 강조하면 부담이 걸려 있는 환경, 질병과의 보다 깊은 관계는 방치하는 일이 많기 때문에 **배경의 반사구역의 중요성**을 특히 강조하여 지적하고 싶다고 생각한다.

증상의 반사구역과 배경의 반사구역은 서로 보완하는 것으로서 생각해야 한다. 양자를 이해하여 시술을 시행하는 것만이 몸의 상태를 개선하는 작용을 한다. 빙산의 일각과 물에 가라앉은 부분 즉, 빙산의 거대한 기초부분이 좋은 예이고, 증상의 구역과 배경의 구역과의 관계는 대체적으로 이에 적합하다.

10-3-4 증상의 반사구역이 같고 배경의 반사구역이 다른 경우의 예

오른쪽에 요통이 있는 클라이언트의 경우, 1회째의 촉진에 의한 증상의 반사구역은 항상 같고, 오른쪽 가쪽복사(외과)(허리부위의 반사구역) 주변의 조직에 있다. 거듭 정확한 가압을 모든 반사구역에 걸쳐서 시행하면 **상이한 배경의 반사구역**이 나타나는 일이 있다. 이에 관한 3개의 예를 그림 55, 56, 57에서 설명한다.

10-3-5 요약

촉진으로 생각을 진행시켜갔을 때의 실제적인 결과는 단순한 것이다.

개개의 반사구역의 이름을 열거하지 않으면 안 되는 논리적인 사고방법에서 벗어나면 촉진 때에 클라이언트의 발과 단순히 마주보고 앉아 어느 부분이 시술이 필요한지 조사할 수 있다. 그리고 모든 반사구역에 대해서 7개의 구역 또는 발의 해부학적인 구조에 따른 순서로 가압을 시술해간다.

이 때에 필요한 것은 증상의 반사구역만이 아니라, 배경의 반사구역에도 만난다는 것이다. 왜냐하면 아래의 것을 통해서 양자는 같은 종류라는 것이 밝혀지기 때문이다.

통증 또는 **자율신경적인 자극**

내가 강조한 두 가지 개념 즉, 증상의 반사구역과 배경의 반사구역으로 하위분류하는 것은 엄밀하게 해석하면 보조수단이다. 그 목적은 질병을 일방적이고 단순한 대상물로서 그 겉만 보는 것이 아니라 인간의 내면에 있는 놀라울 만큼 다양한 상호관계를 전면에 내놓고 고려하는 것이다. **병을 가진 사람**이라도 한사람 한사람이 **완전한 인간**이기 때문에.

엉덩부위에 증상이 있는 환자 – 근골격계가 배경

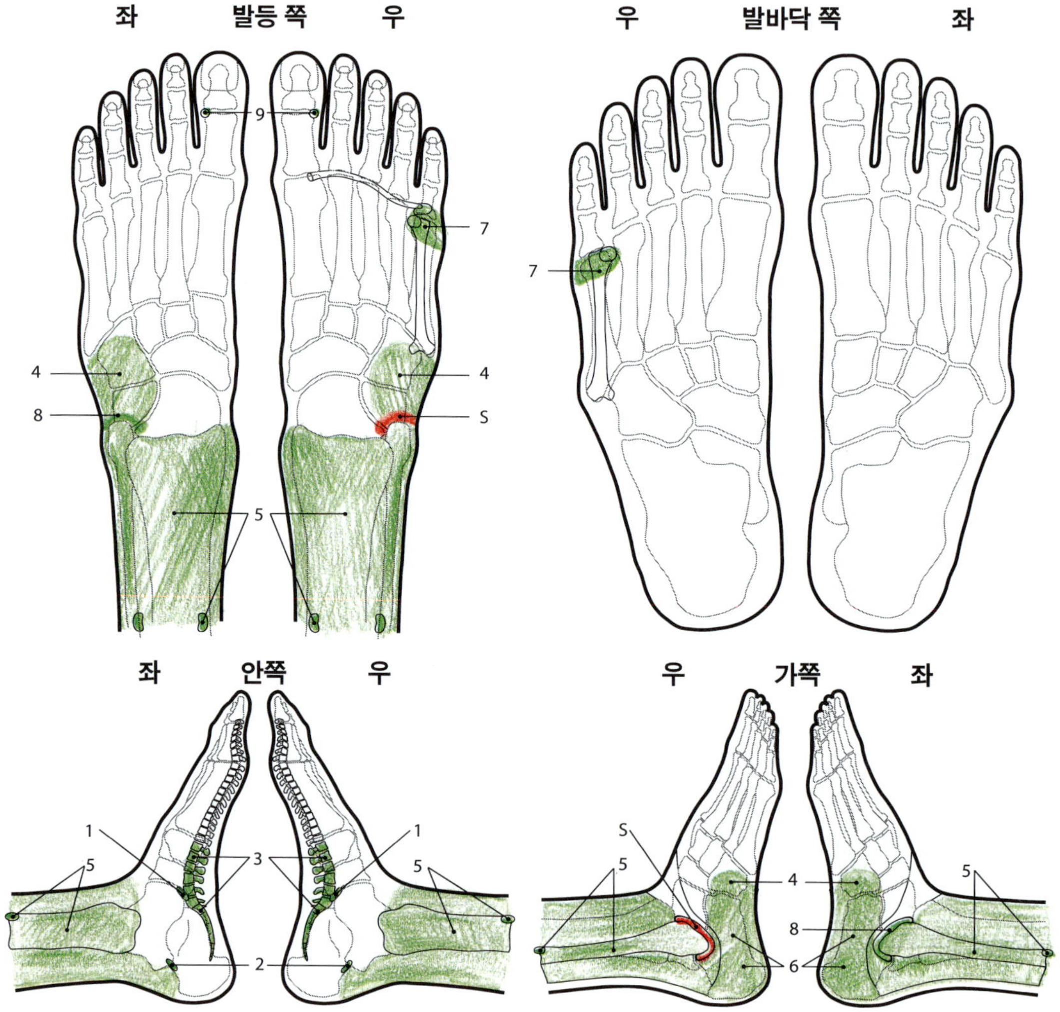

증상의 반사구역 :
오른쪽 엉덩관절

배경의 반사구역 :
1 곶(감각)
2 두덩결합(치골결합)
3 아래척추
4 배경사근
5 넙다리와 무릎
6 볼기근(둔근)
7 곁(측부) : 오른쪽 어깨
8 곁(측부) : 왼쪽 엉덩관절
9 턱관절(하악관절) - 교합부정

그림 **55**

엉덩부위에 증상이 있는 환자 – 대사장애가 배경

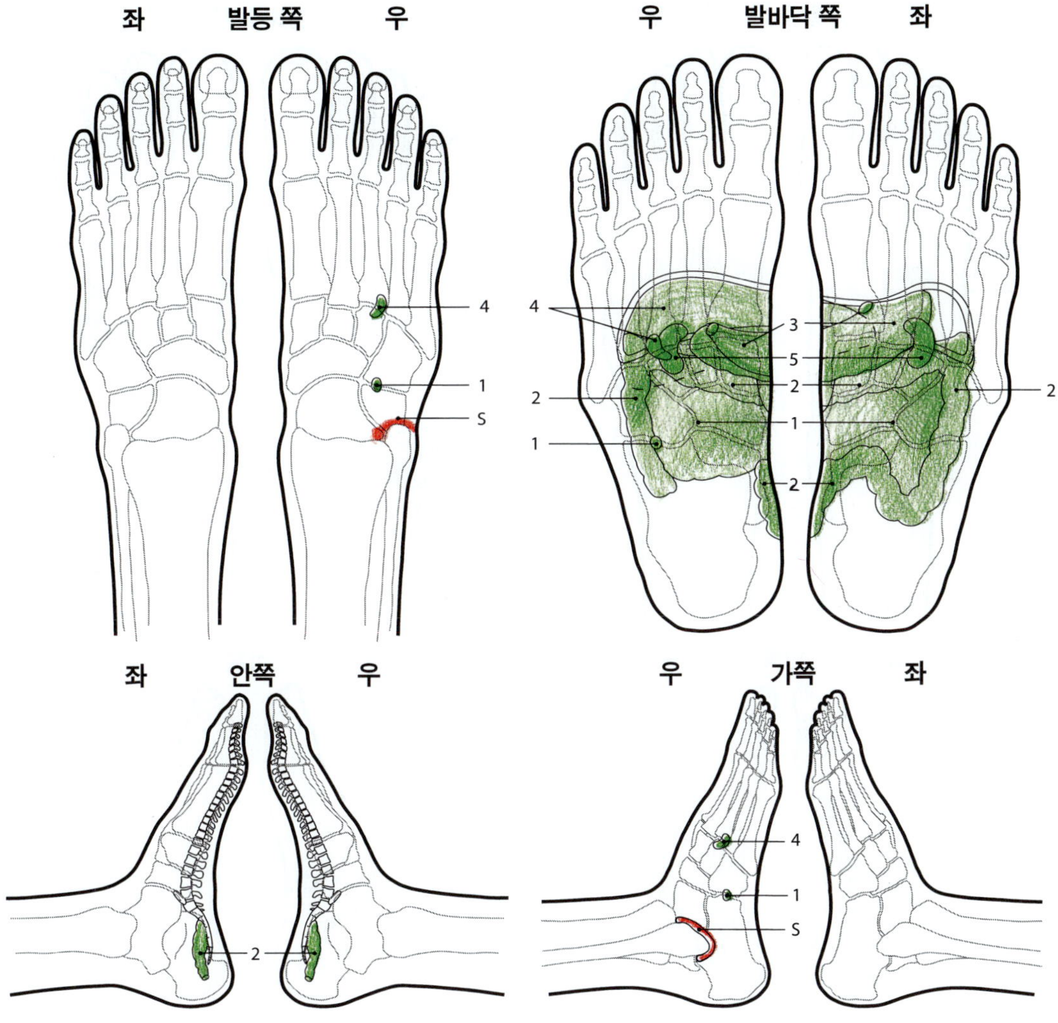

증상의 반사구역 :
오른쪽 엉덩관절

배경의 반사구역 :
1 큰창자(대장)와 돌막창자판막(회맹판)
2 큰창자(대장)
3 위
4 간(간장), 쓸개주머니(담낭)
5 콩팥(신장)

그림 **56**

엉덩부위에 증상이 있는 환자 – 만성염증과 흉터가 배경

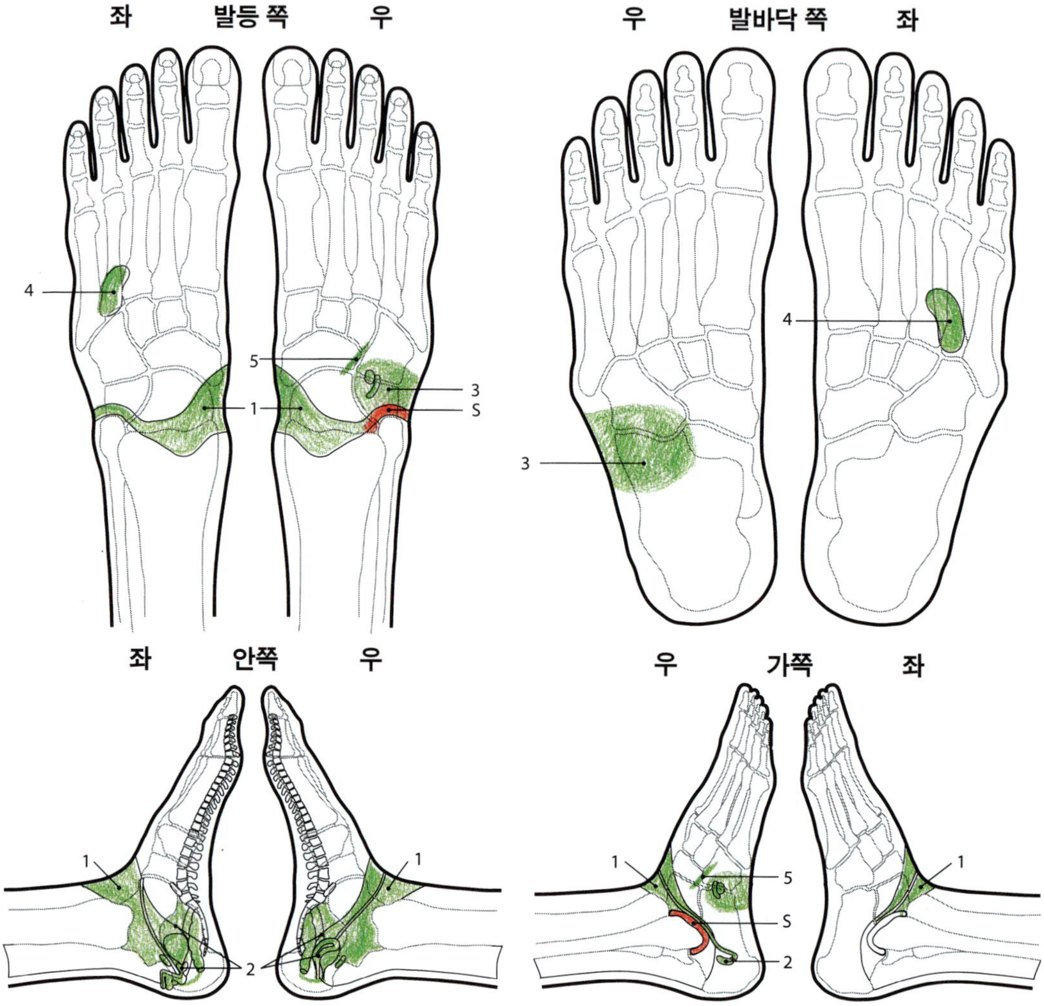

증상의 반사구역 :
오른쪽 엉덩관절

배경의 반사구역 :
1 샅굴(서혜)의 림프관
2 작은골반(소골반)
3 오른쪽 두덩부위
4 지라(비장)
5 막창자꼬리(충수) 흉터

그림 **57**

이 현실은 가능하다면 상상으로 추상적으로 생각할 수 있을 뿐만 아니라, 모든 사람과 함께 모든 시술에서 전면에 있는 증상의 반사구역과 그 배경이 되는 반사구역과의 명백한 관계를 통해서 또한 새로이 경험할 수 있다.

10-4 반사구역을 진단서에 기입하는 방법

진단서의 기입사례는 그림 58을 참조하기 바란다.

증상이 있는 반사구역은 아래와 같이 색깔로 분류한다.

- **흑색** : 시진의 소견
- **적색** : 증상의 반사구역
- **녹색** : 배경의 반사구역

위에서 언급한 색깔은 구역의 반사구역에 해당되어 있는 색깔(적색은 요로, 녹색은 뼈와 근육)과는 관계없이 사용한다.

촉진 소견의 기립

1. **첫째 방법** : 아래의 **7개의 구역의 반사구역**을 한 곳씩 차례로 촉진한다.

- 머리 및 목 부위
- 척추, 흉곽 및 팔이음뼈(견갑대)
- 요로, 골반에서부터 무릎까지의 뼈 및 조직
- 내분비계
- 호흡기관 및 심장
- 소화기계
- 림프계

한 곳의 구역의 반사구역의 촉진이 끝나는 대로 바로 증상이 있는 반사구역을 진단서에 기입한다. 그 다음에 다음 구역의 반사구역을 조사한다(제10장 10-3-2도 참조).

2. **둘째 방법** : 발의 **해부학적인 구조**에 따라서 반사구역을 조사하는 경우는 아래의 부분의 촉진이 끝났을 때에 그때마다 증상이 있는 반사구역을 기입한다.

- 발가락 - 머리 및 목의 반사구역
- 발허리(중족) - 흉곽 및 명치부위(상복)의 반사구역
- 발목뼈(족근골) - 배(복부) 및 골반의 반사구역
- 종아리(하퇴)의 끝부분 - 넙다리 및 무릎의 반사구역
- 세로아치 - 척추의 반사구역인 세로아치는 발가락 및 발허리뼈(중족골)의 앞에 잇달아서 조사하여 기입할 수 있다(제10장 10-3-2도 참조).

반사구역의 통증에 대해서 각각의 **정도**를 확실히 구별하기 위해 문자의 진한 정도를 3단계로 나눠서 기입한다.

- 매우 강한 통증이 있는 반사구역 : **진하게**
- 강한 통증이 있는 반사구역 : **표준**
- 거의 통증이 없는 반사구역 : **엷게**

발에는 복수의 반사구역으로 해당되어 있는 부분이 다수 있다. 이들의 부분에 대해서는 해당하는 실제의 기관도 서로 중복하여 있기 때문에 몇 번이나 촉진을 시행하지 않도록 주의한다.

발에 통증이 있는 부분을 가리키는 것은 진단서로서 두 가지 의미가 있는 것이다. 중요한

발의 반사요법의 소견서

이름 : Regula Schuh　　생년월일 : 1950년 8월 7일

주소 : Burgfelden 12345　　전화 : 98765

병상 및 진단 : 허리증후군(요부증후군)

중요한 투약 : 약 7주 전부터 진통제를 1주일에 2~3회 복용

이전의 질병 : 어릴 무렵에 sinusitis, 기관지염

심리, 수면, 꿈 : 흥분하기 쉽다, 한밤중의 12시가 넘어서 겨우 잠이 들다, 자주 잠이 깨다.

사고, 수술, 다른 흉터 : 1962년 맹장염 수술, 1985년 오른쪽 위팔골절, 왼쪽 무릎에 흉터.

혈압 : 76/132

기타 : 출산, 회음봉합, 회음봉합이 오래 동안 아팠다.

18	17	16	15	14	13	12	11	21	22	23	24	25	26	27	28
48	47	46	45	44	43	42	41	31	32	33	34	35	36	37	38

초진 : 시진—**흑색**, 증상의 반사구역—**적색**, 배경의 반사구역—**녹색**
반사구역의 강도 : 매우 강한 부담이 걸려 있다—**진하게**, 강하게 부담이 걸려 있다—**중간**, 다소 부담이 걸려 있다—**엷게**
최종단계 : 아직도 분명히 부담이 걸려 있다—**청색 동그라미로 에워싸다**, 이미 존재하지 않는 반사구역—**청색 빗금**, 새로운 반사구역—**청색**

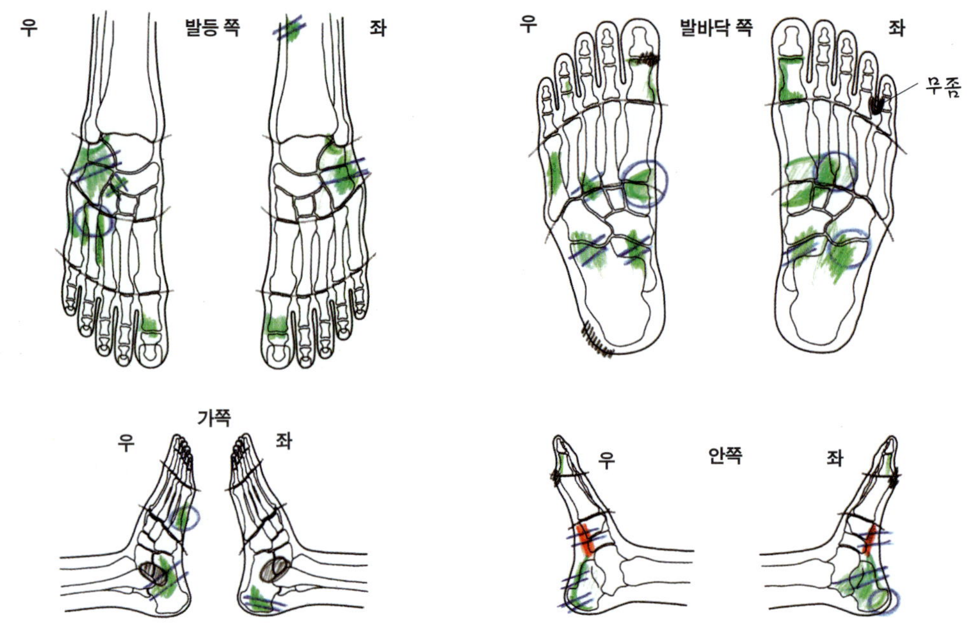

그림 58

날짜:	시술과 시술 사이에 일어난 반응:	시술한 반사구역 또는 비정상 반사구역 시술중의 반응 :
4월 8일		1회째의 시술
4월 11일	척추는 변화 없음. 가스가 많아졌다.	척추, 창자(장), 오른쪽 콩팥, 자율신경은
	이뇨는 양호(밤에도)	거의 시술할 수 없다. 음양의 가압에 대해서는
		매우 양호한 반응 및 태양신경얼기에 의해서 조정.
4월 14일	누울 때 및 일어날 때에 거의	척추, 특히 목뼈(경추), 배벽(복벽), 창자(장).
	통증이 없음. 구린내가 심한 대변.	깊은 호흡, 시술 중, 배 부위(복부)에 잡음.
4월 18일	이틀 밤 불안으로 잠을 잘 수 없었다,	척추, 작은골반기관, 옆구리 배 근육(복근)이
	꿈을 자주 꾸었다. 하루는 설사.(식사에	민감해져 있다. 조정하기 위한 가압을 많이 사용.
	대해서 상담, 염기성의 식사를 취하도록	시술 후에 조금 긴 휴식을 취한다.
	강조할 것)	
4월 21일	척추를 움직이기 쉬워지다. 가스는	척추, 명치부위(상복), 코/인두, 콩팥(신장).
	적어졌다. 왼쪽 무릎에 하루 통증이	좌우의 배벽(복벽)을 가압하면 통증의 감소를
	있음. 몇 년 전에도 스키를 타다가	분명히 나타낸다.
	사고를 당한 것을 보고.	
4월 26일	가벼운 두통, 코감기를 앓기 시작.	척추+엉덩뼈(장골), 엉치뼈(천골) 사이 접합.
	척추 및 오른쪽 볼기부위에 다시	볼기부위(둔부), 창자(장), 허리부위(요부).
	빈번히 통증 있음. 창자(장) 내의	막창자꼬리(충수)의 흉터부위, 오른쪽 배벽.
	"잡음"이 증가.	흉터부위의 시술종료 후에 감정적인 심한
		반응을 나타내고 운다.
4월 29일	양호한 이뇨, 척추에 통증, 볼기	오른쪽 콩팥, 머리부위, 척추. 가벼운 자극만을
	부위는 양호. 수면에 의해서 피로가	시술한다. 가정의 문제를 알린다.
	제거됨. 거의 아침까지 숙면. 콧물은	호흡을 조정하는 가압을 한 후, 손의 땀이 자연히
	묽어졌다. 머리가 산뜻한 느낌.	없어졌다.
5월 7일	등의 아래 부분이 개선되었다고 평가.	옆구리 배벽(복벽), 척추, 엉덩뼈, 엉치뼈 사이
	목의 근육에 가벼운 긴장이 있음.	접합, 볼기부위, 허리부위, 창자.
	창자(장)에서부터의 배설이 양호.	가압은 보통으로 시술 가능.
5월 12일	가벼운 정원 일을 해도 척추에 통증	최종 소견
	없음. 신체적으로도 건강해졌다고	
	느낀다.	

클라이언트가 시행하고 있는 운동, 이에 수반하는 처치 : 정기적인 수영, 수분을 더 취할 것! 밤에는 생야채나 과일을 먹지 말 것.

결과 : 몇 회의 시술로 상태가 확실히 변화하였는가? 5회째의 시술부터 증상이 적어졌다.

어떠한 증상이 변화하였는가? **a) 시술자의 견해 :** 척추가 전체방향으로 충분히 움직이게 되었다. 창자 및 콩팥에서부터의 배출이 강화되었다.

b) 클라이언트의 견해 : 증상이 확실히 감소하였다. 다만 자동차로 장거리를 달린 경우를 제외(얼마간 몸이 굳어진다). 기분은 양호.

기타의 사항(체중의 변화, 약의 양의 감소 등) : 2kg 감소(괴어있던 수분의 배출), 진통제가 필요 없게 되었다.

시술담당자 : (이름을 확실히 기재할 것!) O. Sommerau

것은 신호를 관찰하는 것이다.

자연히 느끼는 통증 또는 자율신경성의 강한 자극의 표식은 반사구역의 증상을 나타낸다.

10-5 초진의 진단서에 관한 예외적인 상황

보통, 1회째의 시술은 진단서를 작성할 목적으로 시행한다. 다만 충분한 근거가 있어 초진의 진단서를 뒤로 미루거나 완전히 무시하는 일도 흔히 있다.

- **긴급한 시술**(제19장)이 필요하다고 제시된 경우, 초진의 진단서는 급성의 증상이 완화한 후에 필요에 따라서 작성한다.
- 진단서를 작성하기 전 또는 작성하기 시작하였을 때에 클라이언트가 **매우 통증을 느끼지 않는 상태**에 있는 경우(손발이 차갑고 축축해져 있는, 통증에 대해서 과민해져 있는, 피로가 쌓여있는, 매우 신경질적으로 되어 있는), 전신의 상태를 강화해야 할, 특별한 자극을 주지 않는 시술을 몇 회 반복한 후에 비로소 상세하고 충분히 증거력이 있는 진단서를 작성할 수 있다. 위에서 언급한 시술에는 번갈아 문지르는 가압을 우선하여 선정한다. 경우에 따라서는 소화관, 림프계, 척추, 내분비계, 태양신경얼기의 반사구역 중 몇 군데에 대해서 가볍게 긴장시키는 정도의 가압을 조합한다. 가압은 의식을 집중하여 율동적으로 시행한다.
- 증상이 말기에 있는 **중증환자**의 경우, 정확한 진단서는 중요하지 않고 번갈아 문지르는 가압, 온화하게 문지르는 가압, 발을 조용히 지지하는 방법 등, 발에 만지는 것에 의한 사람과 사람과의 접촉을 통해서 마지막까지 곁에서 시중을 드는 것이 중요하다. 심한 통증이 있는 경우에는 긴급의 시술을 시행할 수 있다.
- **신경의학성의 질명**(파킨슨병, 다발성경화증, 편마비, 사지마비 등)을 가진 장기 환자의 경우 신경에 의한 자극의 전달이 일부 또는 완전히 방해를 받고 있다. 자율신경적인 신호(제4장 4-2 이하를 참조)는 세기의 정도의 한도이고 얼마만큼의 정도가 가능한지의 힌트이기는 하지만, 증상의 반사구역과 그 반사구역에 기능적으로 해당되어 있는 범위로 압축하여 주목한다. 보조요법으로서 특수한 자극을 주는 일이 없이 좌우의 발 전체를 흔드는 것처럼 움직이고 마사지를 하여 따뜻하게 한다.
- 강력한 **진통제** 또는 심적 식물신경에 강한 작용을 미치는 약제(예컨대, 향정신약제, 대증요법의 수면제, 코티존, 마취제)를 장기간에 걸쳐 복용하고 있는 클라이언트의 경우, 이들의 약제는 증상 및 그 병력을 은폐할 우려가 있다.
- **장기간의 중독환자**의 경우도 초진으로부터 얻은 수확은 거의 없는 일이 많다. 이것은 자극을 감지하는 감각이 매우 둔해져 있기 때문이다. 그러나 이들의 클라이언트에 있어 발에 대한 시술은 매우 효과적으로 작용한다.
- 기타, **영아** 및 **유아**의 경우도 발의 면적이 작으므로 두 발 전체에 시술을 시행하고, 그 때의 질병 또는 통증에 해당하는 증상의 반사구역에 중점을 둔다.
- **다중장애자**는 어린이의 경우와 유사하다. 클라이언트는 이러한 사랑의 방법을 특히 좋아하고 자기의 치유력이 허용하는 한 배설

기관 및 호흡기관의 작용이 충분히 개선된다는 반응을 보인다. 이러한 클라이언트의 촉각적인 감각은 가압이 목표를 파악하려고 노력하는 것에 의해서 분명히 신장시킬 수 있다. 다중장애의 어린이들은 시술방법의 지도를 받고 정밀기계와 같이 손가락의 움직임을 학습하면 흥미를 갖고 서로의 발을 열심히 시술한다. 게다가 어린이들은 이 방법에 의해서 사람과 사람과의 접촉을 소중히 한다. 이 때 확실하게 그것을 지원하고 확인해주는 것이 중요하다.

10-6 치료의 마지막에

10-6-1 시술 후의 휴식

시술의 마지막에 언제나 발이 차가워지는 클라이언트의 경우는 온수의 족욕, 아크방전 등을 사용해서 발을 따뜻하게 해야 한다. 발의 온도는 미리 따뜻하게 해둔 양말이나 스타킹을 신고 있는 동안에 대부분 원래로 회복된다.

클라이언트의 흥분상태나 쇠약이 증가함에 따라 시술한 자극이 충분히 작용하기 위해서는 시술 후에 휴식을 취하는 것이 필요하다. 휴식을 할 때는 신체를 담요로 덮고 클라이언트를 방해하지 않고 20~30분간 눕혀둔다.

휴식을 취하고 있는 동안 대부분의 클라이언트는 잠을 자고 있으나, 미리 지시를 주면 잠이 깬 상태에서 자신의 안과 밖의 변화를 관찰하는 기회를 이용하는 사람도 있다.

물론 많은 클라이언트는 우리들 자신과 마찬가지로 한가로운 시간이나 휴식하는 시간에 번거로운 일을 생각하기 쉽다. 휴식을 단순히 "아무것도 하는 일이 없는" 것으로 착각하여 불쾌한 기분으로 참고 있을 뿐인 사람이 많이 있다. "얼마만큼 쉬지 않으면 안 됩니까?" 라는 질문은 그것을 증명하고 있다.

시술에 의한 긴장의 직후에 버는 짧은 시간은 아무것도 하는 일이 없는 것이 아니라, 신체적 및 정신적인 면에서의 긴장을 풀고 깊은 바닥에 있는 치유력의 작용을 지각하기 위한 최초의 첫걸음이 되는 것이다. 이러한 것은 널리 인지되어 있다.

위에서 언급한 사고로부터 휴식은 기운을 회복하기 위한 작은 오아시스이고 높이 평가하여 일상생활 속에도 도입하는 것을 클라이언트가 배우도록 우리들은 힘을 쏟아야 한다.

시술 후는 우리들 자신의 기운을 회복하기 위해 철저하게 손을 씻고 방을 충분히 환기하여 수분을 공급하는 것이 필요하다(제7장 7-5-4도 참조).

10-6-2 클라이언트의 협력을 제한하다

클라이언트가 귀가하기 전에 다음번의 시술까지의 동안에 자기 자신의 건강상태를 확실히 관찰할 필요성을 확실하게 설명해야 한다. 이것에 의해서 **시술과 시술과의 틈새의 반응**(제14장)을 평가할 수 있고 반사요법에 의한 치료적인 자극에 대한 개인적인 응답을 얻을 수 있다.

반응은 이미 휴식단계에서부터 시작되는 일이 있고 다음의 시술까지의 수 시간 및 수일간에 걸쳐서 계속 작용한다. 이러한 종류의 치료적인 "숙제"는 반응에 관한 신중한 관찰을 표현하는 것과 마찬가지로 반사요법의 효과에 대한 흥미와 클라이언트 자신의 건강에 대한 흥미도 아울러서 촉진한다.

10-6-2-1 반응을 관찰할 수 있는 기관

우리들이 기대하는 응답이 어떠한 종류의 것인가를 충분히 알리고 있다면 클라이언트로부터 필요한 답을 얻을 수 있다. 아래의 예는 시술과 시술의 틈새에 일어날 수 있는 반응에 관한 대략적인 기준의 한 부분일지도 모른다(상세한 것은 제14장 이하를 참조).

예

- **총체적인 증상**에 대해서 :

"팔을 조금 높이 들 수 있게 되었습니다."
"목의 통증이 완화되었습니다."

- **머리/목의 영역**에 대해서 :

"어제 저녁은 이마에 강하게 눌리는 것 같은 느낌이 있었고 오늘아침부터 콧물이 나오게 되었습니다."

- **척추** 및 **관절**에 대해서 :

"오늘아침에 일어났을 때에 허리의 통증은 없었습니다."
"조금 전까지는 걸었을 때에 오른쪽 무릎의 움직임이 나빴었으나 지금은 확실하게 움직일 수 있습니다."

- **콩팥(신장)** 및 **방광**에 대해서 :

"어제 밤은 화장실을 가기 위해 두 번 일어났습니다. 소변의 색깔은 투명합니다. 또는 이전처럼 빈번하게 화장실에 가지 않게 되었습니다."

- **내분비계** 및 **자율신경계**에 대해서 :

"치료를 받은 날 밤에 대하의 양이 제법 증가하였으나 생리가 시작하기 전의 통증은 거의 없었습니다."
"기분이 진정되고 이전보다 손에 땀이 나는 일이 적어졌습니다."

- **호흡기** 및 **심장/혈액순환**에 대해서 :

"때때로 자연히 골반에 닿을 정도로 호흡이 깊어져서 좋은 기분입니다."
"어제 밤, 밤중에 심장이 심하게 두근거려 잠이 깼습니다. 30분 정도로 진정되고, 그 후는 푹 잘 수 있었습니다."

- **소화관**에 대해서 :

"대변은 이제까지 없었을 만큼 구린내가 났으나, 배변은 원활하여 뱃속이 편안해진 느낌입니다."

- **림프계**에 대해서 :

"치료를 받은 날의 저녁부터 복사 부근에 있던 부종이 가라앉았습니다."
"오른쪽 가슴의 상처의 심한 통증이 완화되어 팔을 뒤로 돌리는 것이 얼마간 편안하게 되었습니다."

- **피부**에 대해서 :

"처음으로 치료를 받은 날은 가려움증이 심해졌으나 지금은 그것도 진정되고 피부가 깨끗해진 것 같습니다."

- **수면**에 대해서 :

"수면시간은 전보다 짧지만, 상당히 가뿐하게 일어날 수 있었습니다."
"오늘 아침 아주 기묘한 꿈을 꾸었고, 그것이 아직도 마음에 걸립니다."

- **정서**에 대해서 :

"치료를 받은 날 밤은 갑자기 울기 시작하였습니다. 그래도 기분은 상쾌합니다."

많은 경우 중요한 것은 **기타의 변화**이고, 반사요법의 효과와는 관계없이 나나타나는 것이다. 예컨대,

- 식사습관
- 여행
- 가정 및 직장의 변화
- 또는 기후의 종류
- 그리고 월경의 시작, 또는
- 미리 예측할 수 없는 결과, 예컨대, 사고나 기쁜 뉴스, 마음을 조이는 사건 등은 건강상

태를 바꾸는 작용을 미친다.

10-6-2-2 응답의 의미

치료를 시행하는 사람으로서 한창 시술 중 또는 시술 후에 상세하게 묘사된 반응은 반사 구역이 변화하고, 그것에 의해서 새로운 반사 구역이 나타나거나, 오래된 것이 소멸되었을 지도 모른다는 것을 보여주는 최초의 힌트가 된다. 그날의 시술에서 이러한 것을 고려해야 한다.

클라이언트는 경과를 관찰하고 보고하고 자기 자신에게 더 책임을 갖는 것을 학습한다.

생활이 다시 원래대로 이루어지기 시작하고 통증이나 불쾌감이 완화되면 기억하고 있기보다는 잊어버리는 일이 많다. 이 때문에 이전의 상태 중, 특히, **개선된 사항**에 대해서도 아울러서 묻는 것이 필요하다. 왜냐하면 시술과 시술의 틈새에 일어나는 반응은 장애가 되는 변화나 증상의 발생이 불유쾌하게 급성으로 되는 것만이 아니라 **통증이 완화되어 증상이 없어지는 것**에 빈번하게 관계하고 있기 때문이다.

10-7 요약

나의 경험으로는 시술의 결과는 복수의 요인에 좌우되고 그 요인은 사람에 따라서 다를 가능성이 있다.

1. 선택한 **방법**의 질에 의한 경우

반사요법은 "질서요법"에 속한다. 즉, 그 사람 자신이 치유력에 작용하여 증상을 과대평가하거나 과소평가하거나 하지 않고 시술을 시행하는 요법의 하나이다.

2. 시술자의 **전문적인** 질에 의한 경우

질병의 복잡성에 의해서 전문지식이나 충분한 연수의 필요성이 계속 요구된다.

3. 시술자의 **인간적인** 질에 의한 경우

손을 사용하는 모든 작업에서는 "personare(인간이란 소리가 울려 퍼지는 것)"이라는 사고에서부터 시술자의 내면이 하나의 역할을 수행한다. 섬세한 클라이언트는 우리들의 마음이 "진심"인지 아닌지, 내외로부터의 방해에 의해서 정신이 산만해져 있는지 아닌지를 감지한다.

4. 클라이언트의 **생명력** 및 **회복에 대한 소원**에 의한 경우

질병, 치유력, 건강의 사이에는 매우 미묘한 관계가 있고 이 관계는 항상 변화하고 있다. 19세기의 프랑스의 생리학자 듀 보아 씨는 이 견해를 아래와 같은 말로 표현하였다. "모든 사람은 자기를 에워싸는 세계의 종합적인 요인에 반응한다. 응답의 종류는 개인의 건강의 기준이 된다!"

5. **질병**의 인간적인 **배경**, 그 배경으로부터 결과로서 일어나는 그 사람의 후천적 및 유전적인 스트레스 및 경험의 누적에 의한 경우

6. 클라이언트의 철저한 노력에 의한 경우

이 노력은 치유의 진행을 적극적으로 지원하는 것이다. 클라이언트의 **삶의 방법**을 바꾸고 보다 좋은 것으로 할 수 있는 제안을 가능한 한 잘 실행하면서 치유를 돕는다.

7. 한사람 한사람의 **일생의 임무 및 운명을 받아들이는 것**에 의한 경우

클라이언트는 질병의 경험으로부터 자신을 에워싸는 전체와의 관계를 매우 명확하게 제안을 받는다. 이것은 내면을 충실하게 하게하고 발달시키는 과정에 대한 도전이 되는 것이다.

반사요법에 대한 응답인 **치유**는 일반적으로 3개의 단계에서 일어난다.

- 시술의 마지막에 시행하는 **휴식**의 단계
- 다양한 반응으로 형성되는 **시술과 시술의 틈새**
- **일련의 시술**이 완료한 후. 특히 클라이언트가 이제까지의 삶의 방법의 대부분을 계속할 준비가 있거나, 필요하다면 그만둘 준비가 있는 경우.

제 11 장 계속시술의 구성

11-1 개요

미리 확정할 수 있는 것은 진단서를 작성하는 1회째의 시술뿐이다. 왜냐하면 이 시술 때에 클라이언트의 증상에 대해서 명칭을 조사함과 동시에 정리된 7개의 작업 그룹 내의 **모든** 반사구역에서 비정상적인 반응을 나타내는 부분이 없는지 어떤지를 항상 체계적으로 찾아내기 때문이다.

계속시술을 할 때는 이번의 시술에서부터 다음의 시술로 바뀔 가능성이 있는 다양한 관점을 매번 도입한다. 다음의 시술을 할 때마다 아래의 각각의 반응구역에 중점을 둔다.

- 눈에 보이는 클라이언트의 반응에 의해서 명백해진 반사구역
- 초진의 소견에서 증상이 있다고 기입된 반사구역 및
- 경우에 따라서는 일련의 시술의 과정에서 추가로서 나타난 반사구역

정확히는 어느 반사구역이 위에서 언급한 것에 해당하는가는 새로운 시술 때마다 우리들이 아래의 점에 대해 미리 고려하여 추궁하는 것에 의해서 경험으로부터 학습할 수 있다.

1. 기입한 시진 및 촉진의 소견을 한번 훑어본다. 최종소견까지는 진단서에 수정을 가하지 않고 경험한 반응을 진단서의 뒷면에 짧게 메모하는 정도이다. 적색, 녹색, 흑색으로 색깔 구분한 초진의 소견은 매번 대충 훑어보고 최초의 상태를 확인하는 데에 도움이 된다.

2. 총체적인 증상의 변화를 묻는다. 증상의 변화에 대한 질문은 클라이언트로서 가장 중요한 것이다. 이 때문에 최초에 아래와 같은 질문을 한다.

"목의 상태는 어떻습니까.", "위(stomach)의 민감한 반응은 변화하였습니까.", 또는

"오늘은 걸을 때 오른쪽 무릎이 어떠한 느낌입니까."

많은 사람이 자기의 건강상태의 변화를 지각하는 방법을 잊어버렸기 때문에 올바른 대답방법을 모른다. 치료에 도입이 되는 회답을 얻기 위해서 질문을 엄밀하게 규정할 수 있다.

"이전의 시술로 증상은 좋아졌습니까. 나빠지거나 같은 상태 그대로입니까."

3. 이전에 메모한 반응을 되풀이해서 읽다. 이전의 시술과 시술의 틈새에 일어나서 클라이언트 차트의 뒷면에 메모한 반응을 되풀이해서 읽는다. 이것에 의해서 이전에 클라이언트가 어떠한 반응을 하였는가, 어떠한 순서로 그 반응이 나타났는가를 기억에서부터 환기시킨다.

4. 전번의 시술 후의 반응을 묻는다. 경험에 따르면, 반응이 가장 빈번하게 일어나는 것은 **배설기관**이다.

- 소화기계
- 요로
- 피부 및 점막

이 때문에 나날의 임상과정에서는 위에서 언급한 기관에서의 반응을 첫 번에 묻는 것이 중요하다. 게다가 **정서** 및 **수면**에 대해서도 비교적 많은 변화가 나타난다. 아래의 구역의 반사구역에 일어난 **기타의 반응**에 관한 질문은 항상 개인적인 것이며 주로 클라이언트 자신의 질병에 유래한다.

- 머리부위, 흉곽 및 관절을 포함하는 척추

– 내분비계(여성의 경우는 월경주기에도 해당한다).
– 호흡, 심장, 혈액순환 및 림프계

그리고 기타의 요인도 건강상태의 변화를 불러일으키는 일이 있다. 이들의 요인을 반사요법의 시술에 대한 반응으로서 평가할 필요는 없다.

– 가정 및 일
– 일기의 변화
– 식습관의 차이(단식, 여행, 초대)
– 사고, 쇼크

위에서 언급한 변화도 다음번의 시술 때에 고려한다.

5. 초진의 진단서에 기입되어 있는 반사구역을 한차례 가압한다. 현재의 건강상태 및 반응에 관한 클라이언트 자신의 설명을 객관적으로 보기 위해 1회째에 기입한 모든 반사구역에 단시간 기본적 가압을 시술하여 조사한다. 이것에 의해서 새로이 시술이 필요하게 된 것은 어느 반사구역인가. 어디를 고려해야 좋은가를 알 수 있다.

기입된 반사구역 중의 대부분은 너무 민감한 반응을 나타내지 않고 다른 반사구역은 전혀 통증을 느끼지 않는 상태일 것이다. 많은 경우, 예컨대 치료적인 자극을 시술하였을 때의 자연스런 반응으로서 배설기관이 활발해지고 게다가 약간 무리를 강요하였을 때에 아마도 그때의 격렬한 반응단계 때문에 일시적으로 보다 많은 부담이 걸린 상태가 된다.

11-1-1 요약

위에서 언급한 5개의 질문 그룹의 결과로부터 다음의 시술 때에 어느 반사구역이 선두에 오는가라는 유익한 힌트를 얻을 수 있다. 우리들이 증상의 반사구역을 제일로 하여 이해하는가, 향후의 시술과정 중에서 도입할지 어떨지는 시술의 결과에 있어 중요하지 않다.

시술의 결과는 치료되어야 할 구역의 반사구역의 순서를 엄격히 지키는 것에는 거의 좌우되지 않는다. 발에 증상이 있는 부분을 전문지식을 구사하여 인간적으로 다루는지 어떤지, 및 상황에 적합한 세기의 정도, 이 두 가지에 좌우된다.

계속시술을 시행함으로써 확실히 계속 변화하는 상황에 대응하는 가운데, 시술자 자신의 창조력 및 활기찬 자발성은 확실하게 성장할 것이다. 이것은 클라이언트의 이익이 되고 시술자 자신의 기쁨으로도 된다.

11-2 계속시술의 순서

11-2-1 증상이 있는 반사구역의 시술

계속시술 때, 문제가 있는 반사구역에 2~3초간 치료적인 가압을 시술하는 것을 2~3분 동안에 몇 회(보통 2~4회) 짧은 간격으로 반복한다. 반사구역마다에 짧은 휴식을 취하면 가압이 효과를 발휘하여 다음의 자극을 가할 때까지에 조직의 혈행(혈액순환)이 좋아지기 때문에 통증에 대해서 그다지 민감하지는 않게 된다.

아래와 같이 되면 반사구역은 정상이다.

- 통증을 느끼지 않게 되었다. 또는
- 자율신경적인 과잉반응이 일어나지 않게 되었다
- 촉진 때에 부드럽고 따뜻하게 느끼게 되었다. 및
- 조직에 불그스레하게 비쳤다.

시술의 응용 :

2~3초간의 자극을 몇 회 반복해도 아직 개개의 반사구역에 이상한 통증이 느껴질 때에는 "**압력증가의 가압**"을 조직 깊숙이 집중하여 천천히 시술할 수 있다. 클라이언트의 통증의 한계에 주의하면서 매번 가하는 힘을 강화시켜가는 가압을 시술하고 통증이 가라앉을 때까지 기다린다. 그리고 다음의 과정으로 진행한다. 이 방법의 순서는 **지그시 가압하기**(제3장 3-2-5)와 유사하다. 이 경우도 하나의 반사구역에 시간을 지나치게 들여서는 안 된다.

최초의 한 번 미는 것으로 이미 강한 통증을 느끼는 반사구역일지라도, 위에서 언급한 방법을 사용해서 가하는 힘을 강화하면서 지그시 가압하기를 응용한 가압을 시술할 수 있다. 반사구역에서 통증에 더하여 자율신경적인 격렬한 과잉반응이 일어났을 때는 클라이언트의 상태가 안정될 때까지의 사이 그 반사구역에 엄지손가락의 바닥 또는 다른 손가락의 바닥을 가볍게 조용히 대고 있는 것만으로도 충분하다.

11-2-2 중점을 두다

매회 문제가 있는 모든 반사구역에 같은 정도의 가치를 둘 필요는 없다. 다만 연습과 관찰을 쌓아감에 따라 시술을 시행하기 **전에** 문진으로부터 중점을 두는 부분을 발견하는 것이 필요하다. 보통은 1회의 시술로 6~8개소(더 많은 경우도 있다)의 반사구역에 중점적으로 적절한 시술을 시행할 수 있다.

활력에 넘친 과정인 치료는 수면에 돌을 던졌을 때처럼 기능적으로 해당된 다음의 반사구역에로 거듭 효과를 전달하여가고 항상 **전체의 상태를 계속 바꾸는** 작용을 한다.

나의 임상경험으로부터

내가 수업을 담당하게 된 1년째의 해에 한 사람의 여학생의 회답을 통해서 기관과는 떨어진 효과를 주는 시술의 활력을 매우 확실히 인식하였다. 그 여학생은 수업의 2일째에 "어제 시술을 시행한 것은 머리와 목(경부)의 반사구역인데" 1주일이나 빨리 월경이 왔다고 보고하였다. 머리 · 목 부위의 영역에서의 실습을 하는 동안 뇌하수체 및 갑상샘의 반사구역에도 가압을 시술하였다는 지적에 의해서 이 반응은 그녀로서도 이해할 수 있었다. 그리고 그녀는 가압을 시술하는 장소 및 방법을 바꿨을 때조차 마찬가지의 반응을 나타냈다.

제 12 장 최종시술

반사요법에 의한 일련의 시술 후에는 어김없이 최종시술을 시행한다. 이것은 모든 반사구역을 객관적으로 조사하는 역할을 수행하고 클라이언트 및 시술자에게 시술의 결과를 대략적으로 요약하여 보여준다.

12-1 최종진찰의 실시

일련의 시술을 시작할 때와 마찬가지로 **시진의 진단서**를 적성한다. 이것에 의해서 발의 평형상태, 조직 및 피부에 어떠한 변화가 있었는가를 초진의 결과와 비교하면서 관찰할 수 있다.

그 후 **촉진**을 시행한다. 모든 반사구역에 대해서 또 한번 7개의 작업그룹 또는 발의 해부학적인 구조에 따라서 기본적인 가압을 단시간 시술한다. 이것은 증상의 변화에 대해서 클라이언트가 언급한 것을 객관적으로 확인하기 위해 시행하는 것이다.

최종소견의 기입방법

실제적인 이유로부터 초진 때에 작성한 클라이언트 차트를 사용해서 결과를 **청색**으로 기입한다.

- 여전히 분명한 통증이 있는 반사구역에 청색의 **동그라미 표식을 한다**.
- 통증이 소실된 반사구역을 청색의 **2중선으로 지운다**.
- 새로이 발견된 반사구역을 청색으로 **추가**한다.

초진의 진단서와 마찬가지로 통증의 정도를 구별하기 위해 매우 강한 통증이 있는 반사구역을 청색으로 **진하게** 기입하고 강한 통증이 있는 부분은 **표준**으로, 통증이 약한 부분은 **엷게** 기입한다.

12-2 요약

일련의 시술에 관한 최초이고 유일한 목표는 최종단계 때에 발에 통증이 있는 부분이 하나도 없다는 것이 아니라 클라이언트가 가능한 한 건강한 상태가 되는 것이다.

신체적 및 내면적으로 충분한 세기의 치유력을 갖고 있는 클라이언트 중, **급성**이고 단기간에 발생한 질병을 가진 사람에게 가장 기대할 수 있는 것은 질병이 분명히 개선되어 최종적으로 완치하는 것이다. 6회나 10회의 시술 후에 아직 얼마간 통증이 있는 반사구역이 남아있었다 해도, 시술을 종료할 수 있다. **많은 경우 시간이 자연히 조정해주기** 때문이다.

만성 환자의 대부분은 고통이 있는 증상을 완화시켜주었으면 한다, 또는 번거로운 통증을 가볍게 해주었으면 좋겠다는 회복에 대한 강한 의지를 항상 계속 나타낸다. 이것은 반사요법에 의해서 종합적인 생명력이 활발하게 되기 때문이다.

만성 환자의 경우, 많은 반사구역이 질적으로 변화하는 일이 있고, 일정한 기간에 걸쳐서 분명하게 개선되는 일조차 있다.

이러한 클라이언트에게는 항상 새로운 치료를 제안하는 것이 필요하다. 실제로 치유의 효과를 올리고 있는 기타의 응용요법에 더하여 반사요법에 의한 일련의 시술을 1년에 2회에서부터 3회에 걸쳐 시행해야 한다.

제 13 장 시술의 시간 및 간격

13-1 초진과 계속시술의 시간

초진에는 초보자의 경우, 특히 충분한 시간을 들여야 한다. 새로운 것에는 마음의 평정과 연습이 필요하다. 내가 임상을 시작한 무렵은 새로운 클라이언트에게는 진료의 마지막에 오게 하거나, 시술에 언제나 2배의 시간이 걸리는 것을 자신에게 허용하고 있었다.

처음에는 진단서의 작성에 **넉넉히 1시간**을 들여도 알맞게 좋은 상태이다. 이것에는 서로가 친해지는 기회도 포함된다. 경험을 쌓으면 초진에 45분 정도밖에 걸리지 않게 된다.

계속시술은 기본적으로 짧고 대략 20~30분이다. 그러나 계속시술의 경우에는 발생하는 반응에 따라 거의 언제나 시술을 시행하는 반사구역을 **다시 선정할** 필요가 생긴다. 이것에 의해서 아래의 경우에는 시간을 유연하게 변경해야 한다.

- 급한 반응단계는 15분으로 충분하다고 생각되는 경우
- 다음 회의 시술에서는 아마도 단시간의 상담이 필요해지는 경우
- 다른 때에, 예컨대 감기에 걸리기 시작하여 가능하면 새로이 다른 반사구역을 추가하는 경우

13-2 시술의 간격

일반적으로 반사요법은 다른 물리치료와 마찬가지로 1주일에 2~3회의 치료를 시술한다.

많은 경우, 몸의 상태를 바꾸기 위한 자극은 특히 반응상태가 안정되어 있고 휴식이 철저하게 지켜져 있는 경우에 4~5일 계속해서 시술하면 보다 명확히 된다.

급성의 통증이 있는 경우는 긴급한 시술(제19장을 참조)에 따라서 매일 또는 1일에 몇 회의 시술을 반복한다.

만성질환의 클라이언트 및 장기간 질환을 앓고 있는 클라이언트의 경우에는 병상이 허용하는 한 처음에 1주 3~5회 집중적으로 시술을 시행한 후 1주 1회, 2주일에 1회, 다시 월 1회의 속도가 되기까지 천천히 시술의 간격을 늘여간다.

일련의 시술을 1년에 수 회 시술할 때에 각각의 간격을 길게 잡아서 별개의 시술을 시행하면 많은 만성 환자에서 같은 방법으로 치료를 계속하는 것보다도 효과가 있다.

13-3 일련의 시술의 기간

일련의 시술은 치료의 기준에서 클라이언트의 현 상황이 **변화**하든가 **개선**된다는 반응이 나타날 때까지 계속해야 한다. 이것에는 보통 6~12회의 시술이 필요하다.

치유력이 매우 높은 경우에는 이것보다도 짧은 기간으로 충분하며 반응이 둔한 클라이언트에서는 15회, 20회 또는 그 이상의 시술이 필요하게 되는 경우도 있다.

자립성 및 자기책임을 존중하는 이유로부터 나는 흔히 클라이언트에게 다음번의 시술을 시작하는 데에 적당하고 의미 있는 시기는 언제라고 생각하는가를 판단하게 하고 현재의 질병에 적합한 전문적인 치료만을 제안하는 것으로 하고 있다.

경험으로는 최초에 시행하는 일련의 시술에 의해서 이미 다음번의 시술에 대한 기초가 충분히 만들어지기 때문에 대부분의 클라이언트에서 시술의 횟수가 적어졌다.

제 14 장 시술과 시술 사이의 반응

14-1 일반사항

시술과 시술 사이에 일어나는 반응은 치료의 자극에 대한 응답이고 클라이언트의 건강상태에 일어난 변화의 출현이다.

많은 경우 2회째부터 6회째의 시술 사이에 나타나며 대체로 2, 3시간 계속되고 때로는 수일에 이르는 경우도 있다. 반응의 다양성은 두드러져 있다. 사슬(chain)의 강도는 가장 약한 연결고리와 같다는 원칙이 있으나 이러한 것은 특히 병에 걸려 약화된 기관이나 계통이 많은 경우 우선 처음에 반응함으로써 증명된다.

반응은 건강으로 향하는 중요한 통과단계이고 인간의 온갖 면과 층에 나타나는 것이 가능하다.

많은 사람에서 가장 명백히 지각할 수 있는 것은 우선 신체적인 면에 나타나는 반응이다. 여기서는 존재하는 독소, 유해물질, 대사 잔류물질 및 대사 최종산물을 체내로부터 배출하기 위해 확실하게 효과가 있는 작용을 하는 **배설기관**이 자주 해당된다.

금세기의 초두에 동종요법(homeopathy)에 종사한 헤링 의사의 규칙, "치유는 안에서부터 밖으로 향해서 일어났다…"는 반사요법에서의 반응단계에도 적합하다. "안-밖"의 개념은 정해진 테두리에 적용됨이 없이 표현되기 때문에 신체만이 아니라 정서나 정신의 영역에도 응용할 수 있다.

치료적인 견지에서 보면 반응에는 원칙적으로 의미가 있고 필요한 것이다. 반응이 없으면 현재의 상태가 변화하는 일은 없다.

클라이언트로부터 보면 이것은 바람직한 일이기도 하고 번거로운 일이기도 하다. 그러나 가령 내면적인 관계에 대한 지식이 없다는 것 때문에, 클라이언트가 그 반응을 "나쁘다"든지 "마이너스"라 하였다 해도 반드시 플러스로서 평가되어야 한다.

"가정집"의 봄의 대청소와 비교하면 대개의 사람은 반응의 급한 단계를 충분히 이해할 수 있다. 그리고 현재의 바람직하지 않은 수반증상은 치유의 과정에서 개선에의 중요한 기회를 자신 속에 갖고 있다는 이해를 촉구한다.

반응의 특징은 아래와 같다.

- 클라이언트의 질병의 내적 및 외적인 배경과 결부되어 있다.
- 이전 및 현재의 증상에 관한 개략적인 상황을 알려준다.
- 뜻대로 할 수 있고 활성화할 수 있는 가능성은 클라이언트의 건강상태의 현 단계를 바꾸고 개선할 가능성을 보여준다.

14-2 빈번하게 일어나는 반응

아래의 리스트의 경우 생물학적인 사상이 계통적이고 직선적인 구획에 속하는 것이 아니라 항상 다음의 것을 나타낸다고 나는 알고 있다.

– 그물코모양으로 결합하여 있다
– 계통 우위이다, 또는
– 율동적이고 생동감 넘치다

모든 시술의 각각의 결과는 반응 및 그 효과에도 관계하고 최초로 인간의 **종합적인 치유력**에 좌우되는 것이며 질병의 이름에 좌우되는 것은 **아니다**.

반응은 총괄적으로 대충 살펴볼 수 있도록 제9장에서 상세하게 설명한 대로의 그룹으로 분류한다.

- 머리(두부) 및 목(경부)
- 척추, 복장뼈(흉골)
- 요로, 및 골반, 넙다리, 무릎의 조직
- 내분비계
- 호흡기, 심장, 혈액순환
- 소화관
- 림프계

여기서는 다시 3개의 그룹이 추가된다. 이들도 마찬가지로 시술의 반응에 대해서 알아낼 수 있다.

- 피부 및 점막
- 수면, 회복, 꿈, 자율신경의 상태 전반
- 심정 면, 정신의 상태

아래의 문장 중에서 기관 그룹 내에서 일어나는 반응에 대해서 설명하는 경우, 그 기관 그룹의 시술에 의해서만 발생하는 반응을 의미하고 있는 것은 아니다. 반응의 종류, 및 그것에 의해서 반응이 일어나는 전달경로의 선택지를 지원할 수는 있으나, 기본적으로는 밖으로부터 영향을 줄 수는 없다.

머리(두부) 및 목(경부)

다양한 종류 및 원인에 의한 두통은 재발의 짧은 단계가 끝나면 대개 서서히 진정된다. 이마굴(전두동) 및 위턱굴(상악동)은 축축한 찰기가 있는 분비물을 배출한다.

혈압수치 및 혈압의 진폭은 고혈압의 사람도 저혈압의 사람도 변화할 우려가 있다.

알레르기의 경우 눈의 점막은 자주 침출물이 감소함으로써 반응하고 발적 및 부종이 치유된다.

코인두 및 목의 만성적인 염증은 완전히 치유된다.

척추, 흉곽, 관절 및 근육군

척추의 기능적인 증상(사고에 의한 통증, 좌골신경통 등) 및 큰 관절 및 작은 관절의 동작제한은 개선된다. 때때로 짧고 급성의 통증의 단계가 동시에 나타나는 일도 있다.

직립 및 자세의 질이 바뀐다.

팔이음뼈(견갑대) 및 등의 영역의 근육경화증에서는 특히 근육의 긴장이 정상이 되고 통증이 진정된다.

요로

자주 콩팥(신장) 및 방광은 많은 소변을 배출한다. 소변은 탁하거나 투명하고 일시적으로 이상한 냄새가 난다. 소변검사 때에는 소변에 있어야 할 물질의 증가를 보이는 일이 있다.

과민방광에 의해서 하루 동안 또는 야간에도 빈번하게 괴롭힘을 당하는 클라이언트에서는 반응상태가 양호하다면 과도한 흥분상태는 대개 몇 회의 시술로 확실하게 진정된다.

도움이 되는 힌트

방광과민의 증상이 열을 수반하는 **염증**으로 바뀌었을 때는 이 작업과 치료방법의 한계를 인정하고 필요하다면 의사에게 맡긴다. 이러한 판단은 이후의 과정으로서 중요하다. 증후를 억제하는 것이 아니라, 약에 의해서 치유력을 촉진시킴으로써 증후가 증상이 있는 배경의 계통 안에서 보다 깊은 곳으로부터 상태의 변화를 일으킬 수 있다.

내분비계 및 자율신경계

갑상샘에 기능장애가 있는 클라이언트의

대부분에게 반사요법은 보조요법으로서 지원이 된다. 호르몬에 영향을 줄 때는 시술에 의해서 일어나는 추가의 반응을 계산할 필요가 있고 계산할 수 있다(제18장의 "증상의 반사구역에 대한 신중한 시술"을 참조).

월경은 호르몬에 좌우되는 점막반응을 의미하기 때문에 월경이 있는 동안은 출혈이 변화하는 일이 있다. 월경혈액의 양이 증가하거나 또는 감소하고 월경 전 또는 월경 때의 심한 통증이 확실히 진정된다. 대하는 전혀 별개의 것이 되거나 현 상황과 같은 대하는 배출되지 않게 된다. **부인과계의 기능장애는 반사요법을 적용하는 데에 가장 적합한 증상의 하나이다!**

자율신경계 및 내분비계의 기능이 저하하여 있는 여성에서 월경주기에서도 기간이나 간격이 점점 길어져 있는 클라이언트에서는 많은 경우 다음번의 월경이 비정상적으로 빨리 온다. 피임약을 복용하고 있음에도 불구하고 월경주기가 늘어나는 일도 드물게 관찰된다. 드물게 관찰되는 것은 자궁 내 페서리(pessary) (나선모양)의 위치가 벗어나거나, 피임약을 복용하고 있음에도 불구하고 월경주기가 맞지 않는 일이다. 이 밖에 모든 여성이 반드시 충분히 인식하고 있는 것은 아니지만 입으로 복용한 피임약은 심한 설사를 일으키면 조직체에 흡수되지 않으므로 효과가 상실되는 일이 있다. 사전에 정보를 전달해두는 것이 필요하다!

당뇨병의 경우는 특히 혈당량을 자주 검사하는 것이 중요하다. 1회째의 시술에 의해서 이미 혈당치가 분명히 변화할 우려가 있기 때문이다.

갑상샘기능항진의 클라이언트는 정확히 정도를 정한 시술에 대해서 매우 긴장이 풀려서 안정된 상태가 된다. 이러한 클라이언트에게는 가급적 오전 중에 시술을 시행해야 한다. 조금이라도 정도를 넘어서면 밤의 수면에 장애를 줄 우려가 있다.

호흡기, 심장 및 혈액순환

가장 빈번하게 관찰되는 것은 깊이 안정된 호흡이라는 사고에 기초한 호흡의 조정이다. 천식, 기관지카타르 또는 기관지확장증의 클라이언트에서는 기침이 보다 경감된다. 가래(담)는 색깔, 점도 및 냄새 등 다양하다.

심장 빠른맥(빈맥) 등의 기능적인 심장질환, 및 가벼운 협심증성의 질환에서는 장애가 되는 작용이 감소한다.

많은 사람이 몇 회의 시술 후 **만성적으로 차가웠던 발**의 혈액순환이 정상으로 되거나 정맥의 울체가 기능적으로 개선되었다고 언급하고 있다.

▣ 도움이 되는 힌트

심장에 중대한 기능질환 또는 장기질환이 있는 클라이언트에서는 증상의 반사구역인 심장의 반사구역을 치료적인 흥미의 중심으로 해서는 안 된다. 이것을 지키지 않으면 질병이 악화할 우려가 있다(제18장 이하 참조).

소화관

배변은 양이 증가하여 빈번하게 되는 일이 많고 일시적으로 지독한 냄새를 수반하고 점액성 및 색깔이 변화하는 일도 있다. 가스는 많아지지만 적어지는 일도 있다.

드물게 자연히 구역질이 나거나 1일이나 2일 설사가 나는 일이 있다. 설사가 장기간 계속되는 경우는 보다 정확히 진단하기 위해 검사를 하는 것이 적절하다.

입 안에 있는 입안염(구내염) 및 아구창(endomycosis)은 완치하고, 치질의 통증은 서서히 진정된다.

도움이 되는 힌트

만성적인 큰창자질환(대장질환)(궤양성대장염, 점액성대장염, 크론병)이 있는 클라이언트의 경우는 절대로 큰창자의 반사구역을 강하게 긴장시켜서는 안 된다. 자극의 상태가 지나치게 강하면 액체의 손실이 증가하여 전해질의 수지에 더욱 장애가 일어날 우려가 있다(제16장 16-6 및 제18장).

림프계

림프영역에 1차 또는 2차 증상이 있는 클라이언트의 대부분은 반사요법에 대해서 이뇨가 증가하는 반응을 분명하게 보인다. 유방절제술 후의 여성에서는 림프의 흐름이 막혀 있던 팔의 범위에서 측절할 수 있을 만큼 울체가 저하한다는 반응이 반복하여 관찰된다. 이 효과는 여기서 이미 설명하고 있는 반사요법보다도 보다 목표에 접근한다(제27장 이하를 참조).

낮 동안에 일어나는 발이나 다리(하지)의 부종은 감소한다. 머리 및 인두의 영역에 만성적인 감기증상이 일어나기 쉬운 경향은 없어진다. 이것은 특히 어릴 때부터 림프에 증상이 있는 어린이의 경우에 해당된다(26장 이하도 참조).

피부

배설 및 흡수의 영역이 활성화되어 그것에 의해서 건강해진다. 발한은 클라이언트의 초기증상에 따라서 처음에는 많아지는 일도 적어지는 일도 있다. 때때로 작은 고름물집(소농포) 또는 두드러기(심마진)가 단기간 나타나는 경우도 있다.

번거로운, 불쾌한 체취가 반복하여 발생하지만 시중판매가 되는 탈취제로 냄새를 없애는 일은 결코 하지말기 바란다(식습관을 조사하여 필요에 따라서 변경할 것!).

급성 또는 만성적으로 피부가 자극되어 있거나 피부에 질병(습진 등)이 있을 때는 증상이 차츰 진정된다. 다만 단기간 증상이 심해지는 일도 있다. 발가락 사이에 잇는 노출된 피부는 대부분의 경우, 몇 회의 시술 후에 자연히 완치된다.

도움이 되는 힌트

급성의 피부반응이 장기간 계속하든가, 또는 분명히 약화되어 있는 경우는 이 과정을 적당한 약에 의해서 단기간에 억제하기 위해 의사에 의한 중간진찰을 받도록 조언할 수 있다. 약은 증상을 표면적으로 억제하는 것만은 아니고 치유력을 돕는 것이 최상이다. 동종요법은 이 경우 보다 깊은 부분에 작용하는 시술의 가능성을 수많이 제공한다. 영양 균형을 철저하게 갖추는 일은 필요불가결하다.

점막

코인두 및 기관의 점막은 분비물이 증가하거나 또는 감소하면서 정화되고 회복한다. 여성 및 남성의 경우, 질 및 요도로부터의 분비물이 발생한다. 이따금 매우 집중적으로 발생하기 때문에 아랫배기관(하복기관)의 점막 및 피부조직이 자극되는 일도 있다. 여성의 경우는 특히 분비(fluor)가 분명히 감소하고 냄새나 색깔이 변화하거나 완전히 없어지는 일이 자주 있다.

여성의 경우는 남자보다도 생식기관이 외기에 노출되는 일이 많기 때문에 사상균에 의한 감염증이 만성적으로 재발하기 쉽다. 반사요법의 시술과 아울러서 식사내용을 전환하여 점막의 종합적인 환경을 큰창자부터 개선하는 것이 필요하다.

조직의 온도 및 발열

반사요법에 대한 반응으로서 일어나는 단기간의 발열이나 온도의 상승은 대부분의 경우 스트레스가 되는 요소나 독소를 체내에서 처리하려고 하는 시도를 명확히 나타내는 것이다.

이 경우 열은 방어 시스템이 양호하게 작동하고 있다는 것을 보여준다. 항생물질은 증상을 억제하여 병의 경과를 숨겨버리기 때문에 사용해서는 안 된다. 특수한 병의 경과에 대해서 항생물질을 투여하는지 아닌지, 및 언제 투여하는지는 클라이언트와 합의한 다음에 의사가 결정한다.

⊡ 도움이 되는 힌트

열이 있는 경우, 잘 알려져 있는 장딴지 감싸기(찜질의 일종) 이외의 가정에서의 처치로서 잘록창자씻기(관장)에는 자연스런 방법으로 열을 내려서 체온을 조정하는 효과가 있다.

이전 질병의 발병

이전의 질병이 완치되어 있지 않거나, 숨겨져 있던 경우에는 단기간에 재발하는 일이 있다. 대부분의 증상은 가벼운 것이다. 이 반응은 악화를 의미하는 것은 아니다. 질서요법이 만성적으로 숨겨져 있던 경과를 급성의 단계를 거쳐 치유에로 유도할 수 있다는 것을 보여주고 있다.

⊡ 도움이 되는 힌트

클라이언트의 양호한 생명력은 이전의 질병을 단기간에 한차례 재활동을 시켜 완치에로 촉진할 수 있다. 이것은 "누적단계에서 축적되었던 병독을 분해하기 위한 대상성의 퇴행"이라는 사고방법에 의한다. 이러한 것은 결코 중대한 일은 아니지만 시술자와 의사와의 양호한 공동작업을 필요로 하고 클라이언트의 명확한 정신적 지도를 필요로 한다.

수면 및 꿈

수면의 질 및 길이에 관해서는 대부분의 클라이언트가 아무래도 매우 강한 수면의 욕구를 갖는다. 한편, 특히 불안해지거나 이제까지 없었을 정도로 짧은 수면 밖에 필요로 하지 않는 데도 불구하고 다음날은 보다 건강하고 몸의 상태가 좋다는 사람도 있다.

꿈은 즐거운 것도 무서운 것도 무의식에서부터의 중요한 경고이며 중요한 마음의 "정리작업"이다. 이 때 우수한 정신요법의사의 도움을 받든지, 책임을 갖고 유도된 자기경험자 그룹의 곳에 가도록 지시가 내려지는 경우가 있을지도 모른다. 이것에 의해서 이제까지 의식되지 않았던 옛날의 문제나 억압되어 있던 문제가 용이하고 동시에 충분히 이해된다.

클라이언트가 보류되어 있는 인생의 주제 전반을 갱신하기 위해 자신의 내면을 전문가에게 털어놓을 때는 클라이언트로서 완전히 완벽하고 신용할 수 있는 가치가 있다는 것이 결정적인 의미를 가진다.

심정 면 및 정신의 상태

침착성이 없고 불안한 상태는 단기간의 제1 반응으로서 때로는 2, 3시간 동안 증가하는 일이 있을지도 모른다. 다만 많은 경우 발에 접촉하는 것에 의해서 "이제는 엉거주춤하지 않은" 상태가 되기 때문에 신경질이 되거나 우유부단하게 되거나 화를 내거나 하는 일이 없어진다.

발달하는 내면의 각성 및 조화는 아래와 같

이 나타난다.
- 다른 사람과 보다 공개적으로 만나다
- 웃다, 울다, 슬퍼하다, 기뻐하다, 화를 내다 등의 감정을 보다 자유로이 표현하다
- 자신이 행동을 계획하고 변경하기 위해 보다 확고한 준비가 있다, 및
- 가족 및 친구 안에 자신이 있을 곳을 발견하려고 적극적으로 노력하다

새뮤엘 하네만 이래의 **고전적 동종요법**에서 우리들이 유전적으로 이어받은 증상 및 인간의 심층에, 그리고 그것에 의해서 그 사람의 본질 및 감정의 세계에로, 투명하게 하고 정화하고 강화하면서 밀치고 들어갈 수 있는 수단과 방법을 자유로이 다룰 수 있는 것은 일반적으로 극히 조금 밖에 알려져 있지 않다.

14-3 격렬한 반응에 대한 대처방법

14-3-1 일반사항

반응이 갑자기 심하게 악화한 경우(드물다!), 클라이언트를 돌보고 간호하기 위해 다양한 변화를 선택할 수 있다. 다만 클라이언트는 항상 우리들이 그러한 때에도 신뢰할 수 있는 상담상대라는 것의 확증을 필요로 한다. 상담 상대는 경우에 따라서는 전문의 또는 가정의에게 연락을 취하여 증상이 시술의 자극에 의한 반응이고 새로운 질병이 발생한 것은 아니라는 것을 전달한다. 이 정보는 증상만을 다시 은폐하는 약의 투여를 호의적인 상황 하에서 회피하는 역할을 수행한다.

14-3-2 격렬한 반응과정에 대한 대처방법

다양한 방법에서부터 하나를 선택한다.

- 급성 증상에 중점을 둔 **잠정시술**을 권장한다(제19장의 "긴급 수술"을 참조).
- 반응의 집중이 서서히 진정되도록 시술을 하나 **생략할** 수 있다.
- 클라이언트가 지나치게 걱정을 할 때는 필요에 따라서 매일 때로는 **1일에 몇 회의 짧은** 시술을 시행하여 신뢰를 얻는다. 이 때 자율신경이 회복할 수 있도록 조정하기 위한 가압을 우선하여 선택한다. 시술의 시간은 대체로 10~15분간으로 제한한다.
- 다음 회의 시술 때는 증상을 맨 앞에 두는 것이 아니라 해당되어 있는 기관 또는 계통의 그룹 중 그 부분을 시술함으로써 증상의 영역에 일어나는 격렬한 반응을 진정시키는 부분을 우선한다. 이 때 배경의 반사구역이 특히 중요한 의미를 갖는다. 왜냐하면 배경의 반사구역은 증상이 발생할 우려가 있는 토대에 관계하기 때문이다.

예

- 심한 두통 :

이 때는 큰창자(대장), 명치(상복) 또는 생식기의 반사구역을 긴장시키는 가압을 시술한다(많은 경우 두통의 원인은 소화기계에 있고, 여성에서는 아랫배(하복)영역에 있는 일도 있다).

- 머리(두부) · 목(경부)영역의 심한 감기 :

작은골반기관, 림프계 및 큰창자에 긴장을 시키는 자극을 준다[같은 배엽(germinal layer)으로부터 점막이 만들어진다].

- 급성의 천식 :

클라이언트는 부신, 작은창자(소장)(강한 과산화상태), 간(간장) 및 쓸개주머니(담낭), 항문을 포함하는 골반바닥의 각각의 반사구역에의 긴장이나 조정하기 위한 가압에 대해서 보통 양호한 반응을 나타낸다[모든 조임근

(괄약근)은 스트레스성의 자극에 경련의 변화로 응답한다].

14-3-3 특히 격렬한 반응의 예

때때로 아래와 같은 반응이 나타난다.

- 잠재적인 두통이 **편두통**으로 진행한다.
- 전신에 나타나는 심한 **두드러기(심마진)**. 특히 치료를 시술하지 않아도 대개 수일에서 치유된다.
- **콩팥돌(신석)** 또는 **담석**을 유발하는 일이 있다.
- 심한 **설사**는 매우 철저한 큰창자의 세정을 보여주는 것이다.
- 클라이언트가 급성의 **치통**을 일으킨다.
- 갱년기의 여성에서는 **아랫배로부터** 예기치 않는 심한 **출혈**이 있다.

위에서 언급한 단계에서도 우리들은 앞의 항에서 언급한 것처럼 클라이언트 곁에서 시중든다. 증상을 완화하는 약을 투여할 것인지 어떤지, 및 언제 투여할 것인지는 대개 당면한 상황, 예컨대 대개는 처음으로 나타난 것은 아니라든가, 그 상황에서는 당사자의 대부분이 이전의 행동전략을 생각해내서 적용할지 어떨지에 따라 결정한다.

다만 보다 심각하고 이전에 알려져 있지 않은 질병의 의심을 갖게 하는 반응에 대해서는 반드시 즉각 주치의에게 전달하는 주의의무가 있다.

나의 임상경험에서부터

나는 오랜 동안에 만성적인 림프계의 기초적인 증상이 반사요법에 의해서 발열, 구토 및 통증을 거쳐 급성막창자꼬리염(급성충수염)으로 변화하여 수술이 필요하게 된 일을 세 번 경험하였다. 두 사람은 어린이이고, 한 사람은 젊은 여성이었다. 세 사람 모두 수술 후에 반사요법에 의한 시술을 계속하였더니 최종적으로는 이전과 비교하여 본질적으로 안정하고 몸의 상태가 좋아졌다.

다만 매우 많은 경우, 만성의 재발증상은 오른쪽 아랫배부위에 발생한다. 특히 어린이의 경우에는 바로 급성으로 되는 일이 많지만 반사요법에 의한 일련의 시술을 1회 또는 수회 반복함으로써 완전히 정상으로 된다.

14-4 마이너스의 반응

현재의 상황을 확실히 장기간에 걸쳐서 악화시키는 것 같은 본질적으로 마이너스가 되는 반응은 아래의 경우에 발생한다.

- 시술의 시간이 지나치게 길거나 정도가 지나치게 강한 경우
- 증상을 과도하게 강조하거나 시술의 중점에 치우침이 있는 경우
- 금기에 주의를 기울이지 않았던 경우

14-5 새로운 질병

현대인은 다양해지고 그 탓에 자주 옛날에 비해서 스트레스를 받기 쉬워져 있다. 다양한 분야에서의 자극의 홍수나 약의 복용은 분명히 증가하고 있다.

이 때문에 비정상적으로 쇠약해져 있거나 다량의 약에 의해서 부하를 받고 있는 클라이언트의 경우는 시술과 시술 사이에 일어나는 반응을 특히 충분히 관찰해야 한다. 이것에 의해서 반응단계가 **지나치게 오래 계속**되거나, 반응단계가 **독립하는** 것은 언제인가, 및 불리한 조건에서 거기서부터 새로운 반응이나 다른 질병에로 진행하는(극히 드물다!) 것은 언제인가를 인식할 수 있다.

시술한 치료적인 자극에 대한 직접적인 응답인 반응은 보통 몇 시간 후에는 소실되지만 때로는 3일, 6일 또는 8일 동안 지속하는 일도 있다. 보통보다도 오래 계속되는 경우에는 정체하여 있는 반응상태의 배경을 철저하게 찾아내야 한다.

오늘날 시술에는 대량의 선택지가 있으나 이들은 반드시 언제나 건강을 지향하는 동기에 기초하는 것만은 아니다. 이 사실을 고려하면 **모든** 관계자(치료방법을 지시하는 사람, 시술을 시행하는 사람, 그것을 받는 사람)는 **많은 상이한 적용**을 단기간에 차례차례로 **지나치게** 주지 않도록 자기들의 영향을 제한하는 것이 필요하다.

특히 자극에 의해서 특징지어지는 시술은 그 효과를 만 하루라고는 하지 않지만 최저 2, 3시간은 다른 치료방식에 의해서 방해를 받는 일이 없이 발휘할 수 있어야 한다. 이것은 오늘날 일반적으로 시행되고 있는 치료방식 및 그 작용의 방법에 대한 프로로서의 충분한 통찰 및 개관을 전제로 하고 있다.

제 15 장 발의 반사요법에서의 좌우 대체의 가능성

15-1 기본사항

윌리엄 피츠제랄드에 의한 신체구역의 분할은 수 십 년래 같은 쪽의 발에 해당된다는 사고에 기초하고 있으며 나의 임상에서도 실증되었다. 그러나 이 규칙에 반하는 것처럼 좌우 마주보게 해당된 기관, 관절 및 근육군의 경우 신체에 증상이 없는 쪽의 발이 해당하는 부분이 시술에 의한 가압에 대해서 증상이 있는 발과 같은 정도나 보다 강하게 반응하는 것을 반복해서 관찰해 왔다.

나는 처음에 이것을 물리치료에서 잘 아는 반대쪽의 작용(제21장 21-4 이하를 참조)이라는 사고방법에 자리매김하였다. 그 후 증상에 상당하는 영역에서 내가 관찰한 좌우의 관계는 침술사 및 신경치료(neural therapy)에 종사하는 의사들에 의해서 사실이라는 것이 확인되었다.

이 때문에 나는 차츰 대부분의 클라이언트에 대해서 이전의 반사구역에 따라서 증상이 **없는** 쪽의 신체에 대응하는 쪽만 목표를 두고 시술하는 것을 시작하였다. 즉, **오른쪽** 어깨에 손상이 있어도 왼쪽 발의 다섯째 발가락 바닥관절(기저관절)의 안쪽 부분에 있는 어깨의 반사구역만을 시술하였다. 새로이 선정한 부분에서의 통증의 감각은 일관되어 있다고는 증명되어 있지 않지만, 결과는 치료에 대한 관심을 더욱 강하게 하는 데에 충분할 정도로 두드러진 것이었다.

오랜 동안 관찰을 계속하는 동안에 나는 좌우 어느 쪽인가 한쪽에만 있는 기관의 반사구역에 대해서도 조사하고, 예컨대 오른발에 있는 쓸개주머니에 상당하는 반사구역의 부분이 대개의 클라이언트에서 왼발에서도 같은 정도나 보다 강한 반응을 나타내는 것을 관찰하는 방향으로 전환하였다.

기묘하게도 급성의 담석이 왼발에 시술을 시행한 것만으로 최종적으로 자연히 진정된 것이 1회 이상 있었다. 이러한 것은 좌우의 역전이 우연으로서는 처리할 수 없을 만큼 빈번하게 발생한다는 것을 확실하게 보여주는 것이었다.

처음에는 전혀 기대를 하지 않고 학급 수강자들에게 수년 동안 나를 거들도록 하였다. 그 방법은 좌우의 상호작용에 대해서 수강자 자신의 유사한 관찰을 학급이 진행되는 동안에 보고를 하게 하고 수강자들의 입장에서 그들이 관찰한 것이 나의 임상시험에 의해서 증명된 것을 알았다.

위에서 언급한 배경은 나를 감동시켰고, 그때까지 익숙하고 친숙해진 유일한 피츠제랄드의 견해 즉, 같은 쪽에 해당된다는 견해를 반사구역의 좌우를 대체할 가능성이라는 다양성으로 확대할 기분이 들게 하였다.

이 책의 상세한 도해에 의한 반사구역의 묘사에 대해서는 피츠제랄드에 따른 해당—즉, 신체의 오른쪽 반신 = 오른발—을 유지하고 있다. 모든 반사구역 전체의 그림(그림 19~22를 참조)에 대해서는 두 번째의 좌우 대체 때의 중요한 정보—즉, 신체의 오른쪽 반신 = 왼발(그림 59 참조)—을 조금 작게 한 그림에 추가하였다. 이 정보는 임상에서 반복해서 증명된 것이다.

이 경험과 관찰을 나는 반사요법이라는 분야에서의 치료의 입구를 넓히는 제안으로서 향후도 전달하려고 한다. 그리고 이원적인 양

좌우의 호환성에서의 발의 반사구역

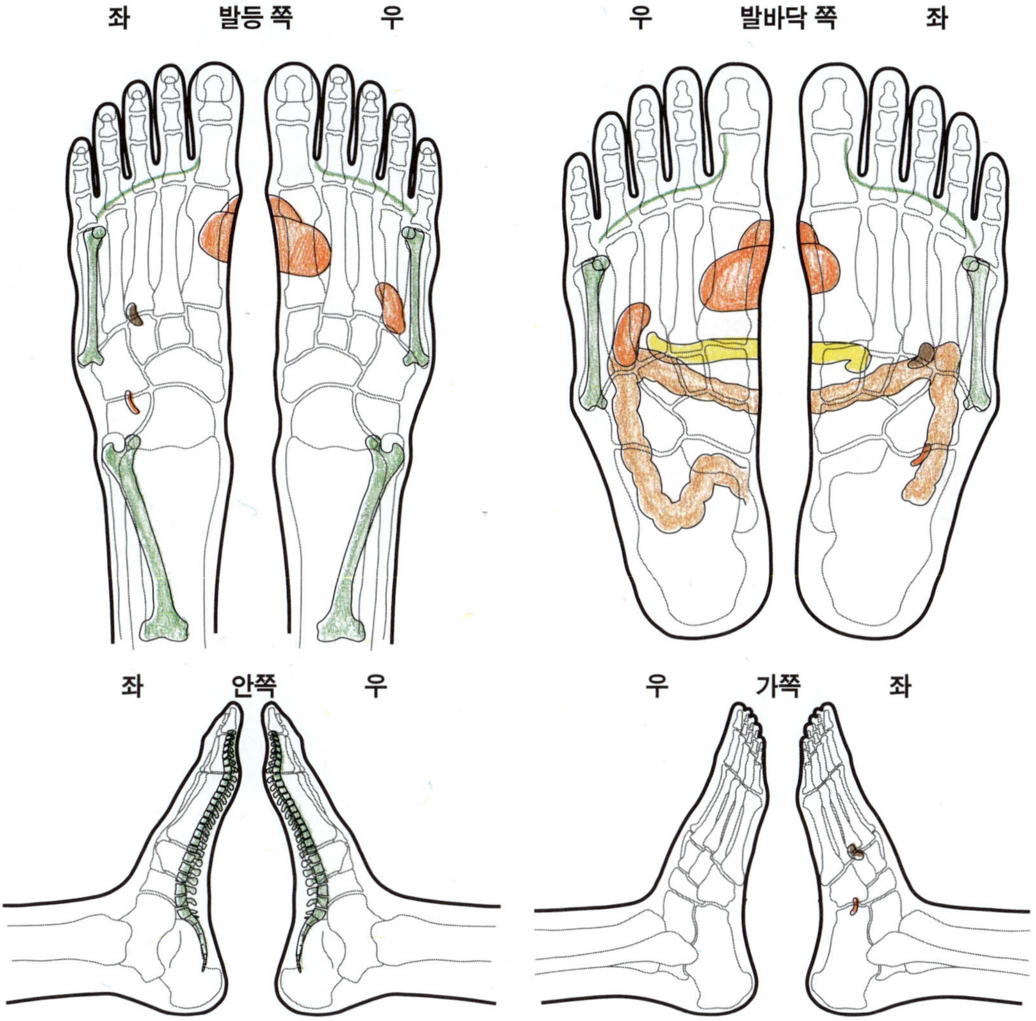

이 그림에서 우와 좌의 호환성이 특히 용이하게 인지되는 반사구역을 우선하여 표시하였다 : 즉 심장, 지라(비장), 쓸개주머니(담낭), 이자(췌장), 큰창자(대장), 막창자꼬리(충수)이다.
시술에는 클라이언트의 질환에 의해서 이 교체는 물론 어느 반사구역에도 관계한다. 좌우 대칭의 기관(organ)과 관절도 마찬가지이다.

촉진으로 어느 반사구역을 시술하는 것이 중요한지 항상 판단한다.
상세한 것은 19페이지에 있다.
이해하는 것에 대한 보조 : 위에서 언급한 두 그림에 앞쪽에서부터와(발등 쪽) 뒤쪽에서부터(발바닥 쪽) 축소하여 대치시킨 인간을 볼 수 있다. 이것에 의해서 기관의 위치의 대칭성을 쉽게 알 수 있다.

그림 59

자택일의 원칙 안에 제약하려고 생각하지는 않는다.

15-2 결정에 대한 실제적인 도움

초진의 진단서를 작성할 때 이미 시술과정의 하나의 변화(variation)로서 좌우의 관계를 고려해야 한다. 증상에 해당되는 반사구역에는 특히 중요한 일이다(제10장 이하를 참조). 치료에 관해서 사실상 어느 쪽에서 실제의 반사구역을 발견할 수 있는지를 분명히 하고 싶을 때는 각각 새로운 시술을 시작할 때에 해부학적으로 해당되어 있는 증상의 반사구역(제10장 이하를 참조)을 **양쪽의** 발에 대해서 동시에 신속하게 조사한다.

보통 우리들은 아래의 세 가지의 증언 중의 하나를 얻는다. 그리고 클라이언트의 반응은 시술이 필요한 영역으로의 바른 길을 틀리지 않고 제시해준다.

- **같은** 쪽의 반사구역에 보다 통증을 느끼기 쉽다.
- **반대쪽의** 반사구역에 보다 통증을 느끼기 쉽다.
- **양쪽**의 반응이 통증의 질 및 정도에서 같거나 양자에 거의 차이가 없다.

이 검사는 양 발에 대해서 **동시에** 시행하는 것이 중요하다. 차례로 검사해 가는 동안에 반대쪽에 이미 효과가 나타나는 일이 있고, 올바른 결과를 얻을 수 없기 때문이다.

시술을 실제로 시행할 때에는 접근하는 방법이 달라져 있어도 아무런 변화는 없다. 치료를 필요로 하는 모든 부분은 발에 집약되어 있어, 그 부분이 오른쪽에 있는지 왼쪽에 있는지, 반사구역의 어느 명칭을 나타내고 있는지(제10장 10-3-2 이하를 참조)는 아무래도 상관없기 때문이다.

15-3 요약

반사요법의 좌우 대체의 가능성을 간단한 방법으로 습득하려고 하는 사람은 자기의 발을 나란히 놓고 바라보아, 자기가 자기 자신 즉, 축소한 자신의 전신과 마주 보게 하고 앉아 있다고 생각하기 바란다. 그렇게 하면 아무런 수고도 없이 오른발에 왼쪽 반신을, 왼발에 오른쪽 반신을 "볼" 수 있다.

일반적으로 우는 우, 좌는 좌라 생각할 때는 좌우를 엄밀하게 구별하는 것은 중요하지만 나로서는 오랜 동안 그 구별 그 자체가 별로 의미를 갖지 않는다는 것이 자명한 일로 되어있다.

모든 전체성 요법(holistic therapy)에서는 조정 및 반대쪽과의 관계가 시술의 중심이 된다. 우와 좌만이 아니라 위와 아래, 뒤와 앞, 안쪽과 가쪽(외측)도 마찬가지이다. 이와 같이 시야를 넓히면 치료는 틀림없이 다시 "완전한 것"이 될 수 있다.

제 16 장 시술의 실례

하나의 증상에 대해서 시술방안을 설명하는 것은 불가능하고 또 의미가 없기 때문에 각각의 구역에 대해서 2, 3개의 예를 선정하기로 하였다

시술방안은 이미 아는 7개의 구역의 범위 내에서 기재되어 있고 각각 아래의 항목으로 나뉘어 있다.

- 구역의 그림
- 시술방안
- 2개 또는 3개의 예에 따른 요약 : 이 적응영역에서부터 얻은 기타의 치료경험

그림 및 본문에 명기한 제안은 접근의 가능성과 상호관계에 대해서 응용의 폭이 넓어진다는 것을 나타낸 것으로 **조사도 하지 않고 모방하는 것**을 고려한 것은 **아니다**.

제10장 10-4의 설명과 마찬가지로 시술사례의 경우도 아래의 색깔을 사용한다.

- **적색** : 증상의 반사구역
- **녹색** : 배경의 반사구역

복강신경얼기(태양신경얼기)는 많은 시술 때에 중심적인 의미를 갖는다. 이 때문에 설명은 7개의 구역의 **선두**에 둔다.

태양신경얼기는 식물(자율)신경계의 중요한 중추를 형성하고 신경세포(신경절)의 큰 얼기(집합)로 구성되어 있다. 신경세포는 등뼈(흉추) 중앙 및 아래 부분의 높이에서 시작된다. 태양신경얼기는 특히 의지에 의해서 제어되지 않는 체내의 기능을 관장하고 있다.

자율신경계는 내분비계와 밀접하게 협력하면서 작용하고 있다. 이 두 가지가 우리들의 감정 면과 강하게 결부되어 있다는 것을 의식하면 클라이언트의 기능장애의 많은 것을 이해할 수 있고 기관에는 아직 두드러지게 나타나지 않는 시기에서 이미 장애를 정확히 파악할 수 있다.

지그시 가압하기에 의한 태양신경얼기의 시술은 경련의 상태를 완화하기 위해 사용한다. 예컨대 담석 및 콩팥돌(신석)에 의한 급통증(산통), 삼차신경통 및 기타의 신경통, 위경련 및 창자경련, 급성천식 등이다. 고혈압, 빠른 맥(심빈박) 및 기타의 흥분상태에 있는 클라이언트의 경우도 마찬가지로 처음에는 지그시 가압하기를 선택한다. 다만 상태가 개선되면 태양신경얼기의 반사구역을 가볍게 긴장시킬 수 있다.

갑상샘의 **흥분**이 나타나 있거나 또는 현저한 고혈압이 있을 때는 반사구역을 가볍게 긴장시키는 시술을 시행한다. 매우 쇠약해 있거나 혈액순환이 불안정하고 피로한 클라이언트의 경우에도 마찬가지의 시술을 한다. 태양신경얼기의 반사구역을 긴장시키는지 진정시키는지는 항상 시술의 목적 즉, 교감신경계를 억제하는지 활발하게 하는지에 맞춘다.

16-1 머리(두부) 및 목(경부)의 구역

16-1-1 오른쪽에 일어나는 두통

시술방안(그림 60)

- 만성적인 두통이 있는 클라이언트에서는 비교적 **통증이 없는 시기**에 증상의 반사구역과 배경의 반사구역의 양쪽을 긴장시킨다. 머리부위(= 증후)의 반사구역에서는 시술의

두통(오른쪽)을 가진 클라이언트

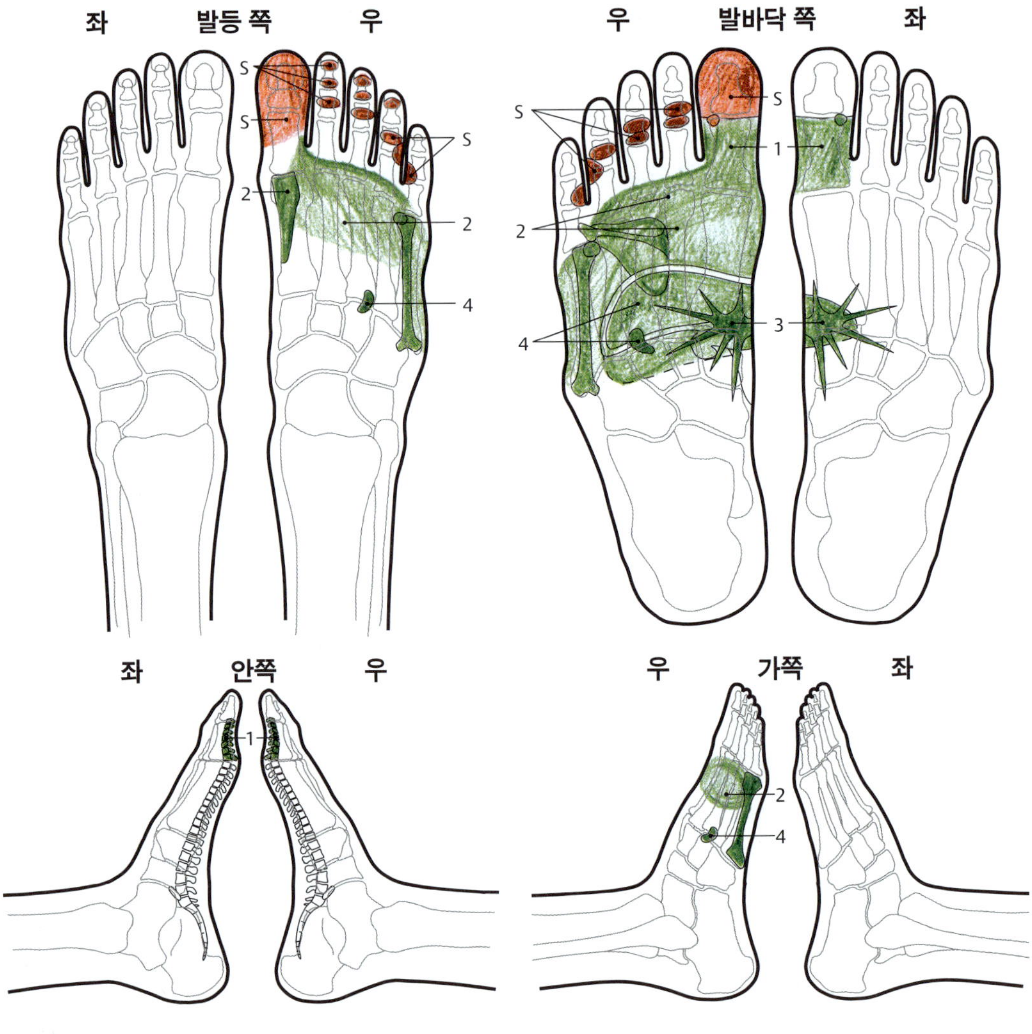

증상의 반사구역 :
오른쪽 머리 및 눈, 귀, 코곁굴(부비강)
꼭지돌기(유양돌기)가 있는
머리뼈바닥(두개저)

배경의 반사구역 :
1. 좌우의 목(경부)
2. 팔이음뼈와 복장뼈(흉골)
3. 태양신경얼기
4. 간/쓸개주머니(담낭)
(오른쪽의 두통은 간 · 쓸개주머니와 척수절과 경선(meridian)의 연결이 손상되어 있다는 것을 시사한다)

그림 60

처음에는 약간 힘을 약하게 할 것을 권장한다.

- 통증이 **급성**일 때는 증상의 반사구역에 지그시 가압하기를 시술한다. 왼쪽 머리의 반사구역도 반드시 시술에 추가하고, 통증이 있을 때는 마찬가지로 지그시 가압하기를 시술한다.

- 특히 여성의 경우는 **쓸개주머니**의 위치가 "주된 반사구역"이라는 것이 실증되어 있다. 이 부분에 정확한 정도로 (필요하다면 강한 힘으로) 긴장시키는 시술을 시행하면 다른 당면한 반사구역[명치부위(상복부) 기관 및 창자(장) 등]과의 협동에 의해서 머리부위의 증상이 개선되고 그 효과가 지속된다.

- **두통**에는 예컨대, 편두통, 후두신경통 또는 삼차신경통, 고혈압, 기타의 증상 등 다양한 특수한 변화가 있다. 이 두통만큼 배경의 반사구역이 다양하고 많은 경우에 의문의 여지없이 떠오르는 치료방법은 거의 없다.

  초진 때에 배경의 반사구역은 대개 아래의 영역에서부터 단일 또는 조합으로서 발견할 수 있다.

  - 창자(특히, 작은창자)
  - 위 및 이자(췌장)를 포함하는 간/쓸개주머니
  - 생식기(특히, 여성의 경우)
  - 고혈압의 클라이언트이고 두통이 머리부위 전체에서부터 눈까지 확산되어 있는 경우는 콩팥(방광의 경락의 시작)
  - 척추 및 팔이음뼈(견갑대)
  - 코곁굴(부비강)을 포함하는 치아

16-1-2 만성 굴염(만성 부비강염)

시술방안(그림 61)

- **만성**의 굴염(부비강염의) 경우는 모든 반사구역에 긴장을 시키는 가압을 시술한다. 발가락 사이의 갈퀴 —머리 및 목의 림프 영역에 해당한다—를 혈행(혈액순환)이 충분히 개선될 때까지 여러 번 손가락으로 집어 올린다. 이 부분은 클라이언트의 대부분이 강하고 칼로 베는 것 같은 통증을 느끼기 때문에 힘의 정도를 초과하지 않도록 충분히 주의한다.

- **급성**의 굴염(부비강염)의 경우는 우선 처음에 손가락 사이를 가볍게 시술한다. 갈퀴가 "움직이기 쉬워지면" 손가락으로 집어 올리는 힘을 세게 할 수도 있다. 12~15회 손가락으로 집어 올리는 시술을 차례로 시행하면 대개는 분명한 변화가 나타난다.

- **급성**의 상태에서는 증상의 반사구역 이전에 작은창자(소장) 및 부신의 반사구역을 먼저 시술하는 것이 효과적이라고 인정되어 있다. 이 경우에는 클라이언트의 반응상태가 좋으면 강력하게 긴장시키는 것조차 가능하다. 특히 코인두에 있는 증상의 반사구역에서는 처음에 지그시 가압하기를 적용한다. 반사구역이 별로 반응을 하지 않게 되어 있을 때는 그 부분을 가볍게 긴장시킬 수 있다. 인두의 목 림프 본줄기에서는 가볍게 문지르는 가압을 각별히 신중하게 6~8회 정도 반복하고 머리부위에 있는 급성증상을 림프관을 통해서 충분히 배출한다. 급성의 단계에서는 많은 경우에 잘록창자씻기(관장)가 적합하다는 것이 실증되어 있다(코인두의 점막과 창자의 점막은 같은 배엽으로 구성되어 있다).

- **백선균**이 있을 때는 해당하는 손의 갈퀴에 손가락으로 집어 올리는 가압을 시행하거나 또는 "치료의 숙제"로서 클라이언트 자신에

만성 굴염(부비강염)을 가진 클라이언트

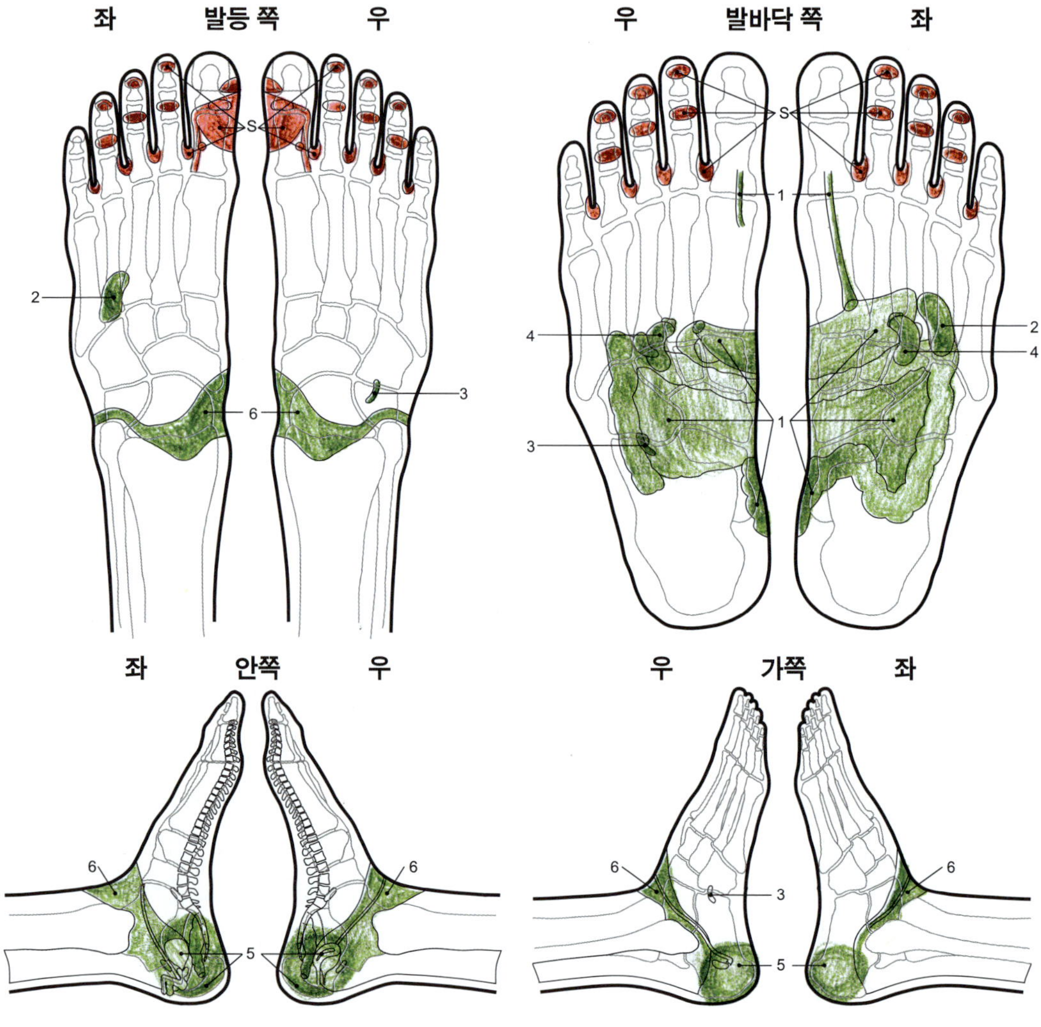

증상의 반사구역 :
코곁굴(부비강)
머리와 목의 림프영역
코인두(비인강)
귀인두관(eustachian tubes)

배경의 구역 :
1. 위/창자관(장관)
2. 지라(비장)
3. 막창자꼬리(충수)(림프계의 활성화)
4. 콩팥과 부신(배출의 촉진)
5. 작은골반기관[머리안(두개강)에의 연결]
6. 샅굴부위(서혜부)의 림프영역

그림 61

게 시행을 시킨다.

- 이마굴(전두동) 및 아래턱굴(하악동)에 **만성적으로 재발**하는 염증인 경우는 전인적 치과의사(holistic dentist)에게 치아의 상태에 대해서 병터(=방해가 되는 환부의 중심)가 있는지 아닌지를 진찰받을 필요가 있다. 점막의 환경의 변화에는 자주 기본적인 영양의 전환이 포함된다. 우유 및 유제품, 곡물류(거칠게 깎은 곡식알도 포함)에 대한 알레르기반응은 널리 퍼져 있다(6, 27, 30, 34).
- 발의 둘째 발가락에서부터 넷째 발가락의 발톱의 중앙 절반(이마굴의 반사구역)을 자기의 손톱을 사용해서 1점씩 시술하면 대체로 1회째의 시술 후에는 이미 축축한 찰기가 있는 분비물의 형태로 굴(동)이 강하게 세정되는 과정이 일어난다. 때때로 열을 수반하는 일도 있다. 클라이언트는 발생한 급성의 단계를 의도적으로 억제하는 것부터 지켜야 한다(제14장 14-3 이하를 참조). 클라이언트의 대부분이 총체적인 건강상태는 감염증 때처럼 나쁘지는 않다고 느끼고 이 증상을 건강해지는 징후라 평가되고 있는 것이 관찰된다.

16-1-3 왼쪽 귀의 급성 청력저하 (메니에르증후군)

시술방안(그림 62)

- 증상의 반사구역에는 증상이 없는 시기에도 **항상** 지그시 가압하기를 사용한 시술을 시행한다(긴장시키면 갑자기 악화될 우려가 있다!). 반대쪽 머리의 반사구역 및 증상의 반사구역에 가까운 모든 반사구역에 대해서도 마찬가지로 시행한다.

손으로 만져보아 조직이 "림프액을 투과시키는" 것처럼 느낄 때까지 목 림프 본줄기를 반복해서 가볍게 정성을 들여 문지른다. 태양신경얼기에의 지그시 가압하기를 시술의 틈새에 도입하는 것이 필요하다.

다른 모든 반사구역에는 긴장시키는 가압을 시술할 수 있다.

- 1회째의 시술에서는 반응상태를 바르게 평가하기 위해 결코 지나치게 강한 자극을 주어서는 안 된다. 아주 흔히 사용하는 것은 조정하기 위한 가압이다. 시술 후에 충분한 휴식을 취하는 것이 중요하다.
- 흉터, 치아의 병터(병소) 또는 척추뼈 고착(특히 목뼈)이라는 **방해가 되는 병터**가 있는지 어떤지를 찾아내야 한다. 이 경우 맨손요법 또는 카이로프랙틱에 의한 처치가 자주 매우 도움이 된다.
- 청력의 저하 및 이에 수반하는 증상[현기증, 귀울림(이명)]이 계속되는 클라이언트에게는 **호흡을 조정하는 가압**이 매우 도움이 된다. 질서 있는 호흡은 항상 말려들게 되는 자율신경을 조화시키는 작용을 한다.
- 얼핏 보았을 때의 인상보다도 빈번하게 볼 수 있는 것에 쇼크체험이나 기타의 심각한 정신적 스트레스가, 가령 훨씬 이전에 경험한 것일지라도, 현기증의 증상을 일으키는 것과 결부되어 있는 경우가 있다. 이들은 "균형을 무너뜨리다(→침착성을 잃다)"라든가 "현기증이 난다(→얼버무리다)"라는 표현(일반적으로 진실로부터의 도피로서 정의되어 있다)으로서도 인식할 수 있다. 이 테마에 대해서 이야기를 나눌 때는 "손가락 끝의 감각"과 경험이 자주 필요하다.

이 증상은 총체적으로 당사자 전원에게 고

메니에르병을 가진 클라이언트(증상이 왼쪽 귀)

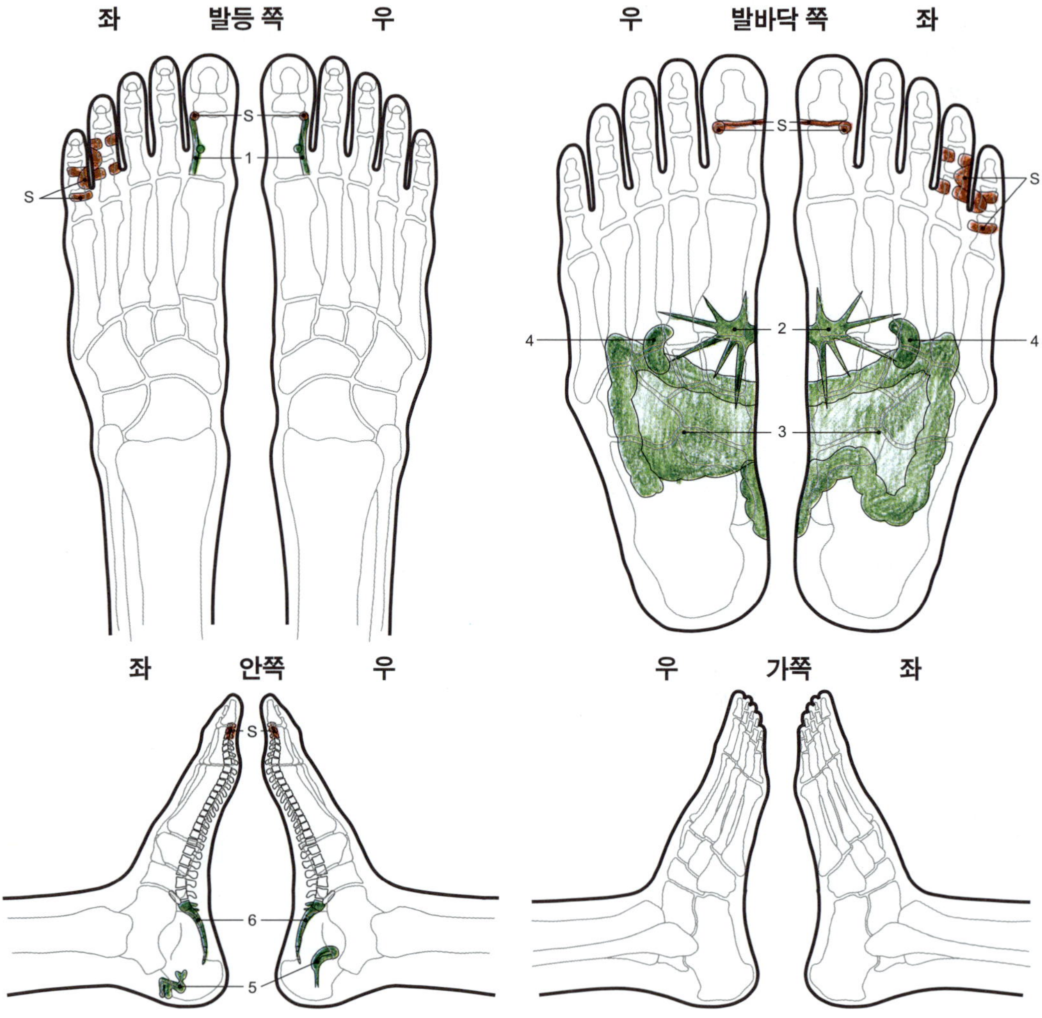

증상의 반사구역 :
왼쪽 귀
꼭지돌기(유양돌기)
아래턱관절(하악관절)
뒤통수(후두부)
목뼈(경추골)
뒤쪽 어금니(후부구치)와 사랑니

배경의 반사구역 :
1. 목(경부)의 옆 부위 림프줄기
2. 태양신경얼기
3. 창자[큰창자(대장) - 경선(meridian) 귀 등을 관리한다]
4. 콩팥(신장)
5. 생식기(귀와 같은 배엽으로부터 분화)
6. 엉치뼈(천골)/꼬리뼈(미골)[머리엉치(두개천골) 관련]

그림 62

민거리가 되고 치료에는 많은 인내와 능력이 요구된다. 이것에 해당하는 모든 클라이언트는 일이나 가정에서의 스트레스의 요인을 가급적 적게 하든가, 이에 대한 자신의 사고방법을 바꿔야 한다.

16-1-4 기타의 치료경험

녹내장, 특히 원발성 녹내장의 원인이 고령, 과로, 일반적으로 균형을 상실하기 쉬운 상태나 정신적인 스트레스에 있는 경우 반사요법에 의한 일련의 시술을 1, 2회 시술하면 안압이 일반적으로 장기간에 걸쳐서 정상으로 되는 것을 관찰할 수 있다. 눈 및 시각중추에 대한 증상의 반사구역에는 처음에 지그시 가압하기를 사용한 시술을 시행한다.

배경의 반사구역[대개 콩팥(신장), 목 림프 본줄기의 영역, 이자(췌장), 허리뼈(요추), 갑상샘(갑상선)]은 초진 때에 확인할 수 있다. 이 반사구역에는 긴장시키는 가압을 시술할 수 있다. 많은 경우 조화하기 위한 가압과 시술 후의 충분한 휴식에 의한 자율신경의 조화가 중요한 역할을 수행한다.

- 콘택트렌즈가 익숙하지 않은 경우(눈이 피로해서 눈물이 자꾸만 나오는 상태, 눈의 염증, 건조한 눈, 가려움) 증상의 반사구역을 진정시키든지, 머리. 목 부위, 목덜미, 콩팥, 위(경락의 대응)의 림프영역 구역을 온화하게 긴장시킴으로써 확실히 증상을 가볍게 해줄 수 있다. 클라이언트에서는 클라이언트의 자기요법으로서 매일 양손의 갈퀴를 몇 번이나 손가락으로 집어 올리도록 지시한다.

- 급성의 **귀의 통증**, 특히 어린이의 경우는 귀 및 꼭지돌기(유양돌기)의 반사구역에 진정시키는 지그시 가압하기(제3장 3-2-5를 참조)를 시술하면 매우 효과적이다. 이 때 목 림프 본줄기에 양손을 번갈아 사용해서 문지르는 가압(제3장 3-2-3을 참조)과 창자의 반사구역에 긴장시키는 가압을 조합한다. 많은 경우 우선 가볍게 조용히 지그시 가압하기를 시술하기 시작하는 것이 중요하다(제11장 11-2-1의 "시술의 응용"). **좌우 양쪽**을 조사한다!

- 급성의 **치통**의 경우는 해당되는 치아의 반사구역에 지그시 가압하기를 시술한다. 대부분의 경우 치과의사의 진찰을 받을 때까지의 시간을 비교적 통증이 없이 지낼 수 있다. 클라이언트 자신이 집에서 하루에 몇 회의 지그시 가압하기를 시술할 수도 있다. 지그시 가압하기는 발과 마찬가지로 손에 해당된 치아의 반사구역에 시술을 해도 효과가 있다. 좌우 대체의 가능성에 주의할 것!
  - 잇몸염(치육염) 및 치주염 등 **잇몸** 및 **치주조직의 질병**이 있는 클라이언트는 전체성 의학(holistic medicine)에 기초하는 치과위생학의 준비 또는 보조요법으로서 반사요법의 혜택을 보고 있다. 배경의 반사구역에서는 대체로 위창자길(위장관) 및 림프계에 중증의 증상이 관찰된다.
  - 치아가 좀처럼 나지 않는 경우, 예컨대, **영아기**, 아동기의 **치아교대시기** 또는 사랑니가 나는 경우 등에 매우 정평이 있는 것은 이 반사구역에 긴장시키는 가압을 시술하고 머리 및 목의 림프영역에 양손을 번갈아 사용해서 문지르는 가압을 시술하는 방법이다.
  - 아동 및 청소년이 **치열교정용의 브래킷**을 부착할 때 반사요법은 이것에 익숙해지는 도움이 되고 옮겨가는 것을 돕는다는

것이 인정되어 있다.

- 반사요법의 일련의 시술을 하는 동안에 **만성적인 치아의 병터(병소)가 급성으로 되는** 일이 있다. 이것은 상태가 악화한 것을 의미하는 것이 아니라 치과의사에 의한 병터에 대한 적절한 치료를 가능케 하는 영역이 어디인지를 명백히 보여주는 것이다.
- 급성이든 만성이든 관계없이 치아의 증상이 있는 경우에는 항상 척추의 반사구역 전체를 정성을 들여 시술해야 한다. 전체성치과의사는 치아와 척추에는 발달의 과정에서 관계가 있다는 것을 보여주는 연구를 하였다. 침술에서도 유사한 경험이 있다. 이른바 "사랑니"는 개중에서도 특히 마음[프쉬케(Psyche)]과 관계가 있다는 것은 언어가 알고 있는 것만이 아니라 전기적인 침술 측정치에 의해서도 수십 년 전부터 확인되어 있다(R. Voll).

- 인플루엔자에 걸렸을 때 발의 반사요법은 클라이언트의 반응 정황이나 재생력에 따라서 증상이 신속하게 소실되는지 증상이 심해지는지를 알 수 있다. 증상이 단기간 심해져도(높은 열이 난다, 식욕이 없어진다, 보다 안정이 필요하다), 이것은 부정적으로 생각할 것은 아니지만 안정을 하거나 수면을 취하거나 수분보충을 하거나 하는 것이 좋다는 이 "몸 안의 의사"의 지시에는 유의해야 한다.

치료의 제안 : 머리와 목의 림프영역에 온화하고 유도하는 가압을 시행하고, 창자(장), 간(간장), 지라(비장), 콩팥(신장), 척수, 관절, 작은골반의 반사구역(코인두 영역과 같은 점막 조성)에는 긴장을 시키는 가압을 시행한다. 8~10분의 조정하는 가압으로 충분한 경우가 있다. 나타나는 뼈의 통증이나 근육통은 발의 반사요법을 시행함으로써 대개는 분명히 경감된다.

중요: 시술은 매일 시행하지만 시간은 짧게 하여 유기체의 자기조정능력을 온화하게 지원하고 방해하지 않는 것이 중요하다. 단식, 가벼운 식사, 동종요법이나 식물성 약제, 잘록창자씻기(관장)는 창자의 미세 환경을 좋게 하고 회복과정을 촉진한다.

16-2 척추, 흉곽 및 팔이음뼈(견갑대)의 구역

16-2-1 요통

급성 상태의 시술방안(그림 63)

- 흉곽과 허리뼈(요추)가 이어지는 부위의 조금 **바로 앞에서부터** 지그시 가압하기를 시작할 것을 권장한다. 즉, 등뼈(흉추) 아래부위의 부분이고, 골반 및 엉치엉덩관절(천골장골관절)도 포함한다. 배근육(복근) 및 등근육(배근)의 옆 부분[엉덩허리근(장요근) 및 허리네모근(요방형근) 등]은 척추와 직접 관계가 있으므로 마찬가지로 처음에는 지그시 가압하기를 시술하고 통증이 완화되면 긴장시키는 가압도 시술한다. 배경의 반사구역에는 모두 긴장시키는 가압을 시술한다.

- **흉터**, 특히 아랫배부위(하복부)에 있는 것, 그리고 활성을 잃은 치아 또는 다른 증상이 있는 치아는 방해가 되는 병터의 질에 대해서 조사해야 한다.

- **복장뼈(흉골)**의 반사구역을 포함시키는 것은 앞뒤, 아래위 및 좌우와 서로 결부되어 있는 생리학적인 운동나선과의 관계에서 중

허리부위에 통증이 있는 클라이언트

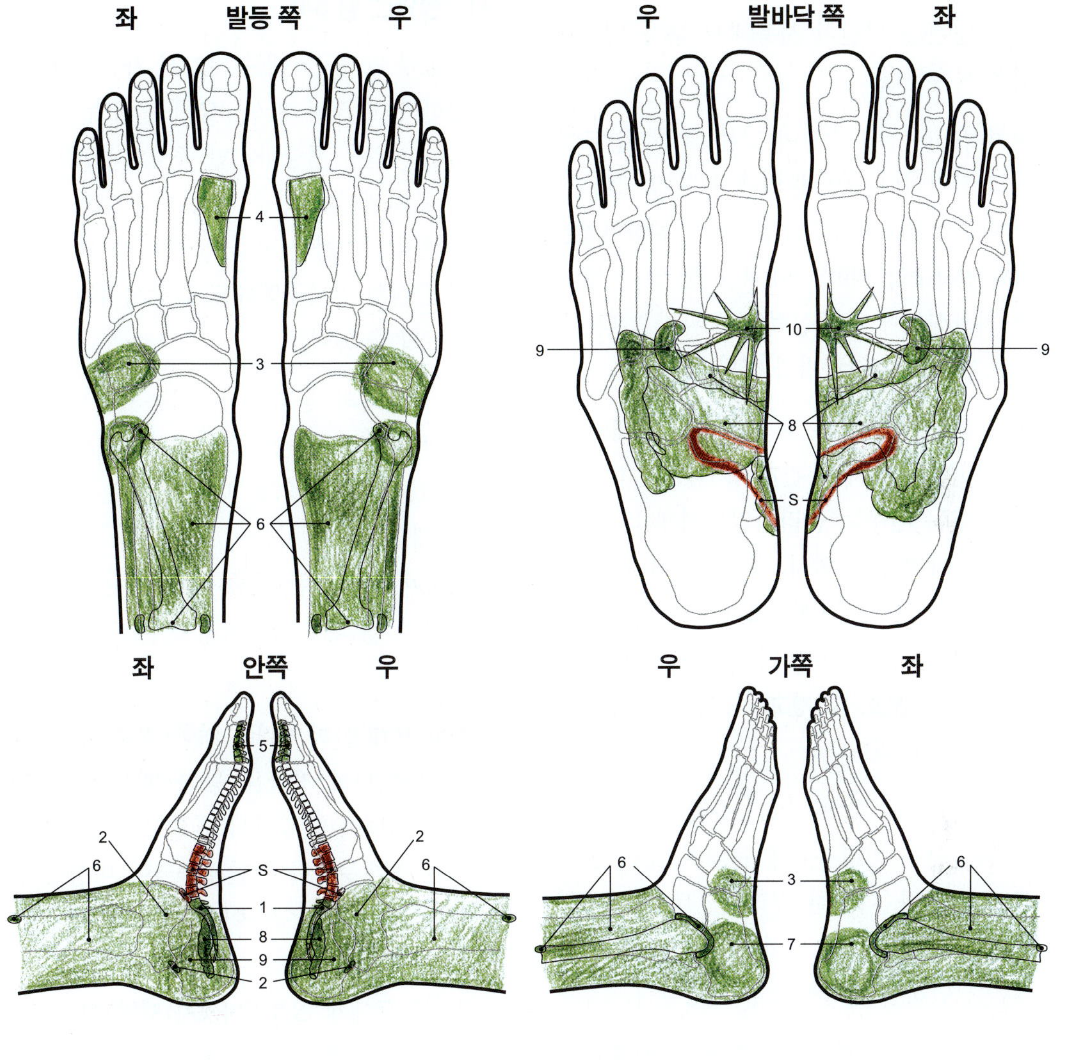

증상의 반사구역 :
허리뼈부위와 엉치관절(천골관절) 양쪽

배경의 반사구역 :
1. 엉치뼈(천골)/꼬리뼈(미골)
2. 두덩결합(치골결합)과 두덩뼈부위(치골부)
3. 옆구리 배근육(측부복근)
4. 복장뼈(흉골)
5. 목척추뼈(경추골)
6. 허리와 무릎관절(슬관절)과 넙다리(대퇴)
7. 볼기근(둔근)
8. 창자(장)
9. 콩팥(신장), 방광, 작은골반(소골반)
10. 태양신경얼기(심리적인 배경)

그림 63

요하다. 모든 반사구역에 긴장시키는 가압을 시술한다. 샅굴부위(서혜부)의 림프영역에는 양손을 번갈아 사용해서 문지르는 가압을 시술한다.

- 허리뼈(요추)에 증상이 있는 클라이언트에서 걱정거리나 고민에 의해서 "억압되어 있거나" "굴절하여 있는" 경우에는 **태양신경얼기의 반사구역**(제9장 9-8-4를 참조)을 통하면 자율신경에의 중심적인 효과가 있다(대체로 지그시 가압하기가 적당하다).
- 전문가로서의 권한으로 제안하는 **자세의 교정**은 내면의 자세에 관계하거나, 거기에 원인이 있는 경우는 클라이언트에게 더 자신감을 주어 지원을 한다. 당사자로서 허리 영역의 통증(엉덩엉치뼈 고착을 포함)은 이와 같이 번거로운 일이다. 통증과 동작계통의 경직은 **보호 및 경고기능**이라는 의미도 아울러 갖고 있다.
- 원인을 알거나 알 수 없는 **콩팥질환**을 가진 환자는 자주 허리부위에 분명치 않는 통증을 호소한다. 이러한 클라이언트 그룹에서 콩팥의 반사구역에 명확한 통증이 느껴질 때는 진단하여 해명할 것을 권장한다.
- 이들 모든 치료 제안은 수질핵(수핵)헤르니아와 추간원반헤르니아의 클라이언트에게도 해당된다. 24개의 치아는 에너지 측정에 의해서 허리뼈와 밀접한 관계(class Ⅱ)가 있다는 것이 제시되어 있기 때문에 이들의 클라이언트에서 더욱이 척추수술을 받고 있는 것이라면 있을지도 모를 방해가 되는 병터(병소)를 제거하기 위해 기본적인 치아의 상태를 작성해야 한다. 이런 검사는 전체적인 방향성을 가진 치과의사가 시행한다.

16-2-2 목 부위/ 오른쪽 어깨의 통증

시술방안(그림 64)

- 증상의 반사구역에는 지그시 가압하기를 시술한다. 배경의 반사구역에는 모두 긴장시키는 가압을 시술하지만 증상의 반사구역의 바로 가까이에 있을 때는 마찬가지로 지그시 가압하기를 사용한다. 상태가 개선된 후는 증상의 반사구역에도 긴장시키는 가압을 시술할 수 있다.
- 뼈와 근육의 동작과정에서는 팔이음뼈(견갑대) 전체 및 같은 쪽의 볼기영역의 **반대쪽**에 있는 반사구역을 반대쪽 또는 **곁(측부)**의 해당으로서 시술에 도입한다. 왼쪽의 팔이음뼈에도 강한 통증이 있는 경우는 마찬가지로 지그시 가압하기를 시술한다(제15장).
- **큰창자(대장)의 경락**은 배쪽(복측)에서부터, **쓸개주머니의 경락**은 등쪽(배측)에서부터 각각 어깨에 연결되어 있으므로 큰창자 및/또는 쓸개주머니의 반사구역이 비정상적인 반응을 나타내는지 어떤지를 밝혀야 한다. 이 상호관계로부터 어깨에 통증이 있는 클라이언트에게 **잘록창자씻기(관장)**를 사용하면, 자연히 완화하는 효과가 있다는 것을 설명할 수 있다.
- **급성** 통증이 발생하였을 때는 증상이 없는 쪽에서부터 시작한다. 급성 상태에서는 어깨의 반사구역 자체를 직접 시술하는 것이 아니라 우선은 처음에 배경의 반사구역을 우선시키는 것이 충분히 효과적이라고 인정되어 있다.
- 신경치료에 따라서 우두(vaccinia)의 흉터를 처치하면 증후가 자연히 개선된다는 것을 기초로 역추리를 하여 우두의 흉터가 확

목덜미통증과 어깨통증을 가진 클라이언트(오른쪽)

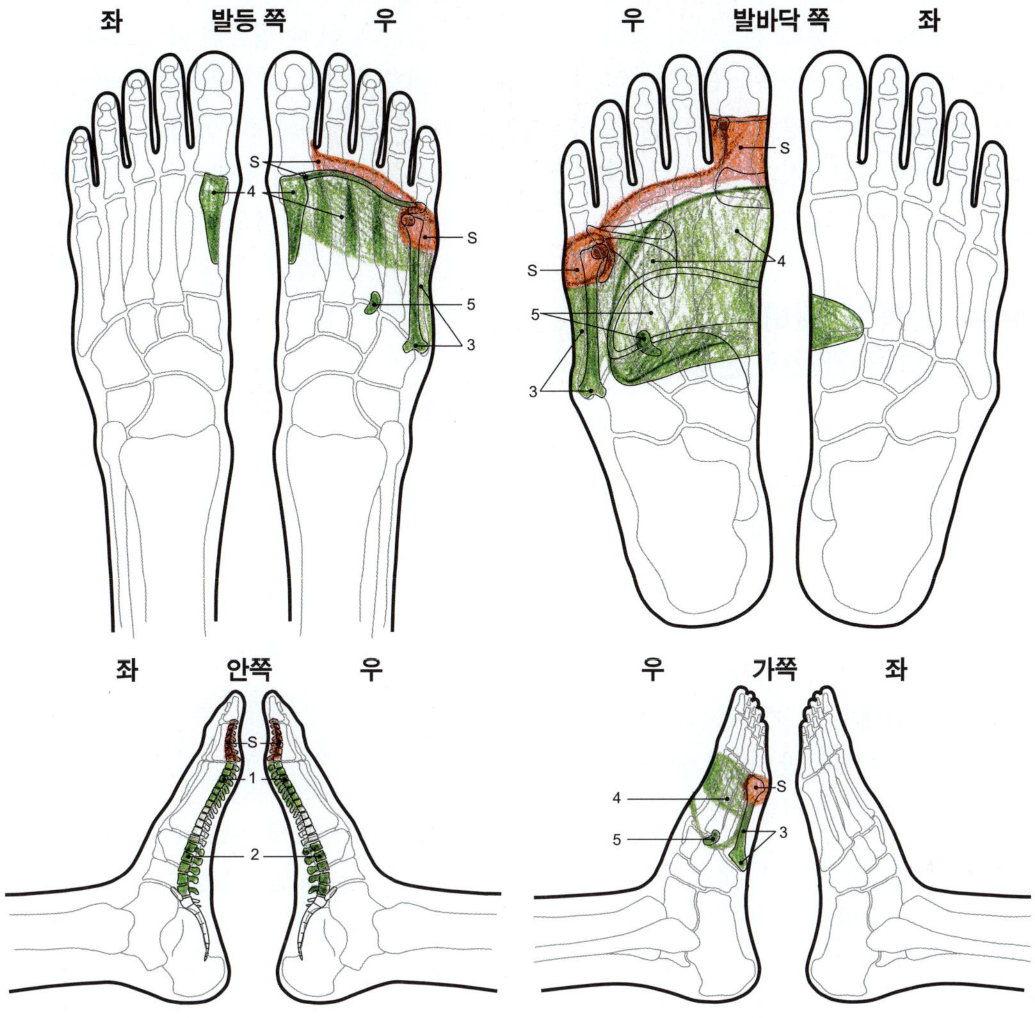

증상의 반사구역 :

오른쪽 어깨관절
목덜미부위
좌우의 목뼈(경추골)
복장빗장관절(흉쇄관절)
위쪽 등세모근(상부승모근)

배경의 반사구역 :

1. 등뼈(흉추) 윗부분
2. 히리뼈(요추)
3. 위팔(상완)에서부터 팔꿈치까지
4. 팔이음뼈(견갑대)에서부터 복장뼈(흉골)까지
5. 간(간장)과 쓸개주머니(담낭) (팔이음뼈와의 분절관계)

그림 **64**

실한 방해가 되는 영역이라는 결론을 때때로 유도할 수 있었다. 우두 흉터가 어깨 세모근(삼각근)의 등쪽, 큰창자의 경락 위에 있는 경우는 작은 상처의 표면에 있는 흐름을 억제하는 것(신경치료에 의한 주사)에 의해서 더욱 소화기계의 기능개선을 촉진한다.

16-2-3 왼쪽 제5갈비사이 공간 (제5늑간강)의 신경통

시술방안(그림 65)

- 증상의 반사구역에는 지그시 가압하기를 시술하고 배경의 반사구역에는 긴장시키는 가압을 시술할 수 있다. 다만, 배경의 반사구역이 증상의 반사구역의 바로 가까이에 있을 때[예컨대, 왼쪽 갈비사이 신경통일 때는 지라(비장)]에는 그 기관을 긴장시키는 것이 아니라 증상의 반사구역과 마찬가지로 지그시 가압하기를 시술한다.
- **갈비뼈(늑골) 경직**이 신경통의 원인일 때는 등뼈(흉추) 전체의 반사구역에 대해서 허리뼈(요추)까지 지그시 가압하기를 시술한다. 반사요법은 이 경우, 맨손요법(용수요법) 또는 카이로프랙틱에 의한 처치(제21장 21-2)의 보조요법이라는 선택지를 의미한다.
- 바이러스성의 갈비사이 신경통(늑간신경통), 예컨대, **띠헤르페스(대상포진)**의 경우 격렬하게 타는 듯한 통증을 수반하는 급성 통증의 단계에서는 매일 응급수술(제19장을 참조)에 의한 가압을 시술하면, 많은 경우 몇 회의 시술로 통증이 확실히 완화된다. 이것은 발진(eruption)의 시기(염증성의 피부변화는 대개 구분된 선분 내를 진행한다)만이 아니라, 고름물집(농포) 및 물집(수포)이 완치된 후에도 자주 수 주일, 수 개월에 걸쳐서 신경통의 통증이 계속될 때에도 적합하다. 이 때 림프계 및 소화관의 반사구역에도 갈비뼈 경직에 의해서 발병한 갈비뼈사이 신경통의 경우보다도 더 집중적으로 시술을 시행한다. 클라이언트의 식습관에서의 전환은 일반적으로 과산화상태에 있는 현재의 상황을 개선하기 위해 대부분 꼭 필요한 것이다.

16-2-4 기타의 치료경험

"류마티스성 형성군"의 총칭 안에 다발성 관절염, 섬유근육통, 강직성척추염, 뼈연골종(골연골종), 관절증, 신경근질환, 위관절융기뼈막염(상과골막염), 변형엉덩관절증(변형성고관절증), 건선, 위팔어깨관절주위염(상완견갑골관절주위염), 손목굴증후군(수근관증후군), "통풍", 홍반성 낭창(Lupus erythematosis 기타)과 같은 다양한 결합조직 질환 등의 수많은 질병이 숨어 있다.

류마티스의 치료는 악화를 피하기 위해 우선 온화하게 극히 조금씩 이루어져야 한다. 개개의 관절과 근육군의 증상이 나와 있는 반사구역보다 중요한 것은 대사계를 지원하는 반사구역이다. 즉, 창자(장), 요로, 간, 호흡기관, 림프계이다.

증상의 배경에는 자주 다면적인 정신적인 문제가 있기 때문에 자율신경계는 중요한 역할을 수행하고 있다(조정 터치, 태양신경얼기).

발의 반사요법은 일관성이 있는 식생활의 전환, 절식, 동종요법, 예컨대, 유해 독성물질(다양한 종류의 독성물질)의 철저한 검사, 육체에 대응한 심리요법등과 조합하면 효과가 높다고 실증되어 왔다. 그 결과는 증상에 대응

메니에르병을 가진 클라이언트(증상이 왼쪽 귀)

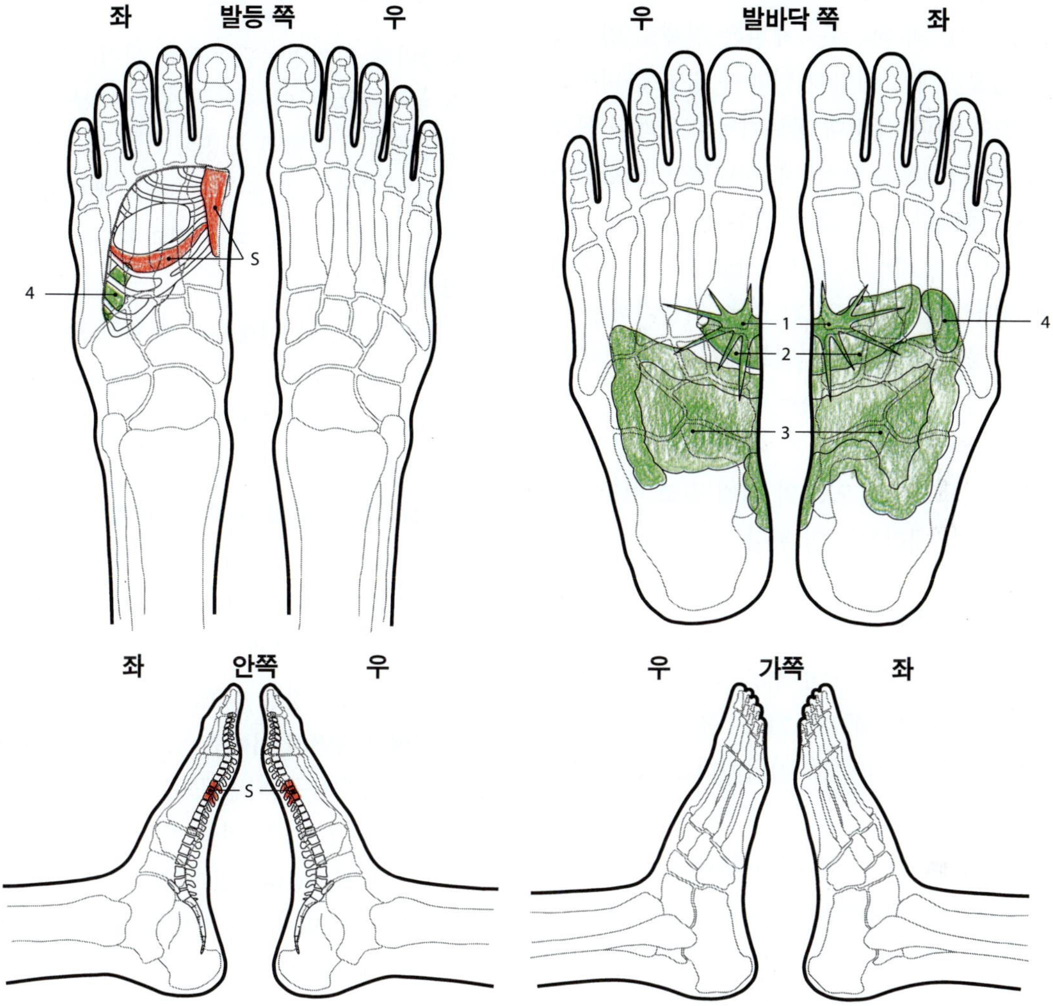

증상의 반사구역 :
왼쪽 제5갈비사이 공간(제5늑간강)
갈비뼈(늑골)
등뼈(흉추) 중앙부분
복장뼈(흉골) 왼쪽부분

배경의 반사구역 :
1. 태양신경얼기
2. 위(stomach)
3. 작은창자(소장)(염증의 근거로서의
   소화관의 산 · 염기 수지의 불균형)
4. 지라(비장)(온갖 염증에서의 림프의 관여)

그림 **65**

하는 종전의 서양의학의 치료보다도 납득이 가는 경우가 있었다.

관절 및 척추의 동작제한은 첫째로 정신적인 상호관계에 대한 개인적인 경고를 의미하는 일이 있다. 예컨대 파트너와의 관계나 문제에 관해서, 길(=동작)이 차단되고 제한되어 있는(울타리 안) 것을 의미한다.

우리들의 손이 그러한 가능성을 의식하여 골라내서 접촉하는 것의 질을 이야기하는 것으로 충분하다. 클라이언트에게 이러한 종류의 관계를 받아들여 다루기 위해 마음을 열고 이야기할 준비가 있는지 아닌지는 매우 민감해져 감지하지 않으면 안 되며 결코 머리만으로 판단을 내려서는 안 된다.

16-2-4-1 척추

- 반사요법은 **카이로프랙틱** 및 **맨손요법**의 사전 치료로써(제21장 21-2) 또한 치료 이후의 과정으로서 매우 적합하다는 것이 실증되었다.

  발에 대한 반사요법에 의해서 근육의 긴장을 미리 완화시킬 수 있으므로 개개의 척추의 정복처치가 기본적으로 보다 원활하고 절묘하게 진행된다. 게다가 해당되는 근육군 및 힘줄(건)의 긴장이 발의 반사구역을 통해 완화됨으로써 시술하는 동안에 주로 목뼈 및 허리뼈에서 척추뼈가 정상적인 위치로 되돌아가는 것을 귀로 듣고 지각하는 경우도 있다.

- 엉치엉덩관절(천골장골관절)의 주위에 있는 반사구역[척추 아래부위, 엉덩관절, 볼기부위, 두덩결합(치골결합), 넙다리, 무릎]의 증상은 자주 **발의 길이의 차이**에 기초하고 있다는 것을 보여 준다. 이것을 명백히 하고 반사요법에 의한 일련의 시술이 기대한 결과를 얻을 수 없을 때는 추가로서 다른 방법으로 이해해야 한다.

- **사랑니**와 엉치엉덩관절과의 사이에는 경락을 통한 에너지의 관계가 있기 때문에 엉치엉덩관절에 격렬한 통증이 있는 클라이언트에서는 사랑니의 반사구역에 대해서도 조사하고, 의심이 있을 때는 치과의사의 진찰을 받을 가치가 있다.

  특히 척추의 **이행부**는 총체적으로 약한 부분이며 섬세한 영역이라는 것을 여러 차례 알고 있기 때문에 척추 안에서도 이행부를 강조하고 있다.

  - **고리뒤통수관절(환추후두관절)** : 사고를 당한 클라이언트[뇌 외상, 채찍질증후군(편타증후군)]에서는 발의 엄지발가락을 손으로 급격하게 움직이지 않도록 주의할 것! 제18장을 참조.
  - **목뼈와 흉곽의 이행부** : 이 부분은 엄지발가락가쪽휨증(외반무지)(발의 엄지발가락이 매우 가쪽(외측)으로 굴곡하여 있다)이라는 병리적인 변화가 있는 경우에 알려져 있다. 발의 평형상태가 변화하여 있음으로써 목 부위, 심장 및 갑상샘의 반사구역이 방해를 받는 일이 있다. 어느 것과의 관계가 최초이고 어느 것이 두 번째인가는 치료를 하는 데 있어서는 하찮은 일이다. 대체로 평형상태와 엄지발가락의 둘째 관절이 약화되어 있는 부위로서 나타나는 각 기관 특유의 소인과의 사이에 있는 상호작용이 중요하다. 엄지발가락의 둘째 관절을 지나서 발등 쪽으로 지라(비장)/이자(췌장)의 경락 및 간(간장)의 경락이 뻗어 있다. 위치가 병리적으로 변화하는 것에 의해서 이들의 에너지의 흐름이 엄지발가락의 둘째 관절의 부분에

서 방해되어 있을 우려가 있다. 엄지발가락가쪽휨증(외반무지)의 수술 후는 흉터를 시술해야 한다(제24장 이하를 참조). 흉터는 반사구역 및 경락의 흐름에 있어 방해가 되는 영역이 되는 일이 있기 때문이다. 엄지발가락의 두 번째 관절에 이러한 종류의 증상이 있는 경우는 orthobionomy를 병용하는 등 신중하게 움직이면서 시술하지 않으면 안 된다.

- **흉곽중앙** : 이 반사구역은 자주 잘못된 자세에 의해서 통증이 발생한다. 등뼈(흉추) 윗부분의 뒤굽음(후만)은 정상이라면 제6/7등뼈의 높이에서 이미 가볍게 앞굽음(전만)으로 옮겨가야 한다. 이것은 좌우의 어깨뼈(견갑골) 사이에 충분히 움직일 수 있는 공간을 확보하기 위해서이다. 간(간장) 및 위는 이 부분에 선분의 해당이 있다.
- **흉곽과 허리뼈의 이행부** : 콩팥의 반사구역의 높이에서는 항상 가벼운 힘으로 시술을 시작하고 서서히 강화시켜 간다. 다리(하지)에 대한 신경의 전달은 허리신경얼기의 영역에서부터 시작되기 때문에 클라이언트의 대부분은 다리이음뼈(골반대) 및 두 발의 통증이나 증상을 호소한다.
- **곶(갑각)에 있는 허리뼈와 엉치뼈(천골)의 이행부** : 골반의 비생리학적인 위치에 의해서 자주 엉치엉덩결합(천골장골결합) 및 다리이음뼈(골반대)의 뼈 · 근육부분에까지 기능의 저하나 증상이 일어난다. 이들의 증상은 다른 반사구역과 조합하여 반사요법에 의한 시술을 확실하게 시행할 수 있다. 기본적으로는 골격 · 근육계에서의 경직, 약화되어 있는 부분 및 통증이 있는 부분에 그 병리학적인 사고로부터 착수하는 것이 아니라 우선 한번 그 부분이 보호기능의 표현이라고 인정하는 것이 필요하다. 보호기능은 치료적인 개입이 있을 때까지 큰 손상으로부터 유기체를 지킬 수 있다.

16-2-4-2 팔이음뼈(견갑대)

- 어깨의 움직임에는 항상 **복장빗장관절(흉쇄관절)**(복장뼈에서부터 빗장뼈로 옮겨가는 부분)도 관여하고 있고 장애를 받고 있을 우려가 있기 때문에 어깨의 증상이 있는 모든 클라이언트에서는 이 관절을 조사하여 통증이 있는 경우에는 그 반사구역도 아울러서 시술해야 한다. 제1 및 제2 발허리뼈(중족골)의 작은머리(소두)영역에서의 움직임의 용이성은 시술의 도움이 된다(orthobionomy).
- 목 부위, 등세모근(승모근) 및 어깨의 영역에 있는 근육의 긴장은 자주 간(간장)/쓸개주머니의 증상과 관계하고 있다. 왼쪽의 긴장은 심장 및 위(stomach)의 질병을 나타내고 있다.
- 팔이음뼈(견갑대)의 반사구역에는 내면의 **마음과의 관계**도 자주 나타낸다. 발의 가로아치(횡궁)에 강한 긴장이 있어 움직이기 어려울 때는 팔이음뼈의 평형상태의 변형이나 가능한 증상의 암시를 나타내는 것만이 아니라, 그 사람이 자신의 어깨에 짊어져야 하는 정신적인 하중을 나타내는 일도 있다. 우리들은 이러한 견해에 관한 자기 멋대로 고집을 하는 의미나 치우친 평가를 결코 입 밖에 내지 않는다. 이것은 자명한 일이다.

16-2-4-3 복장뼈(흉골)

나는 복장뼈(흉골)의 반사구역을 반사요법에서의 **가장 중심적인 부분**의 하나로 보고 있다. 이 반사구역에는 치료적으로 조사하여 이용할 수 있는 다양한 상호관계가 적용된다.

백색선(linear alba)은 복장뼈에서부터 두덩결합(치골결합)에 이르는 섬유질의 근육에 의한 결합조직이기 때문에 **다리이음뼈(골반대)**의 뼈나 근육에 질병이 있는 클라이언트에서는 복장뼈도 아울러서 시술해야 한다.

복장뼈의 반사구역에는 더욱이 면역계, 조혈, 뼈의 대사에 있어서 매우 중요한 의미를 가지는 가슴샘(흉선)이 있다. 이 부분은 우리들의 윤리적 도덕적인 "면역"과 직접 관계가 있다는 것은 분명하다.

복장뼈의 반사구역의 일부는 심장의 반사구역과 동일하기 때문에 심장 및 호흡기관에 기질적 및 기능적인 장애가 있을 때는 이 반사구역을 가볍게 시술하기 시작하여 그 때의 반응상태가 개선되었다고 평가할 수 있을 때까지 시술을 계속한다.

복장갈비관절(흉골늑골관절)의 경직은 갈비뼈(늑골)를 통해서 흉곽 및 등뼈(흉추)에서의 통증을 수반하는 동작제한을 알려준다. 맨손요법에 의한 처치의 경우, 반사요법에 의한 앞뒤의 시술은 적당한 보조요법이라고 충분히 인정되어 있다.

평형상태에서의 잘못된 위치는 척추 아래부위 또는 골반영역 및 다리(하지)에 이르는 전신의 평형상태에 부담을 준다.

복장뼈는 평탄한 뼈이고 **조혈**에 관여한다. 이 때문에 조혈 이상이 있는 클라이언트의 대부분은 특히 통증이 있는 경우에는 이 부분을 시술의 과정에 포함시켜야 한다.

집에 틀어박혀 있기 쉬운 사람은 많은 경우 어깨를 둥글게 하여 복장뼈를 확실히 뒤로 당김으로써 강한 **내향적인 성질**을 나타낸다. 이 때, 나는 표면적이고 기계적으로 자세를 바르게 하지 않도록 충고하고 싶다고 생각한다. 그 이유는 외면적으로 자세를 바꿨다고 해서 사물의 중심을 파악하지는 않기 때문이다. 대개의 사람은 내적으로 틀어박히는 시간을 필요로 한다. 틀어박힘은 말의 참된 의미에서 보호태세를 취하면서 "나타나는" 것이다.

복장뼈는 우리들의 문화권에서 **자기 자신**과 밀접한 관계를 갖고 있다. 자기에 대한 것을 "나"라고 말할 때에 우리들은 본능적으로 복장뼈를 가리킨다. 종교적인 의식에 의한 몸짓 중에서 사람은 가슴을 두드리고 조물주에 대해서 죄를 인정한다. 두드린다는 것은 아마도 동시에 가슴샘(흉선)을 자극하는 것으로도 된다.

16-2-4-4 요약

만성적으로 척추 및 어깨에 문제를 안고 있는 클라이언트는 신체적인 기능의 결함을 갖고 있는데다가 내면적으로 큰 문제를 안고 있는 경우도 자주 있다. 이것은 아래와 같은 상징적인 말에 의해서 표현된다.

- "어깨 위의 지나치게 무거운 짐"
- "목 부위의 문제"
- "구부러진 사람" 또는 굴절한 사람
- 고난의 "십자가"
- 동작의 제한
- 완고한 태도
- 기골을 보인다, 등등(모두 독일어로 목, 어깨의 단어를 포함)

나로서 강조하고 싶은 중요한 것은 클라이언트와 무엇인가를 이야기하고 논의

하는 것만이 아니라, 우리들 자신이 스스로의 인생에서의 어려움에 주의를 집중시키고, 어려움과 함께 가는 것을 학습한다는 것이다. 왜냐하면 그렇게 함으로써만이 우리들은 믿을 만한 가치가 있고 신뢰를 받는 가치를 가질 수 있기 때문이다.

16-3 요로, 골반에서부터 무릎까지의 뼈 및 조직

16-3-1 요정체(요폐, urinary retention)의 수술 후

시술방안(그림 66)

- 방광 특히, 방광조임근(방광괄약근) 및 골반바닥에 해당하는 증상의 반사구역에는 우선 진정시키기 위한 지그시 가압하기를 시술한다. 증후가 개선되면 가볍게 긴장시키는 가압을 시술한다. 엉치뼈(천골), 두덩결합(치골결합), 요관, 콩팥(신장), 생식기관 등의 배경의 반사구역에는 긴장시키는 가압을 시술한다(다만 증상의 반사구역과 근접하여 있는 경우는 제외한다). 골반 및 넓다리(대퇴)의 림프의 반사구역에는 가볍게 문지르는 가압을 시술한다.
- 스위스의 병원에서 1년간에 걸쳐 시행된 연구에 따르면 요정체(요폐)의 수술을 받은 56명의 환자 중 41명이 1회에 대해서 10분 정도의 시술을 2~3회 받았을 뿐이고, 약을 복용하는 일이 없이 통증이 진정되었다.

16-3-2 야뇨증

시술방안(그림 67)

- 야뇨증의 어린이의 경우는 쇠약하고 대개 기능적인 장애가 문제로 되어있기 때문에 증상의 반사구역 및 배경의 반사구역에 대해서 처음에 가볍게 긴장시키는 가압을 시술하고 아랫부분 및 윗부분의 림프계에 가볍게 또는 양 손을 번갈아 사용해서 문지르는 가압을 시술한다.
- 그 어린이가 놓인 불량한 정신사회적인 환경과의 잘 알려진 상호관계와 아울러서 선천적인 기관의 과오발달 또는 비뇨기계의 질병이 있는지 어떤지를 진단에 의해서 밝혀야 한다.
- 시술자와 어린이 사이의 신뢰관계는 매우 중요하다. 이 병상의 경우 방광조임근이 약화되어 있는 것만이 아니라 가령 "자각하고" 있지 않아도 어린이 자신이 문제를 안고 있는 것은 명백하다. 위에서 언급한 반사구역에 대한 시술은 별개로 하고 자기 자신이 **잘 호흡할 수 있는 능력**이나 안정된 호흡방법을 어린이에게 습득시키는 것에 성공하면 할수록 많은 경우에 조금씩 느리게 밖에는 변화하지 않는 환경으로부터의 스트레스를 보다 많이 극복할 수 있다. 이 때 자율신경계, 내분비계 및 척추의 반사구역이 특히 적합하다. 모든 반사구역에 조정하기 위한 가압을 시술한다(제5장). 지라(비장)는 효과의 폭이 넓다는 것이 제시되어 있고, 프쉬케(Psyche) 안에도 확실하게 도달하기 위해, 야뇨증의 어린이에게는 반드시 이 반사구역의 시술도 아울러서 시행해야 한다(제16장 16-7-4를 참조). 시술은 대개 긴장시키는 가압을 사용하고 매우 꼼꼼히 시행한다.
- 가정의 분위기, 호흡, 자율신경계, 기관의 기능 및 내분비계의 사이에 있는 이러한 긴밀한 상호관계를 고려하고 게다가 입의 바닥,

요정체(요폐)를 자진 클라이언트

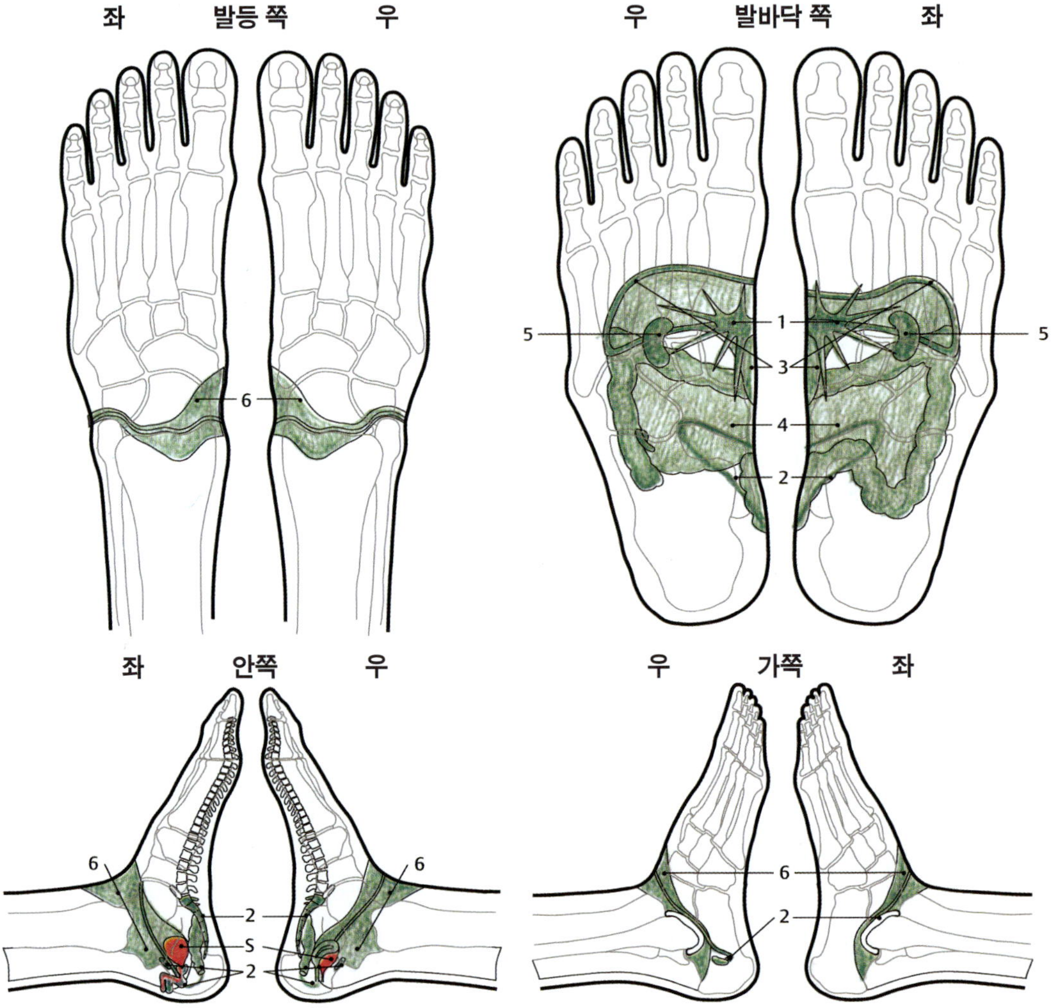

증상의 반사구역 :
방광
요도

배경의 반사구역 :
1. 태양신경얼기
2. 생식기, 곧창자(직장)/볼기부위(둔부), 작은골반(소골반), 엉치엉덩관절(천골장골관절). 두덩결합(치골결합)
3. 가로막(작은골반기관의 동적 마사지)
4. 창자(장) 특히 작은창자(소장)
5. 콩팥(신장)
6. 골반과 샅굴(서혜)의 림프계

그림 66

야뇨증의 어린이

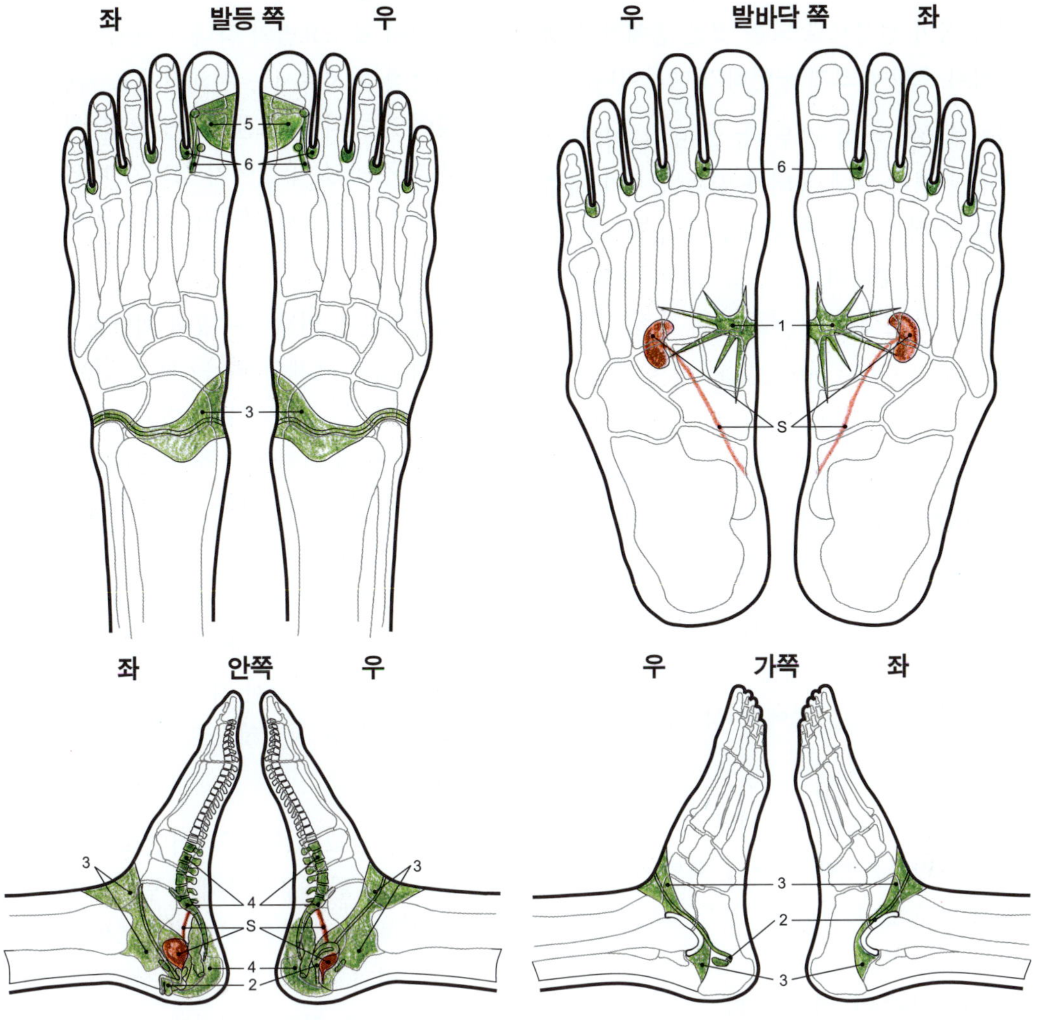

증상의 반사구역 :
방광
콩팥
요관

배경의 반사구역 :
1. 태양신경얼기
2. 생식기
3. 골반과 샅굴(서혜)의 림프계
4. 척추 아랫부분, 특히 엉치뼈(천골)와 작은 골반
5. 코인두(비인강) (같은 배엽에서부터 점막이 분화)
6. 윗부분 림프관

그림 67

가로막 및 골반바닥의 **3개의 "격막"**에도 시술할 것을 권장한다. 왜냐하면 이들의 격막의 긴장이 정상으로 되는 것은 총체적인 생명력의 조화에 크게 공헌하기 때문이다.

- 이러한 어린이의 경우, 눈썹 또는 이마 등 방광의 경락 위에 흉터가 있는 경우가 자주 있다. 흉터가 있으면 존재할지도 모르는 방해가 되는 병터의 질을 조사하여 필요하다면 시술에 편성한다(제24장을 참조).
- 시술의 치료적인 형식(맨손, 호흡 또는 정신)에 더해서 잠자는 장소를 지금의 위치에서부터 바꾸는 것(주위로부터의 바람직하지 못한 전자파 조사 등을 제거하기 위해)도 중요한 의미를 갖는 경우가 있다.
- 특히 벌을 주거나 화를 내거나 호의를 박탈하는 것은 어린이에게도 어른에게도 도움이 안 된다는 것을 가족에게 상세하게 충고해야 한다.

자주 부모의 흥분이나 체념이 강력해서 부모에게도 반사요법에 의한 몇 회의 시술이 필요한 경우도 있다.

16-3-3 기타의 치료경험

16-3-3-1 요로

콩팥질환은 많은 경우 총체적으로 증후가 두드러지는 일이 없이 진행한다. 이 때문에 막연하면서 분명하지 않는 만성적인 등(back)의 통증이 있을 때는 진지하게 받아들여 진단에 의해서 밝혀야 한다. 콩팥의 반사구역에는 기본적으로 너무 강하게 긴장시키는 가압을 시술해서는 안 된다. 지나치게 강하면 작용을 촉진하기보다는 오히려 방해를 하기 때문이다. 콩팥질환의 환자는 장시간의 수면을 필요로 한다!

- 토리콩팥염(사구체신염) 등의 **콩팥증후군(신증후군)**이 있는 클라이언트에서는 반사요법이 보조요법의 하나가 될 수 있다. 다만 기본적 처치로서는 전체적이고 자연요법에 들어맞는 의학(고전적 동종요법)에서 배경의 환경에 깊이 들어가 상태가 바뀌는 다종다양한 가능성이 선택지로서 고려할 가치가 있다.
- 콩팥질환에 의해서 **수분이 괴었을** (기관 및 조직 내의 액체의 억류) 때는 림프계, 특히 배안(복강) 및 넙다리(대퇴)의 림프계의 반사구역에 대한 시술을 시술과정에서 비뇨기계의 반사구역보다도 먼저 시술할 수 있다.

  림프계만이 아니라 콩팥, 요관 및 방광에는 가볍고 섬세한 자극을 시술한다. 이것은 힘이 지나치게 강한 자극보다도 비뇨기계의 작용이 훨씬 정상적으로 되는 것을 보증한다.
- **투석**을 받고 있는 클라이언트에게는 특히 림프계의 반사구역에 대한 반사요법이 적합하다. 매우 적합한 보완치료로서 한편에서는 질병과 결부되는 수반증상(혈행장애, 지라, 창자 및 간의 대사장애, 림프의 울체, 감각인지 및 정신증상의 변화)을 완화하고, 다른 한편에서는 경우에 따라서 더욱 부분적으로 작용하고 있는 콩팥의 기능을 지원하고 장기간의 투석일 때는 극도의 피로상태를 정상으로 되돌린다.
- 반사요법 특히 림프의 반사구역에 대한 시술은 많은 경우, 양호한 이뇨작용을 촉진한다. **발에 부종**이 있는 클라이언트뿐만 아니라 **복수나 가슴막(흉막) 침출**이 있는 중증환자의 경우에도 같은 효과를 얻을 수 있다. 적어도 심장의 순환 및 호흡에 관해서 몇 시

간 동안 증후가 어느 정도 완화된다. 중증환자의 경우는 시술시간을 짧게 할 것!

- **콩팥돌 급통증(신석산통)**이 있을 때는 콩팥의 반사구역에 진정시키는 지그시 가압하기를 시술하는 것이 충분히 효과적이라고 인정되어 있다(제3장 3-2-5).

- 콩팥돌증(신석증)의 경우는 X선, 초음파 또는 CT(컴퓨터 단층촬영)를 사용해서 콩팥돌의 크기를 밝힌다. 소변의 배출경로를 통해서 돌을 배출할 수 있을 때는 보통과는 달리 콩팥의 반사구역을 강력하게 긴장시킨다. 이 가압은 돌을 이동시키는 데에 좋은 기회가 되지만 때때로 급통증(산통)을 수반하는 일이 있다. 급통증은 가볍고 단기간인 것이 대부분이다. 돌이 요관의 반지름보다도 클 때는 급통증을 피하기 위해 콩팥의 반사구역을 시술해야 한다.

콩팥돌이 이미 요관 내를 이동하고 있을(결석이 깊은 위치에 국재하면 많은 경우 방광, 두덩결합, 생식기관 및 넙다리의 안쪽에 강한 방산통이 있다) 때는 처음에 방광의 반사구역을, 다음으로 요관의 반사구역을 처음에 돌이 있는 위치로부터 긴장시켜간다.

요관의 반사구역 중, 콩팥돌의 위치에 해당하는 부분에는 긴장시키는 시술을 강력하게 시행한다. 돌이 있는 위치는 클라이언트가 무의식적으로 예리하게 찌르는 것 같은 통증을 느낌으로써 정확히 발의 부분에서 특정할 수 있다. 거기서부터 방광으로 향해서 요관의 반사구역에 강력하게 문지르는 가압을 시술한다. 조금 운이 좋으면 돌은 몇 시간 후 또는 며칠 후에 자연히 배출된다.

"성공률" 즉, 급통증의 급성 시기에 발생을 저지할 수 있는 가능성은 담석의 클라이언트보다도 콩팥돌(신석)의 클라이언트 쪽이 높아진다. 어느 경우에도 응급수술을 사용할 것을 권장한다. 반사요법의 효과가 있으면 **지그시 가압하기**를 적용해서 몇 분 후에는 급통증은 최고점을 넘어서 있다.

- **콩팥돌**의 용해는 시술과 시술 사이에 일어나는 보통의 반응의 범위 내에서 자주 관찰되고 서술되어 있다.

- **방광**의 시술은 엉치뼈(천골)의 반사구역의 영역에 포함되어 있었다. 오늘날에도 그 부분을 출발점으로 하여 방광의 기능에 충분한 영향을 줄 수 있다. 그러나 효과는 방광의 기관이 아니라 **엉치뼈에서부터 방광으로의 분절(척수신경에 의해서 제어되어 있는 조직과 기관)의 관계**에 의해서 밝혀질 수 있는 것이다. 결합조직의 마사지에서는 엉치뼈의 다리부분에 있는 이른바 방광의 반사구역이 알려져 있다. 이 반사구역은 많은 경우, 실제의 위치만이 아니라 발의 반사구역에서도 팽창이나 팬 곳으로서 나타낸다.

임상에서는 클라이언트의 반응에 따라서 두 종류가 있는 방광의 시술방법 중의 어느 쪽이 보다 긴급을 요하는지가 결정된다. 양쪽의 반사구역의 영역을 시술하지 않으면 안 되는 경우도 빈번하게 있다.

16-3-3-2 골반, 넙다리 및 무릎의 뼈 및 근육

발꿈치뼈(종골) 중앙부분은 반사요법 안에서도 가장 민감한 부분의 하나이므로 대체로 매우 신중하게 시술을 시행하는 것이 필요하다. 그 이유는 한편에서는 **작은골반기관**이 해당되어 있기 때문이고, 다른 한편에서는 발꿈치뼈의 피복조직이 얇기 때문이다. 이 부분에는 자주 **곧창자자궁오목**(Douglas pouch)으로부터의 독소에 의한 증상이 조직의 부종(종창)이라는 형태로 나타난다.

허리부위에 인공관절을 이식하고 있는 클라이언트에서는 상당히 빈번하게 수술 후에 많든 적든 가쪽복사(외과)의 부근에 큰 팽창이 관찰된다.

반응상태에 정확히 적응시킨 가볍게 긴장시키는 가압 또는 문지르는 가압을 넙다리의 반사구역만이 아니라 볼기부위(둔부)나 골반에도 시술하면 수술 후의 부종(종창)이 크게 완화된다. 가쪽복사 주변에 생기는 이러한 부종(종창)이나 울체는 쓸개주머니의 경락의 증상과도 관계가 있을 우려가 있다. 이 경락은 주로 턱관절(악관절), 엉덩관절(고관절) 및 복사관절(과관절)이라는 서로의 기능에 상호작용을 미치는 3개의 관절을 제어하고 있다. 이 때문에 이 관절의 모든 반사구역, 쓸개주머니, 방광의 반사구역도 부담이 걸려있지 않은지 어떤지를 체크해야 한다.

넙다리(대퇴) 근육의 반사구역에서는 종아리(하퇴)의 국소적이고 해부학적인 조직에 관한 소견도 아울러서 평가한다. 조직의 혈행이 정상이고 울체가 관찰되지 않으면 보통의 방법으로 말단에서부터 중앙으로 향해서 기본적인 가압을 시술할 수 있다. 정맥 또는 림프계의 부종(종창)이 있을 때는 두 손을 사용해서 번갈아 문지르는 가압을 림프계의 흐름을 따라서 시술한다. 이 때 다리(하지)에 있는 실제의 림프계가 아니라 림프계의 반사구역을 의미한다. 해당에 따라서 몸쪽(근위)에서부터 먼쪽(원위)으로, 즉, 넙다리의 반사구역에서부터 샅굴부위(서혜부)의 반사구역으로 가압을 시술한다.

이 밖에 다리이음뼈(골반대)의 반사구역에 해당하는 복사(과)의 주위 및 발꿈치뼈의 조직이 울체하기 쉬울 때는 심장, 콩팥(신장), 림프계 또는 정맥계에 원인이 있을 우려가 있다. 클라이언트마다의 힘의 정도(제4장 4-2 이하를 참조)에 주의하고 있는 한 그 반사구역에 손의 엄지손가락 및 집게손가락을 사용한 기본적 가압을 가벼운 힘으로 시술할 수도 있다.

엉덩관절의 배쪽(복측)의 반사구역의 가까이에 분명히 국재하는 작은 통증의 부위는 언제나 볼기부위의 강한 증상을 반드시 나타내는 것은 아니며 **쓸개주머니의 경락** 내에서 에너지의 흐름이 방해되어 있다는 것과도 관계가 있을 우려가 있다. 쓸개주머니의 **반사구역**을 조사하면 볼기부위에 증상이 있는 클라이언트의 경우 대개 양성의 진단결과를 얻는다.

- 안쪽복사(내과)에서부터 그리고 손바닥 하나만큼의 부분에서 **콩팥, 간 및 쓸개주머니/지라**의 경락이 만난다. 이 특별한 부분은 대부분의 경우 가볍게 접촉한 것만으로 통증을 느낀다. 다만 넙다리의 반사구역의 안쪽에 있는 증상을 나타내기보다도 이 경락의 영역에 있는 장애를 보다 빈번하게 나타내고 있다.

  이 부분에 대한 강한 자극은 그 장소에 어울리지 않는다. 가장 적합한 것은 엄지손가락의 손바닥 쪽을 평탄하게 대고 두 손을 사용해서 번갈라 문지르는 가압이다. 이 영역의 상세한 설명은 제21장 21-4-2 이하를 참조하기 바란다.

  여성의 경우, 발꿈치뼈(종골)의 가쪽부분에 있는 **볼기근(둔근)**의 반사구역 내에는 난소 및 가쪽의 골반림프영역의 반사구역도 해당되어 있다. 특히 발꿈치뼈 아랫부분 및 가쪽복사(외과) 주위에서는 확실하게 구분되어 있는 통증의 점은 골반의 평형근육계가 잘못된 위치에 있는 클라이언트 그리고 작은골반에 증상이 있는 여성(임신 중의 여성도 포함한다)의 대부분에서 발견할 수 있다. 이 때 가쪽 **다리이음뼈(골반대)**의 반사구역(프로네베르크에 따름)은 고유하게 시술할 수는 없다(처음에는 지그시 가압하기를 사용할 것!).

발꿈치뼈에 있는 골반의 반사구역 중 발바닥의 영역은 해부학적인 조직구조가 확고하기 때문에 특히 여성 및 어린이의 발에 대해서 효과적이다. 발꿈치뼈의 옆면은 골반의 반사구역에 더욱 적합하며 개개의 기관을 정확히 시술할 수 있다. 어린이의 발 및 어른에서도 부드러운 발의 경우 이 반사구역에 대한 시술은 깊은 곳까지 효과를 미치고 골반 전체의 비정상적인 긴장을 완화하는 효과를 제공한다.

16-4 내분비계의 구역

16-4-1 월경 장애

시술방안(그림 68)

- **급성**의 월경통이 있는 여성에게는 처음에 응급의 시술을 권장한다(제19장 이하를 참조). 많은 경우 자궁 및 태양신경얼기의 반사구역에 지그시 가압하기를 시술하고 엉치엉덩관절(천골장골관절)을 포함하는 척추 아랫부분의 반사구역에 적절한 정도의 긴장을 주고 골반 및 넙다리의 반사구역에 있는 림프영역에 두 손을 사용해서 번갈아 문지르는 가압을 시술하면 충분하다. 그 후 증후가 있는 반사구역에 긴장시키는 가압을 시술할 수도 있다. 이 때, 반사구역의 통증의 정도에 맞춘다. 월경혈액이 여전히 다량인 경우에는 지그시 가압하기만을 계속해서 사용한다.
- **장기간에 걸쳐서** 아래와 같은 월경주기의 이상이 있을 때는 증상의 반사구역만이 아니라 배경의 반사구역에도 긴장시키는 가압을 시술한다. 이 때 여성의 그때의 반응상태에 확실하게 맞춘다.
  - 월경곤란증
  - 자궁내막모양 증식(자궁내막이 자궁 이외에서 증식하는 것)
  - 월경의 시작이 빨라지거나 늦어지거나 하는 주기의 불순
  - 월경 시의 출혈이 심하거나 또는 다량
- **창자(장)** 및 곧창자자궁오목(Douglas pouch)의 반사구역은 자주 심한 발효성 설사 또는 소화관의 산-염기 수지에서의 다른 장애에 의해서 강한 증상을 나타내는 일이 있다. 창자의 단식 및 재생요양에 대해서는 그 효과성이 알려져 있으나 다양한 종류 및 원인에 의한 월경불순 및 아랫배의 증상이 있는 여성의 경우 이 상호관계를 확실하게 이야기해주고 있다.
- 아랫배의 질병의 경우, 시술에 대한 반응으로서 아랫배의 점막을 세정하는 단계라는 사고방법으로부터 그때의 분비(대하)의 양이 단기간 증가하는가, 또는 장기간에 걸쳐서 발생하고 있는 분비가 월경의 1, 2주기의 동안 전혀 발생하지 않게 되는 일이 있다. 장기간 분비가 계속될 때나 경우에 따라서 분비의 색깔, 내용 또는 냄새가 변화하였을 때에는 산부인과의 배경을 밝혀야 한다.
- 기능계의 주기불순은 갑상샘이나 부신 또는 자율신경의 증상 등, 다른 호르몬계의 기능부전과의 관계에 의해서 발생하는 일도 자주 있다. 또한 파트너와의 관계에서의 문제 등에 의해서 유발되는 일도 있다.

월경 장애가 있는 클라이언트

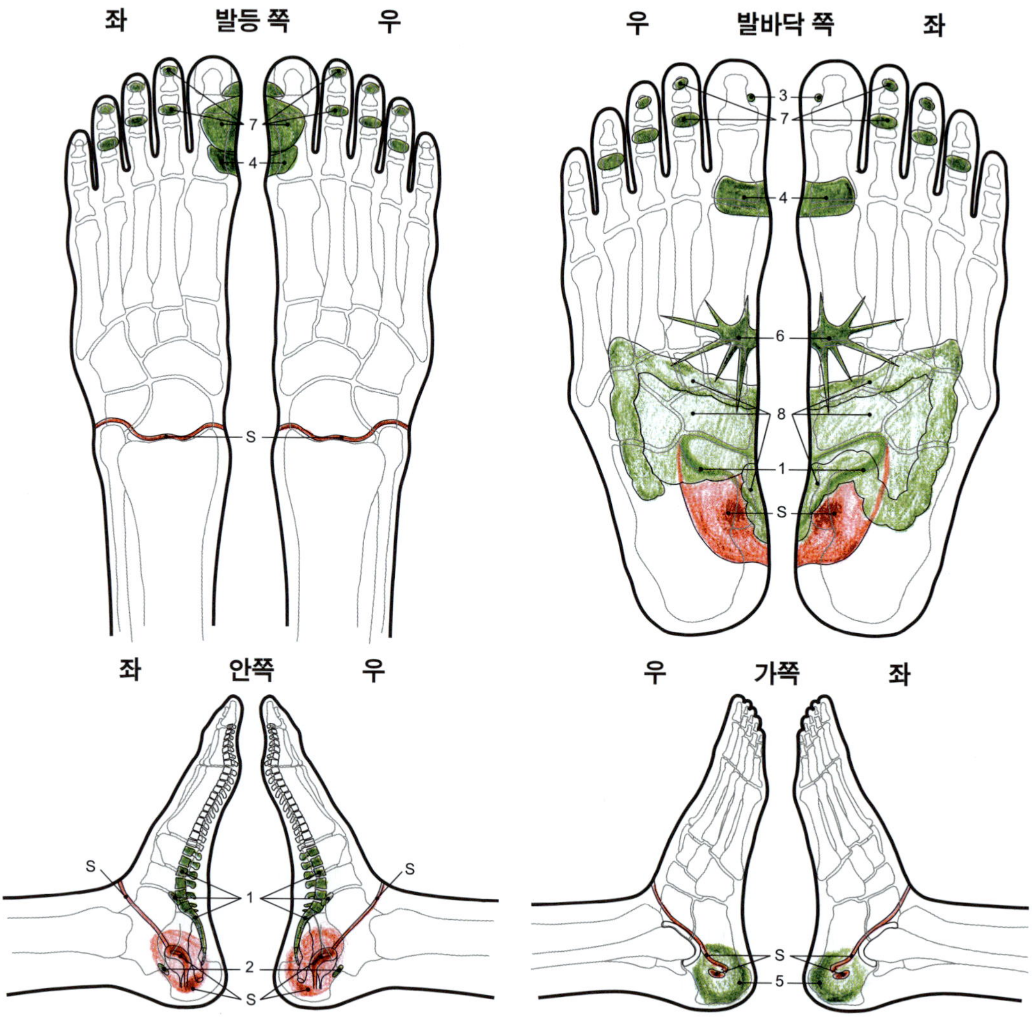

증상의 반사구역 :
자궁
난소
난관
작은골반
골반바닥

배경의 반사구역 :
1. 척추 아랫부분과 엉치엉덩관절
2. 두덩결합(치골결합)
3. 뇌하수체
4. 갑상샘
5. 볼기근
6. 태양신경얼기
7. 코인두(비인강)와 코곁굴(부비강)
8. 큰창자, 작은창자

그림 **68**

16-4-2 전립샘종(전립샘비대증)

시술방안(그림 69)

- 전립샘비대증은 상피에서부터 촉지할 수 있는 양성 종양이고 50세 이상의 남성에 많이 발병하는 질병이다.
- 증상의 반사구역의 경우는 우선 지그시 가압하기를 시술하고, 배경의 반사구역의 경우는 보통대로 긴장시키는 가압을 시술한다. 질병의 초기에서는 빈뇨, 배뇨곤란 및 요의절박(배뇨는 소량인데도 빈번하고 방해를 받는다) 등의 수반증상이 감소하든가 소실할 가능성이 있다. 방뇨할 때의 소변이 가늘고 시간이 걸릴 때도 특히 척추 아랫부분에서부터 엉치엉덩관절까지의 반사구역을 시술하는 것에 의해서 개선된다.
- 전립샘 질환이 있는 클라이언트의 경우는 항상 창자(장)의 반사구역도 조사해야 한다. 이것은 생리적 창자 안 세균류의 환경이 흐트러지면 병상에 더욱 부하를 걸도록 작용하기 때문이다. 생식기관 및 곧창자(직장)의 반사구역(발꿈치의 안쪽)의 가까이는 치료에 효과적인 관계를 나타낸다.

초기의 증후는 아프다기보다도 불쾌한 일이 많기 때문에 조화시키는 가압을 시술하여 자율신경을 안정시키고 지그시 가압하기를 사용해서 태양신경얼기의 반사구역을 시술하는 것이 효과적이다.

- 특히 중앙선 내에 있어 흉터의 형태를 취하고 있는가, 치아의 병터(병소)라는 형태를 취하는 **방해가 되는 흉터**에 대해서 클라이언트를 조사해야 한다.

16-4-3 기타의 치료경험

내분비계의 기능장애가 있는 클라이언트에게는 모두 서서히 힘을 강화해 가는 가압을 신중하게 시술한다. 조정하기 위한 시술을 많이 도입한다. 시술 후에 충분한 길이의 휴식을 취하는 것이 중요하다.

- 바세도병(중독성미만성 갑상샘종) 및 그 수반증상인 안구돌출(눈이 크게 튀어나오는 것), 빠른맥(심빈박) 등 갑상샘 기능항진이 있는 클라이언트에서는 시술의 구성 전체를 주의 깊게 조립한다. 정도가 지나치게 강하면 모든 증후가 몇 시간에서부터 며칠 이상에 걸쳐서 다시 활성화할 우려가 있다.

  처음의 시술시간은 20분을 초과하지 않도록 하고 적절하게 선택한 조정하기 위한 가압을 사용해서 시술한다. 시술의 틈새에 지그시 가압하기를 사용해서 태양신경얼기를 반복해서 시술한다. 갑상샘의 기능항진을 피하기 위해 가능하면 저녁의 시술은 피하기 바란다. 전인의학(holistic medicine)에서는 갑상샘은 "제3의 난소"로서 특징지어져 있고 이 표현에 의해서 생식계와의 밀접한 관계를 보여준다.
- **류마티스성 질환과 같은 종류**의 질환을 앓고 있는 클라이언트에서는 부신의 반사구역에 더해서 소화관 및 림프계의 반사구역에 긴장시키는 가압을 시술한다.
- **당뇨병**은 반사요법에서 금기는 아니지만 치료에 관한 어느 정도의 경험 이외에 특히 혈당 및 요당의 문턱(역치, threshold)을 정확하고 동시에 빈번하게 검사하는 것이 필요하다. 왜냐하면 인슐린 필요량에서 확실한 변동이 나타날 우려가 있고 특이한 환경 아래서 저혈당증(혈당이 감소하고 떨림, 식은

전립샘종을 가진 클라이언트

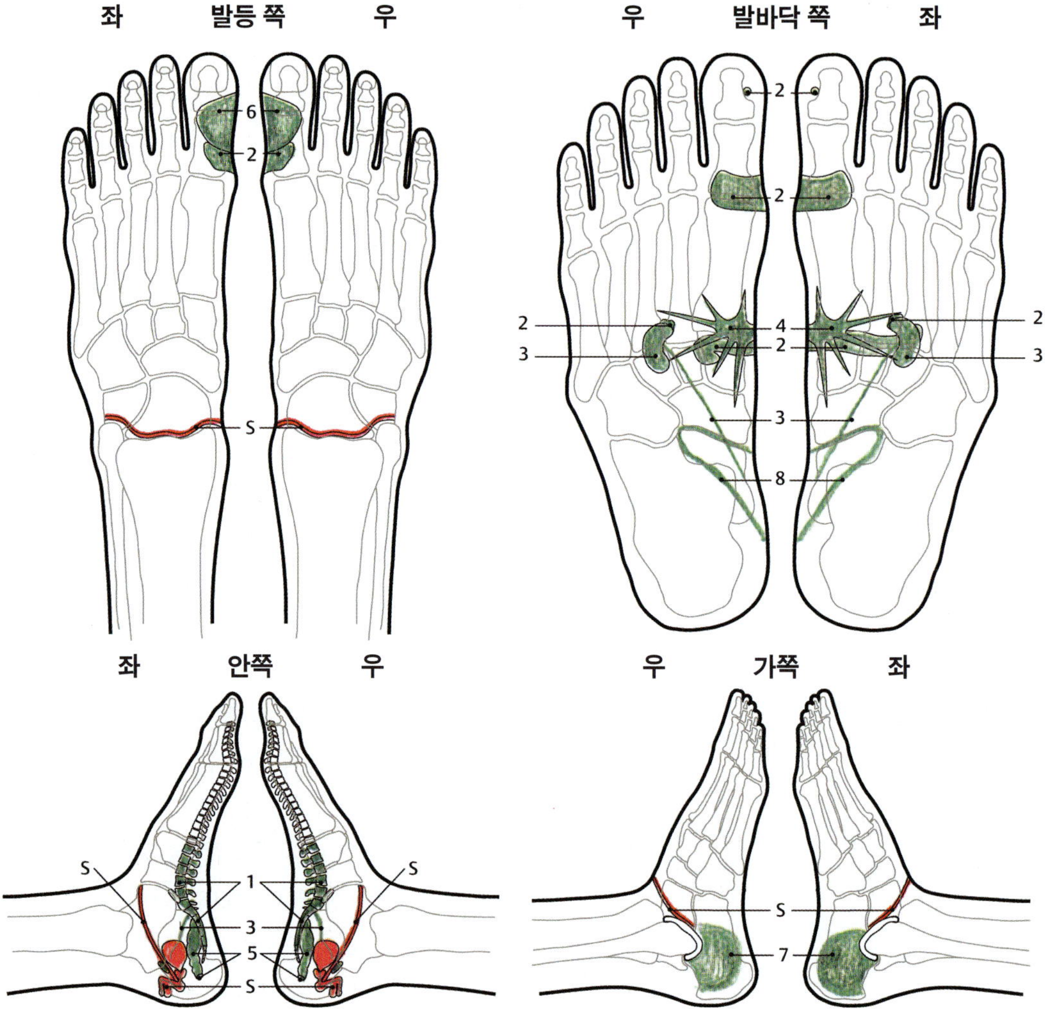

증상의 반사구역 :
전립샘(전립선)
방광
요도
샅굴(서혜관)

배경의 반사구역 :
1. 척추 아랫부분
2. 모든 내분비샘
3. 콩팥과 요관
4. 태양신경얼기
5. 곧창자(직장), 항문, 골반바닥
6. 코인두(작은 골반에 해당된다)
7. 볼기부위
8. 엉치엉덩관절(천골장골관절)

그림 **69**

땀, 빠른맥, 얼굴이 창백해지고 감정이 없는 증후를 수반한다)에까지 진행될 우려가 있기 때문이다. 이 때, 저혈당의 급성 증후를 효과적으로 제거하기 위해서는 즉각 포도당(각설탕이나 벌꿀 등)을 공급한다.

아동(어린이) 당뇨병환자에서는 이자(췌장)의 발육을 변화시킬 수는 없지만 보조로서 반사요법을 사용해서 곁에서 시중을 드는 것에 의해서 종합적인 생활의 질을 높일 수 있다.

- 만성적으로 차가운 손발의 혈행(혈액순환)이 좋아진다.
- 호흡기관 및 비뇨생식기관에 염증이 일어나기 쉬운 경향이 저하한다.
- 정서는 보다 균형이 잡혀 생기가 넘치는 상태로 바뀐다.
- 수면의 질이 좋아져 회복에 도움이 된다.

진성 당뇨병이 있는 성인의 경우 반사요법은 자주 보조요법으로서 한층 더 병상의 악화를 저지할 수 있다. 혈행(혈액순환)을 좋게 하는 발에 대한 자극만으로 그 반사구역 고유의 효과에 좌우됨이 없이 다리(하지)의 혈액공급을 개선시킨다.

지라(췌장)의 반사구역에 처음부터 강력한 시술을 시행하거나 그 부분만 과도하게 시술을 강조하거나 하는 것은 절대로 하지 말기를 바란다.

관찰하면서 자극을 주는 시간 및 힘의 세기를 서서히 높여가는 "불감자극 증가"를 권장한다. 다른 내분비계의 반사구역을 가볍게 긴장시키는 시술도 조합한다(제18장 이하의 "증상의 반사구역에 대한 신중한 시술"을 참조).

추가로서 위창자길(위장관)을 시술할 때는 위, 태양신경얼기 및 이자(췌장)의 반사구역에 부분적으로 중복되는 부분이 있다는 것에 주의하고 그 부분에도 마찬가지로 가벼운 시술을 시행한다.

머리(두부)의 반사구역 특히, 눈의 반사구역을 시술에 편입시켜 시력이 더욱 장애를 받는 것을 방지한다.

치아의 **병터(병소)를 조사**하면 지라(비장)/이자(췌장)의 경락 위에 있는 흉터(이 선의 기시점인 발의 엄지발가락의 발톱에 미세한 상처가 있는 일이 있다)의 **상태를 조사**하면, 치료적으로 효과적인 관계를 발견할 수 있다.

노인 당뇨병환자에서는 특히 인슐린 비의존형 당뇨병이라면 반사요법에 의해서 눈에 보이는 결과를 가장 빨리 기대할 수 있다. 이 연령층의 경우도 혈당의 추이에는 신중하게 배려한다. 식습관의 변경에 추가하여 신선한 공기 속에서 **크게 몸을 움직이는 것**은 탄수화물의 자연연소의 과정을 촉진하기 위해 항상 매우 중요시되어야 한다.

- 당뇨병은 자주 만성 신부전의 원인이 되기 때문에 모든 당뇨병환자에 대해서 요로를 신중하게 시술하는 것이 중요하다(제18장).

- 임신하기를 바라지만 불가능한 경우, 불임증 및 불육증인 경우, 반사요법은 놀랄 만큼 양호한 결과를 초래한다. 여성에서도 남성에서도 시술의 중심이 되는 것은 자율신경을 조정하는 것(조정시키기 위한 가압 또는 긴장을 정상화하는 가압, 태양신경얼기, 지라, 림프계)이다. 초진 때의 상세한 검사는 부부의 어느 쪽에 집중적 시술을 시행하는 것이 보다 중요한지를 결정한다.

  여성의 경우 일련의 시술은 2, 3회의 월경주기에 걸쳐서 시행해야 한다. 가장 중요한 반사구역은 초진의 진단에 의해서 확정한다. 증상의 반사구역(일련의 시술의 처음에 집중하여 시술을 시행해서는 안 된다) 이외의 중요한 반사구역에는 코인두(비인후), 소화관, 척추 아랫부분 및 내분비계의 반사구역이 있다. 이들에는 대개 긴장시키는 가압을 시술한다.

- 원발성 무월경이 있는 소녀 또는 2차성 무월경이 있는 여성(정신적 외상 또는 쇼크 경험, 매우 장기간에 걸쳐서 경구피임약 등의 피임약을 계속 복용함으로써 일어난다)은 전신의 건강상태가 좋으면 증상의 반사구역도 상당히 강력하게 시술할 수 있다. 배경의 반사구역의 선택은 아기를 만들 수 없는 부부의 경우(제23장 23-4도 참조)와 유사하다. 어느 정도까지 그리고 어느 정도 빨리 결과를 기대할 수 있는지는 신체적 및 정신적인 안정, 및 시술을 받는 클라이언트 개인의 운명에 좌우된다.
- 때때로 특히, 신체 **중앙**에 있는 **흉터**(턱, 복강내시경법에 의한 배의 흉터, 골반바닥, 배벽 또는 복장뼈)가 방해가 되는 흉터를 만들어내는 일이 있다. 이들은 적절한 치료방법에 의해서 다루어야 한다(제23장).

나의 임상경험에서부터

50대 중반의 여성이 허리뼈(요추) 및 엉덩관절(고관절) 영역의 만성적인 격렬한 통증과 장기간에 걸친 극도의 피로 때문에 나의 진찰을 받으러 왔다. 초진의 소견에서는 척추의 하부영역에 아무런 증상도 발견되지 않았으나 작은골반, 엉치엉덩관절(천골장골관절) 및 배벽 옆 부분(복벽측부)의 반사구역에 강한 통증이 있었다.

2회째의 시술 후에는 가슴이 메슥거리는 것 같은 심한 냄새가 나는 설사가 일어났다. 마지막으로 월경이 있었던 것은 8년 전이었다.

4회째의 시술을 시행한 다음날 아침, 그 클라이언트가 전화를 걸어와서 몇 시간 전부터 심한 아랫배 출혈이 시작되었다는 것, 다만 척추 아랫부분의 통증은 없어졌다는 것을 보고하였다. 나는 왕진을 가서 자궁, 난소, 골반바닥, 엉덩관절, 곧창자(직장) 및 지라(비장)의 반사구역에 진정시키기 위한 지그시 가압하기를 시술하였더니 10분 후에는 출혈이 멎었다. 산부인과에서 진찰을 받았더니 (마지막으로 받은 것은 10년 전이었다!) 주먹보다도 큰 양성의 근종(myoma)이 발견되어 수일 후에 수술을 받았다. 수술 후는 전신상태를 안정시키기 위해 1개월 동안에 주에 1, 2회 시술을 시행하였다. 반사구역에 대한 시술이 아랫배(하복)에 있었던 만성적인 잠행과정을 급성으로 만들어 그것에 의해서 지각할 수 있도록 한 것에 기여하고 있다는 것은 십중팔구 틀림없다. 급한 상황에서의 극적인 긴장 때 클라이언트는 놀랄 만큼 침착하였고 "결정적인 무엇인가"가 그녀에게 일어나고 있다는 것을 오랜 동안 느끼고 있었던 것이라 생각하였던 것 같다.

- **난소낭종**(ovarian cyst)의 경우는 여성의 갱년기의 경과 중에 몇 번이나 자연히 소실된다는 것이 알려져 있다. 그러나 반사요법에 의한 상당한 수의 경험은 이 낭종이 일련의 시술에 대해서 비정상적으로 빨리 반응한다는 것을 뒷받침하고 있다. 여러 번에 걸쳐, 3~4주 이내에는 이미 산부인과의 진찰에 의해서 그 때마다 확인될 만큼 낭종의 크기가 분명히 축소한다. 일정한 결과를 얻기 위해 철저한 초진의 진단 후는 2~3회의 월경주기에 걸쳐서 반사요법을 시술한다.
- 외적인 또는 내적인 영향, 예컨대 발달장애,

정신적인 압박, 놀라움 및 추위에 의해서 고환이 샅굴(서혜관) 내에 쑥 들어간 **정류고환** 또는 **이동성 고환**이 있는 소년에서는 반사요법을 사용하면 부분적으로 두드러지게 양호한 결과를 얻을 수 있다.

이러한 어린이에게는 조정하기 위한 가압을 우선하여 많이 사용할 것을 제안한다. 태양신경얼기에는 우선 지그시 가압하기를 시술하고 작은골반에서부터 척추 아랫부분 전체 및 다른 모든 내분비계의 반사구역에는 반응상태에 맞춰서 긴장시키는 가압을 시술한다.

발에 접촉하는 경험을 얼마간 쌓으면, 샅굴(서혜관)의 반사구역 내에서 정류하고 있는 고환에 해당하는 위치에 불콩 크기로 비후한 조직의 종창을 느낄 수 있다.

샅굴 영역의 시술은 근접하여 있기 때문에 방광 및 전립샘의 반사구역을 지나서 음낭의 방향으로 항상 가쪽에서부터 안쪽으로 향해서 시행해야 한다.

가능하다면 잠복고환(볼 수도 만질 수도 없는 고환)인 경우, 고환이 음낭으로 내려갈 염려가 있다는 것을 반드시 부모에게 설명해야 한다. 왜냐하면 몸통 내부의 온도는 높기 때문에 잠복하고 있는 동안에 손상을 받아 훗날 불임증의 원인이 될 우려가 있기 때문이다.

16-4-4 가슴샘

가슴샘(흉선)은 내분비계 만이 아니라 자율신경계 및 림프계 모두 관계가 있기 때문에 다른 단원에서 설명할 수 있을지도 모른다. 나는 내분비영역의 치료경험에 가슴샘을 추가하고 있다. 가슴샘은 어린이에서부터 어른으로 성장하는 과정에서 크기(기능은 아니다!)가 축소하는 샘(선)이고, 오랫 동안 그 작용이 과소하게 평가되어 왔다.

금세기가 되어서 차츰 철저하게 연구가 이루어져 가슴샘의 중요성이 인식되었다. 가슴샘은 인간의 전신에서의 면역의 기전에서 중심적인 역할을 수행하고 있으며 신체면 만이 아니라, 정신적인 면으로부터도 관여하고 있다. 면역저하가 일어나면, 특히 3개의 계통(림프계, 자율신경계, 내분비계)이 서로 작용하기 때문에 이들의 계통에 급성 및 만성의 질병이 있을 때는 반드시 가슴샘의 반사구역에도 시술을 시행한다. 그리고 정서면의 스트레스가 면역 시스템을 약화시키는 작용이 있다는 것은 예부터 알려져 있다.

16-5 호흡 및 심장의 구역

16-5-1 기관지천식

시술방안(그림 70)

- 급성 천식의 발작이 일어난 클라이언트에는 기도를 먼저 시술해두고 작은창자(소장), 지라(비장) 및 골반바닥에 해당하는 배경의 반사구역을 강력하게 긴장시킨다는 것이 충분히 실증되어 있다. 인두, 기관 및 기관지의 영역에 해당하는 증상의 반사구역에는 지그시 가압하기를 시술하고, 마찬가지로 가로막, 태양신경얼기 및 부신에도 지그시 가압하기를 시술한다. 폐의 반사구역은 흉곽의 뼈 · 근육부분의 반사구역과 거의 동일하지만 응급의 수술 때에 우선되는 일은 없다. 폐의 반사구역에는 급성의 단계가 끝난 후에 가볍게 긴장시키는 가압을 시술한다.

반사요법에서는 질병으로서의 천식에는 관심을 갖지 않는다. 현재의 상황, 절박한 증후, 배경의 환경을 다루는 것에 의한 응급의 개선과 안정성이 필요하다. 천식환자의 경우는 틀림없이 “가장 확대된 방해가 되는

기관지천식을 가진 클라이언트

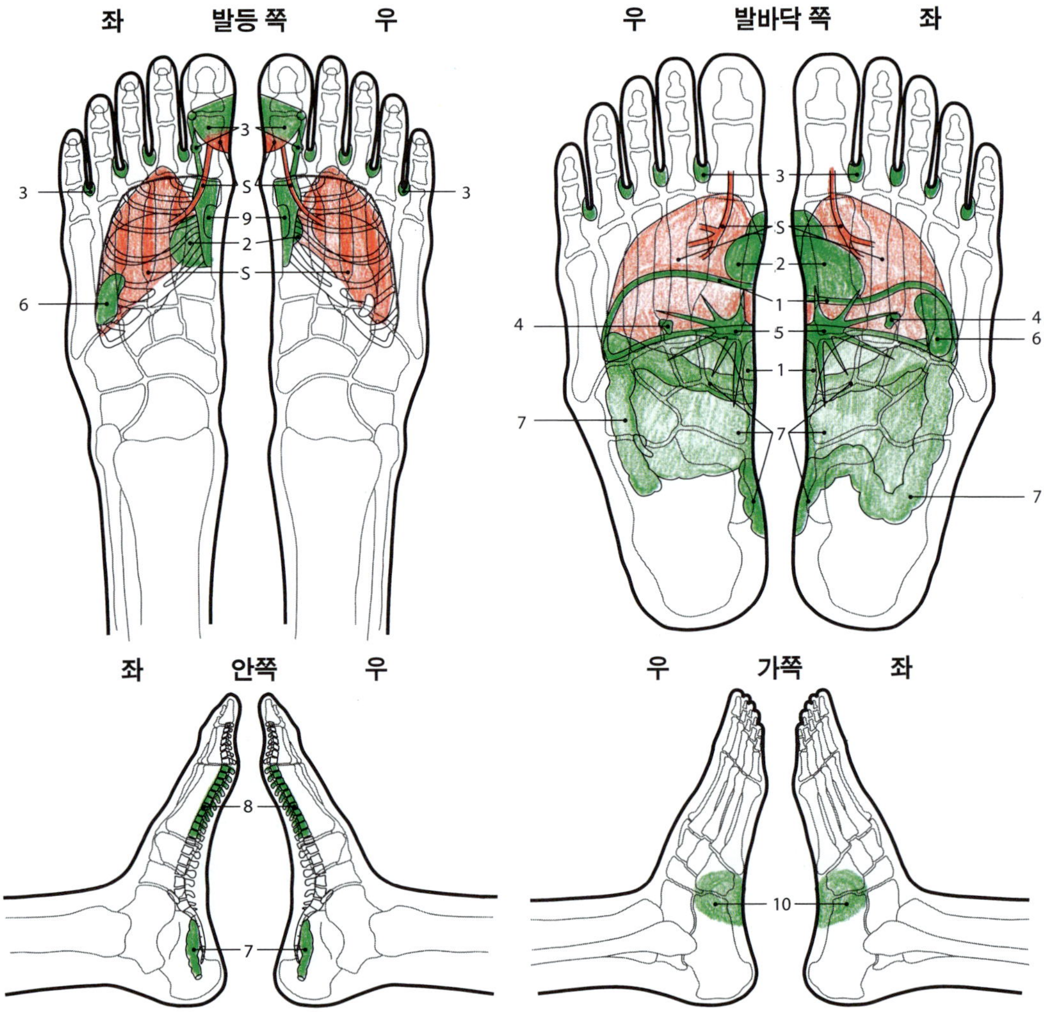

증상의 반사구역 :
인두
기관
기관지
폐

배경의 반사구역 :
1. 가로막
2. 심장(작은 순환을 거치는 호흡에의 연결)
3. 코인두(비인강)와 상부 림프관
4. 부신
5. 태양신경얼기
6. 지라(비장)
8. 등뼈(흉추골)
9. 복장뼈(흉골)와 가슴샘(흉선)
10. 배빗근(복사근)

그림 **70**

병터"로서 자주 창자(장)가 치료에 있어 중요한 단서가 된다(제14장 14-3-2 및 제18장도 참조).

- 발작이 없는 시기에 철저한 초진의 진단서를 작성하고 증상이 있는 모든 반사구역에 대해서 일련의 시술을 1회에서부터 몇 회를 시행하고 적당한 정도의 긴장시키는 가압을 시술하여 각각의 기능을 가능한 한 정상으로 되돌리는 것이 필요하다. 자율신경의 긴장의 균형을 고려하여 모든 **조임근(괄약근)**의 반사구역도 근본적으로 조사하여 통증이 있을 때는 반드시 지그시 가압하기를 시술한다.

> 증상이 없는 시기에 증상의 반사구역에 대해서 지나치게 강한 힘으로 그 부분만을 긴장시키면 증후를 의심의 여지없이 과대평가한 응답으로서 갑작스런 천식의 발작이 일어날 우려가 있다.

- 천식환자의 경우도 확실하게 고려해야 하는 식습관의 변경과 병터(병소)의 치료에 대해서는 제21장 "보조처치"에서 상세하게 설명한다.

이 질병에서는 심인성의 스트레스가 언제나 첫째로 존재한다고는 할 수 없다. 때로는 화학적으로 처리된 식품이나 약의 유독물질(유해물질) 또는 옥내 및 옥외에 있는 알레르기 요인에 의한 작용이 영향이 크므로 이들을 가능한 한 배제시켜야 한다.

우리들의 생활조건의 대부분은 바꾸는 것이 어렵거나 전혀 바꿀 수 없기 때문에 시술에서는 클라이언트의 안정성만이 아니라, 유해물질의 배제에도 중점을 두어야 한다. 1년에 2회, 대략 10~12회 발의 반사구역을 시술하면 장시간에 걸쳐서 총체적으로 증후가 없는 상태를 유지할 수 있다.

16-5-2 협심증

시술방안(그림 71)

- 증상의 반사구역에는 지그시 가압하기를 시술하고, 배경의 반사구역에는 적당한 방법으로 긴장시키는 가압을 시술한다. 병명은 협심증 또는 관상동맥부전의 주된 증상, 특히 가슴(흉부) 안의 협착을 나타내고 있다. 협심증의 클라이언트는 기본적으로 나중에 심근경색이 될 우려가 있다는 것을 고려하고, 이것에 따라서 시술을 시행해야 한다. 반사요법은 단순히 보조요법으로서의 작용을 할 수 있는 것뿐인 것은 명백하다. 그러나 경험으로는 정기적으로 시술하는 것이 매우 효과적이었다는 것을 알게 되었다.
- 심장질환의 경우 증상의 반사구역을 과도하게 치우쳐서 강조하면 증상이 개선되기 보다는 악화할 우려가 있으므로 심장의 반사구역에 지그시 가압하기를 사용할 때(제18장 이하를 참조)에도 서서히 정도를 높여갈 것을 권장한다.
- 자연스런 배뇨를 빈번하게 불러일으키는 경우에는 요도계통을 검사하는 것은 별개로 하고 심부전도 의심하여 임상적으로 해명해야 된다.
- 발의 **엄지발가락의 둘째 관절**을 움직이는 방법은 1회째의 시술에서부터 클라이언트의 반응상태를 보다 좋게 평가할 수 있을 때까지의 동안은 시행해서는 안 된다. 왜냐하면 심장의 반사구역 및 굵은 대동맥과 위대정맥(상대정맥)의 반사구역의 일부가 제1발허리뼈(중족골)의 작은머리(소두)에 위치하고 있기 때문이다.

협심증을 가진 클라이언트

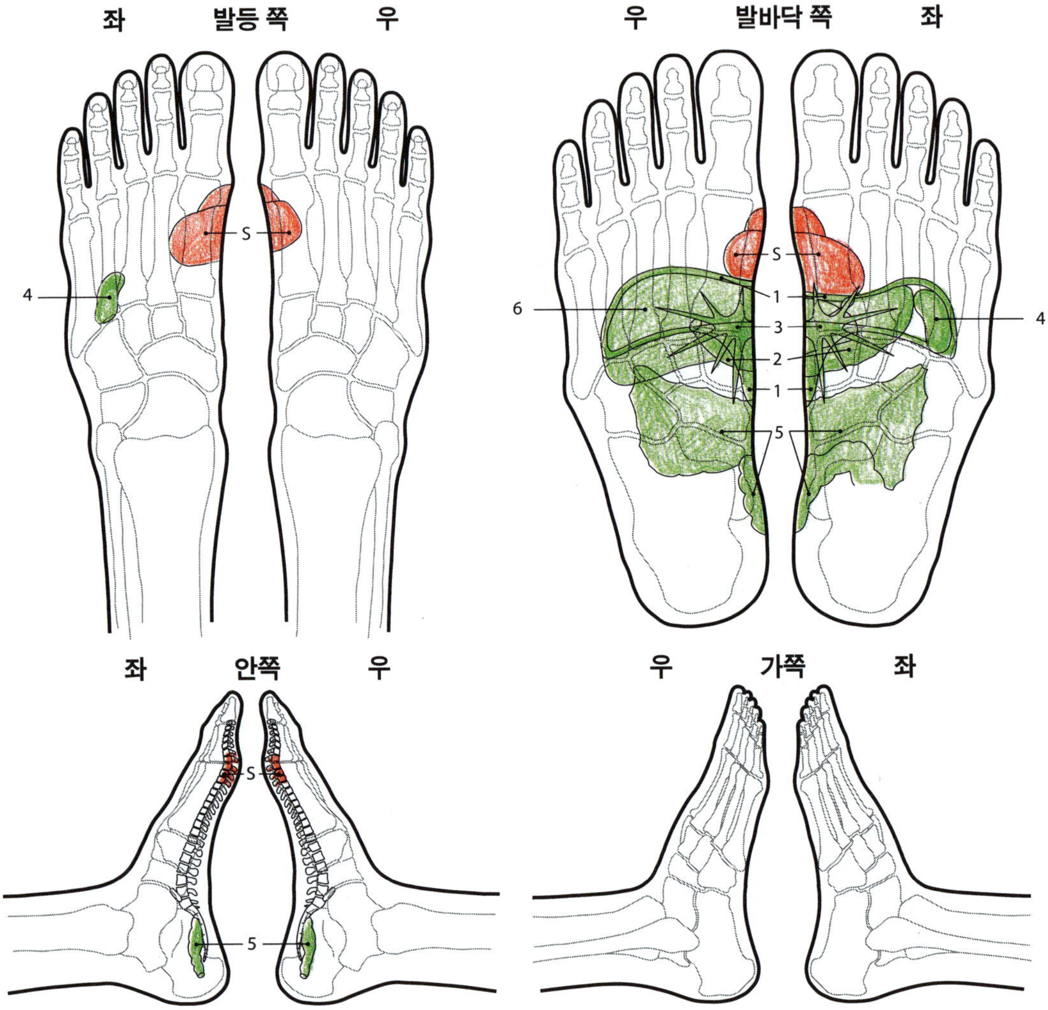

증상의 반사구역 :
심장
목뼈(경추) 아랫부분과
등뼈(흉추) 윗부분
(척수분절적 배열)

배경의 반사구역 :
1. 가로막
2. 위(위심장증후군)
3. 태양신경얼기
4. 지라(조혈기관)
5. 창자, 특히 작은창자와 곧창자
6. 간(문맥순환을 거쳐 상부 대정맥으로의 연결)

그림 **71**

- 심장질환의 환자의 경우 **지라(비장)**는 특히 중요한 의미를 갖는다. 지라는 림프계의 제2의 기관인 한편 혈액순환 전체에도 개입하고 있기 때문이다. 침술요법에서는 지라와 심장의 경락의 흐름 사이에 있는 이른바 경락의 "유주"에 직접적인 관계가 있다는 것이 알려져 있다.

  이 지식은 반사요법에서도 증명되어 있다. 심장질환의 클라이언트의 대부분이 지라(비장)의 반사구역 즉, 제4발허리뼈 바닥의 발바닥보다도 발등 쪽의 영역에 통증을 느끼기 쉬워져 있다. 그러나 때로는 몇 회의 시술 후에 비로소 통증이 있는 반사구역으로 간주되는 일도 있다. 지라의 반사구역은 어떤 때에도 반사요법의 1회째의 시술부터 도입하는 것이 필요하다.

지라에도 근본적인 시술을 시행하게 되고 나서부터 심장질환이 있는 클라이언트는 일반적으로 증상이 보다 크게 완화되었다고 느끼고 있다. 이것은 내가 아직 지라와의 치료적인 관계를 거의 몰랐을 때와 비교한 결과이다. 이 때문에 심장의 반사구역을 가압하기 **전에** 지라의 반사구역을 시술할 것을 권장한다. 대개의 경우, 긴장시키는 시술에 양호한 반응을 나타낸다.

- 진료 중에 클라이언트가 갑자기 협심증 발작을 일으켜서 예상치 않은 상황이 발생하였을 때에 "응급처치"로 실증되어 있는 단순한 응급대책에 대해서 보여주려고 생각한다.

  뜨거운 물을 넣은 유리컵에 탄산수소나트륨(나트론 정제)을 6~8정을 넣어서 녹여서 클라이언트에게 마시게 하면 자연히 적어도 단시간에 증상이 크게 완화된다. 이것은 나트론 정제가 강한 알칼리 작용을 갖고 있고 조직 내의 격렬한 과산화상태를 억제하는 작용을 하기 때문이다.

  위험한 증상의 클라이언트를 일각이라도 빨리 의사 및 병원에 위탁하는 것은 당연하다.

16-5-3 순환기능 장애

시술방한(그림 72)

- 증상의 반사구역에는 우선 지그시 가압하기를 사용해서 서서히 힘을 강화하는 가압을 시술한다. 비교적 빠르게 도를 넘기 쉽기 때문에 모든 반사구역의 반응상태를 잘 관찰하면서 시술을 시행한다. 특히 갑상샘 및 뇌의 반사구역에는 신중하게 자극을 주기 시작해야 한다. 총체적으로는 증상의 반사구역은 물론, 배경의 반사구역도 가볍게 긴장시키는 가압을 시술한다.

- 순환기능장애가 있는 클라이언트의 대부분은 임상검사에 의해서 배경이 되는 기관이 발견되는 일은 없다. 그러나 반사요법에서는 장기질환으로서 임상적으로 파악할 수 있기 전 즉, **기능장애**의 시기(이른바 병상 발현기)에 이미 질병을 찾아낼 수 있다. 많은 사람이 놀라는 것으로 발은 반사구역의 증상을 많이 나타내 보인다. 가령 그 클라이언트로서는 순환이 불안정한 이외에, "실제로는 아무런 이상한 곳이 없는" 경우에도 그렇다.

  이러한 클라이언트는 일련의 시술의 처음에 **모든** 반사구역이 총체적으로 평형장애를 나타낼 때에 불안정한 반응을 나타내는 그룹 중에 반복해서 볼 수 있다. 이 때 초진의 소견은 중증의 질병이 있다는 잘못된 인상을 불러일으킬지도 모른다. 여기서는 우선 비특이적인 자극의 시술을 자율신경의

순환기능장애를 가진 클라이언트

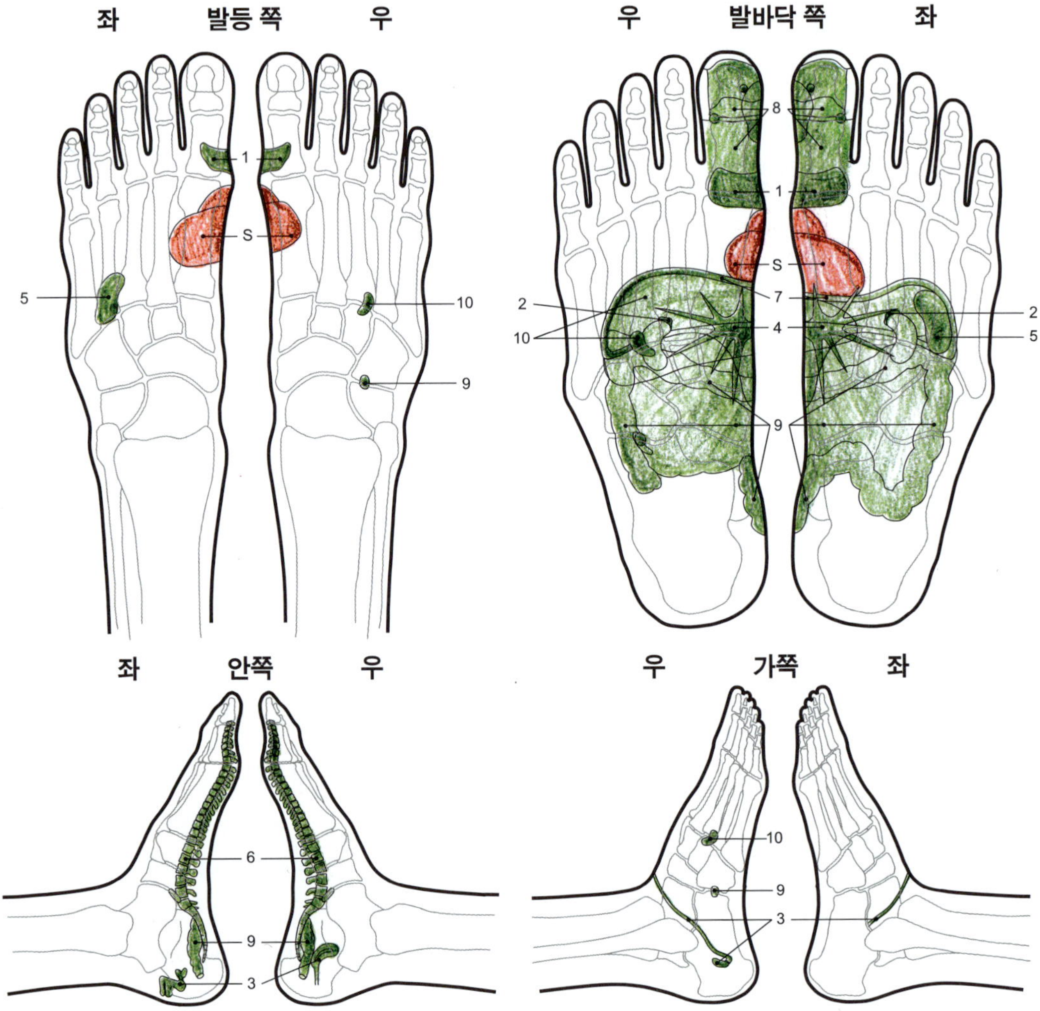

증상의 반사구역 :
발바닥 쪽과 발등 쪽의 심장

배경의 반사구역 :
1. 갑상샘
2. 부신
3. 생식기
4. 태양신경얼기
5. 지라(비장)
6. 척주
7. 대뇌와 소뇌(뒤통수와 목덜미 부위를 포함)
8. 소화관(간과 쓸개주머니를 포함)
9. 큰창자와 돌막창자판막(회맹판)
10. 간(간장), 쓸개주머니

그림 **72**

전반적인 장애가 어느 정도 조화될 때까지 시행하는 것이 현명하다. 시술방법에 대해서는 제10장 10-5를 참조하기 바란다.

- 순환장애가 운동기능항진의 심장증후군으로서 나타날 때(빠른맥, 혈압진폭 증대, 현저한 정서의 변동, 갑작스런 한기 및 발한 등)는 갑상샘, 심장 및 태양신경얼기의 반사구역에 진정시키기 위한 지그시 가압하기를 시술하고 기타의 반사구역을 가볍게 긴장시킨다. 조정시키기 위한 가압을 많이 사용해서 상태가 온화하게 원만해지도록 시술을 시행한다.

- **질병** 또는 **감염증** 후에 순환장애부전과 동시에 병행하여 저혈압증이 발생하였을 때는 간(부드럽게, 가볍게), 지라(긴장시키는), 창자, **가로막**, 림프계 및 내분비계의 각각의 반사구역을 우선시킨다. 이 병상의 경우 대개 다한증(발한의 증가), 허탈 경향, 사지가 차가워짐 및 급격한 피로의 증후가 나타난다.

  기립시 장애(옆으로 누운 자세로부터의 일어날 때에 일어나는 현기증)의 증상이 있을 때에도 같은 반사구역을 시술한다. 경험으로부터 여기서는 척추 전체 및 머리의 반사구역이 충분히 반응하는 경우도 마찬가지이다.

16-5-4 기타의 치료경험

이 항에서는 가로막에 대해서 상세히 설명한다. 가로막은 심장만이 아니라 호흡과도 중요한 관계를 가지고 있는 근육이다.

옛날에는 두 발의 가로아치의 하단 중앙부에 있는 작은 부분만을 가로막으로서 시술하였다. 이 중심이 되는 점은 지금도 조정하기 위한 가압(그림 15)을 시술하는 부분으로서 높이 평가되고 있다.

경험을 쌓고 수강생들로부터의 실습보고에 의해서 확인되어 차츰 가로아치의 중앙 끝 전체를 따라서 반사구역이 존재한다는 것을 알게 되었고 실제의 효과를 경험하였다. 반사구역의 돔(dome) 형태와 가로막의 형태 사이에 있는 명확한 닮은꼴은 두 발의 바닥을 가지런히 하여 배열하였을 때에 자연히 주의를 끈다.

호흡의 제약이 있는 환자의 대부분은 이른바 **허리뼈(요추)의 반사구역**에 대한 시술에 대해서 충분한 반응을 나타낸다. 이것은 아래의 여러 가지 이유에 따른다.

- 허리의 영역은 골격 · 근육의 운동연쇄를 통해서 흉곽만이 아니라 복장뼈(흉골)와도 기능적으로 접속하여 있다.
- 허리뼈와 창자(장)와의 명백한 가까움 및 관계는 대사 장애의 증상이 있는 경우, 실제의 위치만이 아니라, 반사구역에서도 제시된다. 이 증상은 증후가 급성에서도 만성에서도 자주 허리의 아랫부분에 나타난다.
- 큰 가로막근육의 이는곳(기시부)은 힘줄이 다발로 되어 있고, 허리뼈부위라고도 불리고 있다. 허리뼈의 등쪽에 있는 제2, 제3허리뼈(때로는 제4허리뼈)까지가 포함되기 때문에 허리의 영역은 직접 하나하나의 호흡에 관여한다.

관찰하는 사람의 관점에 따라서 가로막은 각각 흉곽 및 배(복부)의 기관에 접속하거나 떨어지거나 하여 호흡동작을 통해서 상부와 하부를 동적으로 연결하는 다리(bridge)로서 교환 작용을 초래한다. 이 내부의 마사지로부터 이익을 얻는 것은 배(복부)의 내장만이 아니라 폐, 심장, 등 쪽을 올라가서 심장으로 흘러들어가기까지의 대동맥 및 위대정맥(상대정맥)도 해당된다.

폐와 심장은 같은 리듬으로 통일되어 있고

가로막도 이것에 속한다. 기능장애만이 아니라, 기관의 질병도 항상 동적인 것과 정적인 것이 번갈아 관여하는 영역 전체에 손상을 준다.

나의 관찰에 따르면, 외적인 생활과정 및 자연 과정에서의 다양한 트러블과 심장순환계 및 호흡기에서 계속 증가하는 질환과의 사이에는 직접적인 관계가 존재한다. 이 때문에 이 **가로막-폐-심장이라는 기능 그룹**의 조화는 중요하다는 것을 강력하게 지적한다. 시술을 하는 동안 호흡에 주목하면 바로 호흡이 인체의 모든 변화를 어느 수준에서도 마찬가지로 표현하고 전달하는 것을 인식할 수 있다.

추측한 것보다도 더 많은 사람에서 **가혹한 운명**이나 해결되어 있지 않은 문제나 걱정거리가 심장 및 호흡기질환의 원인으로 되어 있다.

이들의 원인은 쉽사리 의식에서부터 배제되거나 "잊혀지기" 때문에, 또는 심장이나 호흡의 증상과 관계가 지어지지 않기 때문에 시술할 때 우리들은 이러한 견해를 기억에 담아두는 것이 필요하다.

대화에서 또는 제안으로서 이러한 종류의 문제를 제기하는 것은 매우 섬세할 것을 필요로 한다. 왜냐하면 클라이언트에 대해서 용기, 인재 및 성실을 요구하기 때문이다. 그러나 정신적으로 번거로운 일을 처리할 때에 발생하는 통증에는 치유력이 있고 해명하는 것에 의해서 내면의 큰 자유에로 유도할 수 있다.

16-6 소화관의 구역

16-6-1 과민성 큰창자 및 궤양성 잘록창자염(궤양성 대장염), 또는 크론병

시술방안(그림 73)

- 소화관의 자극상태는 많은 경우 한사람의 인간 전체의 자극상태를 반영하고 있는 일이 있다. 정신적인 스트레스는 장기적인 안목으로 보면 창자 내 세균의 구성에 마이너스의 작용을 미친다. 이 때문에 1회째의 시술의 동안에는 근본적으로 주의 깊게 힘의 정도를 결정하고, 특히 증상의 반사구역에는 신중하게 지그시 가압하기를 시술한다.
- 이러한 클라이언트에서는 자율신경계가 비정상적으로 긴장하여 있음으로써 대개 **조임근(괄약근)**이 경직하여 있기 때문에 조임근 [및 돌막창자판막(회맹판) 도]의 모든 반사구역에 지그시 가압하기를 시술하면 거의 전반적인 긴장이 조정된다. 모든 시술에서 태양신경얼기에도 반복해서 지그시 가압하기를 시술한다.
- 림프계에는 흐르는 것처럼 문지르는 가압을 시술한다. 내분비계의 반사구역은 적어도 1회째의 시술 중에는 지그시 가압하기에 대해서 충분한 반응을 나타낸다. 지그시 가압하기는 전신상태의 안정상태에 따라서 긴장시키는 가압으로 대체할 수 있다. 척추 특히 가슴뼈(흉추) 중앙부분 및 아랫부분(분절적으로 위, 간, 이자에 관계한다)에도 가볍게 긴장시키는 가압을 시술한다. 허리뼈(요추)의 반사구역은 창자(장)에 매우 근접하여 있기 때문에 처음에는 지그시 가압하기를 시술할 것을 권장한다.
- **과민성 큰창자**(과민성 대장)(과민성 창자증후군 IBS)의 클라이언트에서는 설사와 변비가 반복하여 일어나기 때문에 반응상태를 특히 잘 관찰할 것을 권장한다. 변비의 단계에 있어도 항상 긴장시키는 가압을 반드시 시술하는 것은 아니다. 조정하기 위한

과민성 큰창자, 궤양성 잘록창자염, 만성 위염을 가진 클라이언트

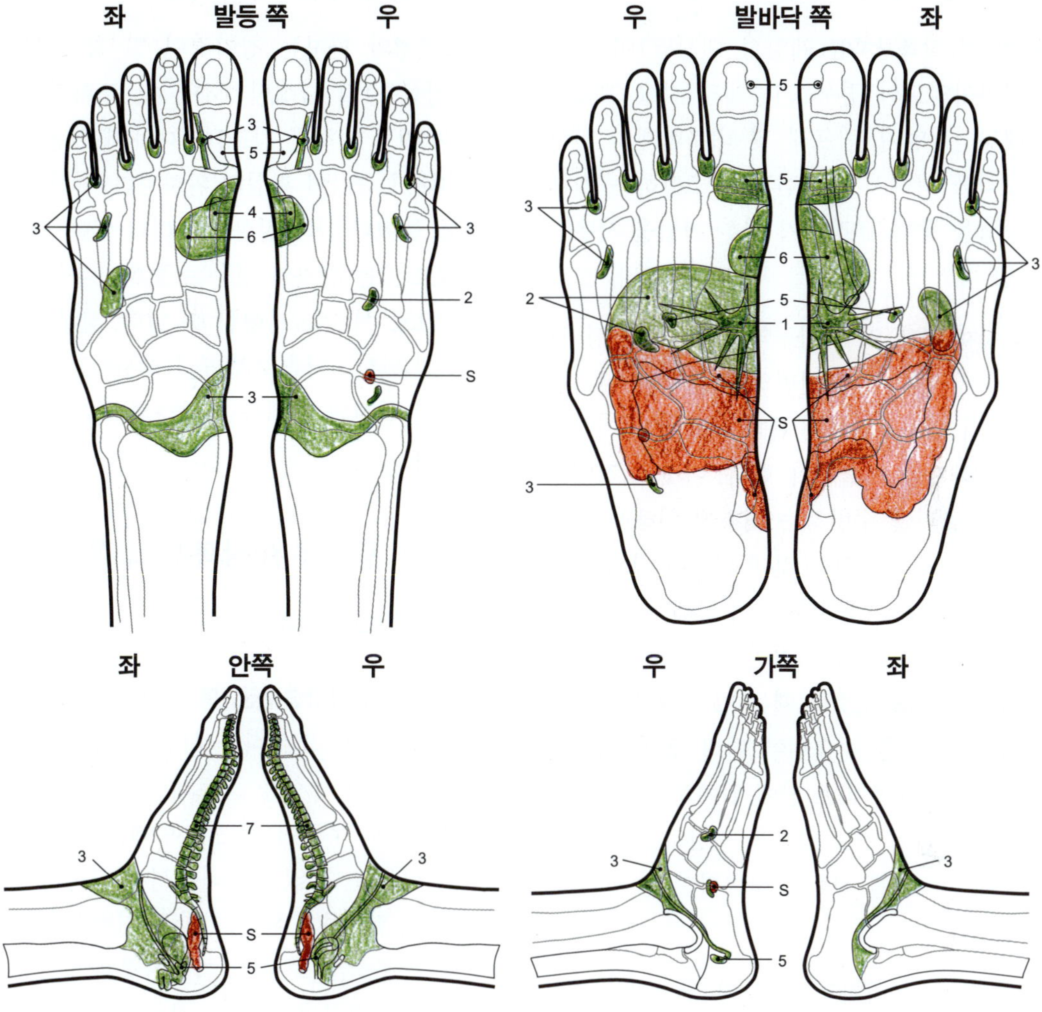

증상의 반사구역 :
작은창자 및 큰창자에서의
현저한 총체적 증후에 따라서

배경의 반사구역 :
1. 태양신경얼기
2. 간/쓸개주머니
3. 림프계, 특히 지라, 막창자꼬리(충수)
4. 가슴샘(흉선)
5. 내분비샘
6. 심장
7. 척주

그림 73

가압 및 태양신경얼기의 반사구역에의 시술이 반드시 필요하다.

- **궤양성 잘록창자염**(궤양성 대장염)이 있는 클라이언트의 경우, 기능계의 시술 그룹인 태양신경얼기, 림프계 및 내분비계의 반사구역을 통해서 자율신경을 조정하는 것에 중점을 둔다. 조정하기 위한 가압을 사용할 것!

- **곧창자(직장)**의 반사구역에서는 궤양성 잘록창자염을 특히 빈번하게 분명히 나타낸다. 이 반사구역에는 특히 신중하게 지그시 가압하기를 시술해야 한다. 이것은 점액성이고 출혈을 수반하는 배변에 의해서 수분의 배출이 증가하는 것에 의하여 창자가 더욱 탈수되는 것을 방지하기 위해서이다.

  이러한 환자가 허리의 아랫부분에 증후성의 통증을 호소할 때는 그 부분에 지그시 가압하기만을 시술해야 한다. 곧창자는 엉치뼈(천골)의 바로 앞에 위치하고 있고, 양자는 하나의 기능 그룹을 구성하고 있기 때문에 이 2개를 정확히 구별할 수는 없기 때문이다.

- 궤양성 잘록창자염의 제1기 및 제2기의 클라이언트는 반사요법에 대해서 양호한 반응을 나타낸다. 식습관의 변경에서부터 시작하여 병터(병소)의 시술을 거쳐 정신적인 지원까지를 포함하는 보조처치는 매우 중요한 의미를 갖고 있다.

  총체적인 증후가 정신자율신경적인 상태에 강하게 관계하는 것을 나타내는 것 같은 클라이언트(예컨대, 신경성무식욕증, 신경성과식증<제23장 23-4>, 크론병 및 다른 창자질환, 만성적인 콩팥질환 등)에서는 능력이나 통증을 지각하거나 완화하거나 할 수 있다는 것을 반복해서 고려할 필요가 있다. 이 때문에 시술할 때는 정도의 한계(제4장 4-2)를 넘지 않도록 주의한다.

- **크론병**의 환자는 창자경련 및 창자급통증(장산통)의 급성단계에서 잘 조화된 시술(제19장 이하를 참조)에 대해서 반응을 나타내고 증상이 확실히 완화된다. 설사, 관절통, 눈이나 간의 질환이 나타나 있는 장기간 앓고 있는 환자의 경우는 증후를 완화할 목적으로 시술을 시행할 수 있다. 심장 및 부신의 반사구역을 가볍게 긴장시키는 가압은 대개 전신의 상태를 활발하게 하는 효과를 준다.

16-6-2 명치부위(상복부)의 질환

시술방안(그림 74)

- 이른바 **위심장증후군**, 별명 "Roemheld syndrome"으로 고생하는 사람의 대부분이 남성이다. 이 병상은 스트레스 및 외적 또는 내적으로 부담이 되는 영향에 대해서 충분히 적응할 수 없는 결과로서 빈번하게 나타난다. 조정하기 위한 가압은 전반적인 긴장을 충분히 완화한다. 자율신경계의 조화에 의해서 명치의 울체도 정상화되기 때문이다. 태양신경얼기의 반사구역은 특수한 위치가치를 갖고 있기 때문에 지그시 가압하기를 사용해서 시술한다. 창자 안에는 자주 가스의 발생(장균 이상)이 관찰되므로 창자의 반사구역에도 가볍게 긴장시키는 가압을 도입한다.

- **가로막이 들어올려지면** 총체적인 수반증상이 심장에도 나타나므로 심장 및 가로막의 반사구역에는 최초에는 신중하게 시술을 시행해야 한다. 허리뼈는 심장, 위 및 간과의 선분적인 관계가 있기 때문에 마찬가지로 신

명치부위(상복부)에 증상을 가진 클라이언트

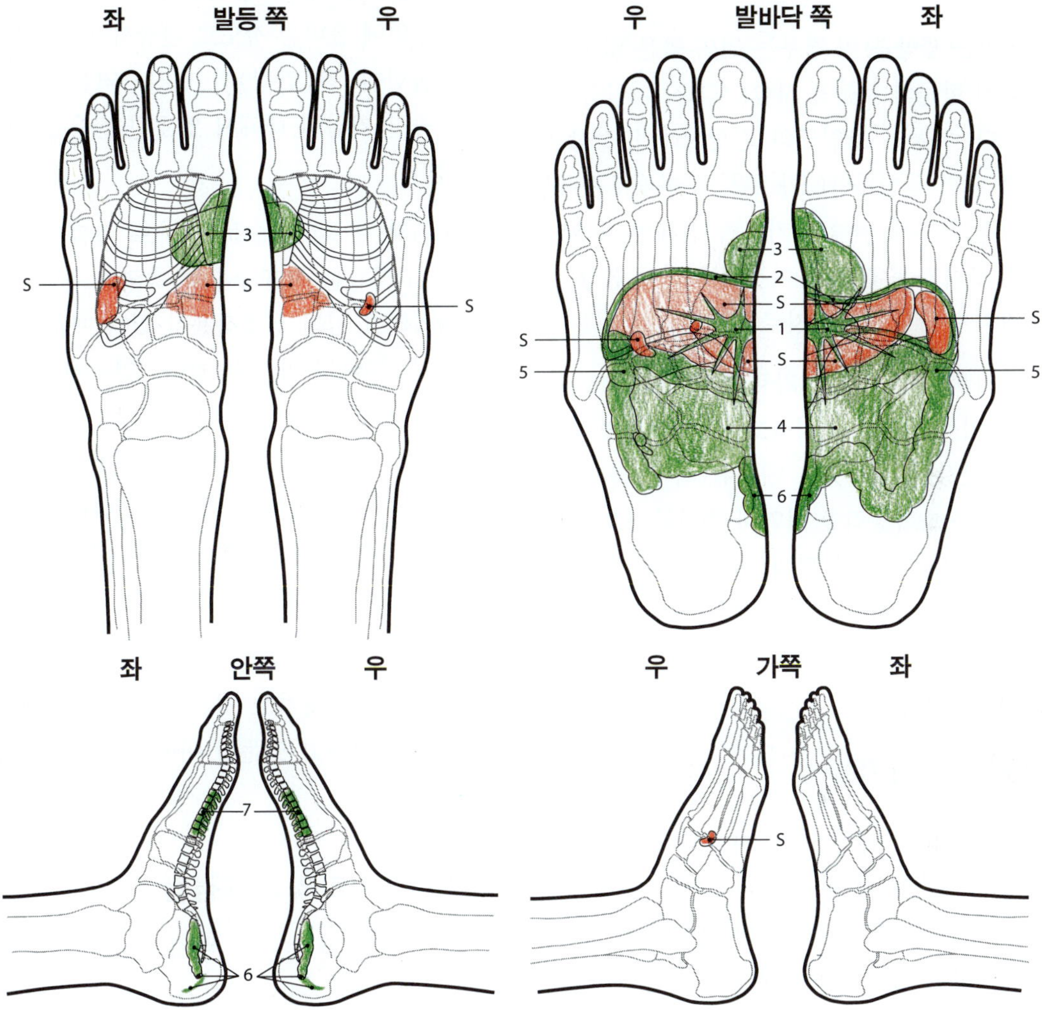

증상의 반사구역 :
위[들문(분문)과 날문(유문)을 포함]
간/쓸개주머니
지라(비장)
명치부위의 모퉁이

배경의 반사구역 :
1. 태양신경얼기
2. 가로막
3. 심장
4. 작은창자(소장)
5. 큰창자의 간굽이(간장만곡)와 지라굽이(비장만곡)
6. 곧창자(직장)와 항문(골반바닥을 포함)
7. 등척추뼈(흉추골), 특히 중앙부분과 아랫부분(명치부위 기관의 신경지배)

그림 **74**

중한 시술이 필요하다. 자세를 교정하는 훈련 및 지시는 매우 중요하다.

- **조임근(괄약근)**의 경우는 위의 들문 및 날문 특히 항문의 부분을 시술(지그시 가압하기)한다. 이들의 조임근의 긴장상태가 정상으로 되면 골반바닥("가로막"의 아랫부분)의 긴장 균형에 의해서 가로막 전체의 움직임에 조화가 촉진된다. 이것에 의해서 심장 및 위의 부담도 마찬가지로 경감된다.
- 허리뼈의 영역 즉, 가로막의 이는곳(기시부)이 앞쪽으로 위치하고 있는 영역을 충분히 긴장시키는 것은 배부위(복부)까지 도달하는 호흡동작을 자연히 촉진하는 자극도 초래한다. 이것에 의해서 명치부위 전체의 증상이 확실하게 완화된다.

16-6-3 치핵

시술방안(그림 75)

- **급성** 상태일 때는 대개 지그시 가압하기가 매우 신속한 효과를 준다. 그 후는 골반에 반사요법에 의한 림프계의 시술(제27장)을 시행하고 그리고/또는 해당하는 반사구역을 가볍게 긴장시킨다. 윗부분의 조임근은 소화계의 시작점과 종점으로서 아랫부분의 조임근과의 사이에 직접적인 상호작용이 있기 때문에 입안(구강) 및 입술의 반사구역을 긴장시킬 수 있다. 입술로부터 비정상적인 긴장을 완화시키는 것 같은 몸짓의 연습, 특히 즐겁게 웃는 것은 긴장으로 경직된 상태를 골반바닥의 안까지 완화하는 결과를 가져온다!
- **만성적으로 재발하는** 치핵에 고생하고 있는 클라이언트의 경우는 깊은 부분까지 도달할 만큼의 몸 상태의 변화가 일어나야 한다. 이때, 위창자길(위장관) 전체, 작은골반기관 및 배부위(복부)/골반영역의 림프계의 반사구역에 올바른 정도로 긴장시키는 가압을 시술한다. 간(간장)의 반사구역은 가볍고 신중한 가압에 대해서 양호한 반응을 나타낸다.
- 꼬리뼈(미골)는 항문의 바로 가까이에 있고 고리뒤통수(환추후두)층과는 정반대로 위치하고 있어 상호작용이 있기 때문에, 급성의 치핵질환이 있는 클라이언트에서는 머리뼈바닥에서부터 목뼈 윗부분(경추상부)까지의 반사구역에 강력하게 긴장시키는 가압을 시술하는 것도 매우 적합하다는 것이 실증되어 있다. 이것은 실제의 위치만이 아니라 반사구역에서도 적합하다.
- 치핵은 자주 불쾌한 장애로서 간주되지만 알아차리지 못하고 있는 중증의 질병의 징후를 나타내고 있는지 어떤지를 반드시 밝혀야 한다.

16-6-4 기타의 치료경험

위창자길(위장관)에 병리적으로 가속되거나 울체하거나 하는 시기가 있는 클라이언트는 대개의 경우, 장기질환이 발병하기 전에 장기의 기능이 이미 저하하여 있다. 이것은 상응하는 선천적인 체질에 의하거나, 또는 후천적으로 부담이 되는 소인(영양실조, 스트레스 요인 등)에 의한다. 많은 경우 자율신경계에 과도한 부담이 걸려 있거나 척추로부터의 자극전달이 결여된 것과 결부되어 있다.

위에서 언급한 것에는 소화관은 일일의 영양을 거둬들여 소화하는 것만이 아니라 인생의 문제도 "소화"시켜야 한다는 경험도 포함된다. 이 문제는 때로는 오랜 기간에 걸쳐서 계속 작용하는 일도 있다. 이러한 것을 독일어

치핵을 가진 클라이언트

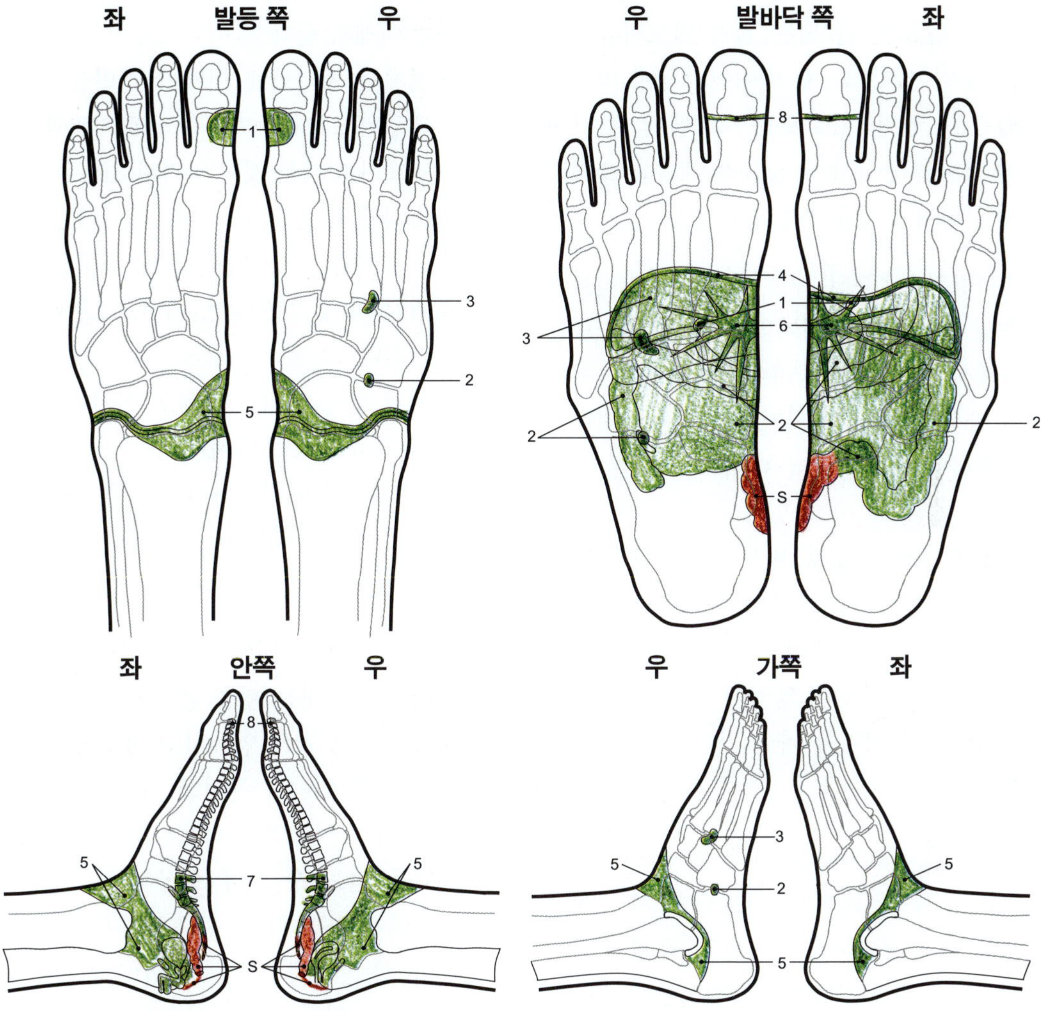

증상의 반사구역 :
곧창자(직장)/항문
골반바닥
꼬리뼈(미골)

배경의 반사구역 :
다른 조임근 모두
1. 입안(구강)을 포함한 입술
2. 돌막창자판막을 포함한 작은창자와 큰창자
3. 간과 쓸개주머니
4. 가로막
5. 샅굴(서혜)과 작은골반의 림프계
6. 태양신경얼기
7. 척추 아랫부분
8. 머리뼈바닥(두개저)과 고리뼈(환추)/중쇠뼈(축추)

그림 **75**

의 속어로 표현하면 "뱃속에 노여움이 있는(화를 내는)" 또는 "분변을 드는", 무언가를 "삼키지 않으면 안 되는(참지 않으며 안 되는)" 등이 있다. F. X. 마이어박사에 따르면 소화관은 "원천"이고 모든 시스템에 질서 바르게 영양을 공급할 수 있도록 치유는 소화관을 우선하여 출발해야 한다.

- 대학병원으로부터 가끔 오는 보고에 따르면 수술 후의 절박한 창자막힘증(장 마비 또는 장폐색증)이 있는 클라이언트의 경우, 창자의 반사구역에 긴장시키는 가압을 강력하게 시술하면 연동운동이 다시 시작되는 일이 있다.

  정곡을 찌른 정보, 반사요법을 보다 널리 받아들이는 것, 그리고 반사요법의 효과를 아울러 생각하면 대학병원에서 위에서 언급한 영역이나 기타의 영역에 걸친 연구의 가능성이 제공되기를 바랄 가치는 있을 것이다.

- 혈액항응고제(Marcumar® 등)를 복용하고 있는 클라이언트에서는 간(간장)의 반사구역을 매우 신중하게 시술하고, 결코 강력하게 긴장시키는 가압을 시술해서는 안 된다.

- 전통적인 중궁의학에 의한 관찰에 따르면 **간(간장)**은 자주 과민상태에 있다. 적절한 영양과 약초의학에 기초한 약을 선정함으로써 진정시키는 시술을 시행하는 것이 필요하다. 반사요법에서도 간의 반사구역을 강력하게 긴장시키면, 오히려 과잉반응이 일어나서 한층 더 자극상태를 초래하기 때문에 가볍고 부드러운 시술을 시행하지 않으면 안 된다는 경험이 증가하고 있다.

- 창자(장)에 문제가 있는 모든 클라이언트에서는 **머리의 반사구역**에 대한 시술, 좌우의 엄지발가락만이 아니라 다른 발가락에 대한 시술이 매우 적합하다고 실증되었다. 그 이유는 아래와 같다.
  - 전체성 치과학에 따르면 경락을 기초로 해당된 24개의 치아는 소화기관과 상호관계가 있다는 것이 알려져 있다.
  - 소화관의 점막과 머리굴[이마굴(전두동), 위턱굴(상악동) 및 입안(구강)/인두내강]의 점막은 같은 배엽으로부터 만들어진다.
  - 뇌와 창자가 회전한 형상 사이에 닮은꼴이 있다는 것은 명백하다.
  - 이마굴 및 위턱굴의 만성적인 증상은 약화되거나 질환이 있는 소화기관에 원인이 있는 일이 자주 있다.

- 자궁하강(자궁하수)이나 골반바닥의 기능저하를 수반하는 **탈출(증)** 또는 중증의 탈장의 경우는 거의 언제나 지지조직 및 결합조직 내에 있는 근본적인 기능저하를 전제로 하여 반사요법을 사용하면 매우 양호한 결과를 얻을 수 있다. 증상의 영역 전체를 처음에는 가볍게, 그 후는 강력하게 긴장시킨다. 척추 아랫부분 및 배벽(복벽)의 반사구역에도 마찬가지의 시술을 시행한다. 기능적인 상호관계를 고려하여 가로막 및 입바닥의 반사구역도 조사하여 증상이 있을 때는 긴장시키는 가압을 시술한다. 기타의 조임근(괄약근)도 모두 시술에 편입한다. 처음은 지그시 가압하기를 사용하고, 그 후는 가볍게 긴장시킨다.

특히 들문(분문)의 반사구역을 철저하게 조사한다. 이 부분에는 경우에 따라서 가로막 헤르니아(식도 틈새부위 헤르니아)가 나타나는 일이 있기 때문이다. 헤르니아가 있을 때는 반사구역을 긴장시킨다.

16-7 림프계의 구역

16-7-1 왼쪽 유방절제수술 후

시술방안(그림 76)

- 시술의 전후 그리고 시술 중은 조정하기 위한 가압이 중요한 의미를 갖는다. 왜냐하면 클라이언트는 수술에 의한 침습을 신체적으로 충분히 이해하지 않으면 안 되는 것만이 아니라, 자신의 신체적인 균형에 대한 피해 및 손실, 그 결과로서 발생하는 어려움의 모두나 새로운 방향부여, 그리고 파트너와의 관계도 포함한 **감정의 국면**에도 서야 하기 때문이다.
- 반사요법은 **수술 후**의 치유과정을 지원하는 기회를 제공하는 한편, 수술을 받은 여성이 발에 대한 시술을 통해서 내면적으로도 자신의 균형을 회복한다는 경험을 얻는다. 발에 대한 시술은 모두 똑바로 서는 힘과 안정을 외면적으로 지지하는 것만이 아니라, 한 사람의 인간 전체에서 버팀이 되는 것이다. 생리학적으로도 병리학적으로도 여성의 가슴과 여성의 감정세계와의 사이에 있는 상호과계를 나타내는 것 같은 인생경험 및 치료경험이 있다. 이러한 것들은 납득이 되고 반복해서 증명이 되어 있다.
- **유방암**의 여성의 경우 수술의 여부와 관계없이 반사구역을 통해서 옆에서 시중드는 간호는 특히 여성을 자연의학요법에 기초한 방법에 의해서 시술할 때에도 적당하다는 것이 충분히 실증되어 있다. 우리들의 경험에 따르면, 반사요법에 의해서 전이하기 어렵게 된다기보다는 오히려 클라이언트가 가지는 치유력 및 건강에 대한 의욕이 강화된다(손에 의한 림프 배액에서도 유사한 경험적 가치를 보여주고 있다).

충분한 정도 및 금기에 주의를 기울임으로써 질서요법이 건강의 과정을 방해함이 없이 기능이 저하하여 질병에 걸려 있는 기관이나 계통을 그 사람이 가지는 치유력의 범위에서 지원할 수 있다.

- 보통의 방법으로 임상적으로 간호를 받고 있는 여성에게는 아래의 것이 적합하다.

  방사선치료 또는 **화학요법**을 받는 시기는 주로 척추, 위창자길(위장관), 콩팥, 지라, 심장 및 호흡기관의 반사구역에 부드러운 중립적인 가압을 시술한다. 수 주일이 지나서 여성의 용태에 따라서 목표를 정한 강력한 시술을 시행할 수 있다. 이 때 증상의 반사구역도 시술에 편입시킨다. 조정하기 위한 가압을 사용할 것!
- **림프계**에 대한 시술은 전신의 림프계의 흐름을 조화시킨다. 젖샘(유선)의 반사구역에 치우친 시술은 클라이언트의 병상에 적합하지 않다.

  윗부분 및 아랫부분의 림프영역에는 일부에 가벼운 기본적 가압을 시술하고 일부에 양손을 사용해서 번갈아 문지르는 가압을 시술한다.
- **복장갈비관절(흉골늑골관절)** 및 그 주변의 조직에 지그시 가압하기를 시술하면 흉곽의 뼈 · 근육의 긴장을 완화시킬 수 있다. 그 후는 긴장시키는 가압을 시술할 수도 있다.
- 여성의 유방과 기능적인 관계가 있는 **생식기의 반사구역**은 이 병상의 경우, 특히 민감해져 있는 일이 많으므로 여느 때와 같이 신중하게 시술을 시행하는 것이 필요하다.
- 수술 후의 후유증인 **팔의 부기(부종)의 발병**은 반사요법의 도움에 의해서 부분적으로

왼쪽 유방절제 후의 클라이언트

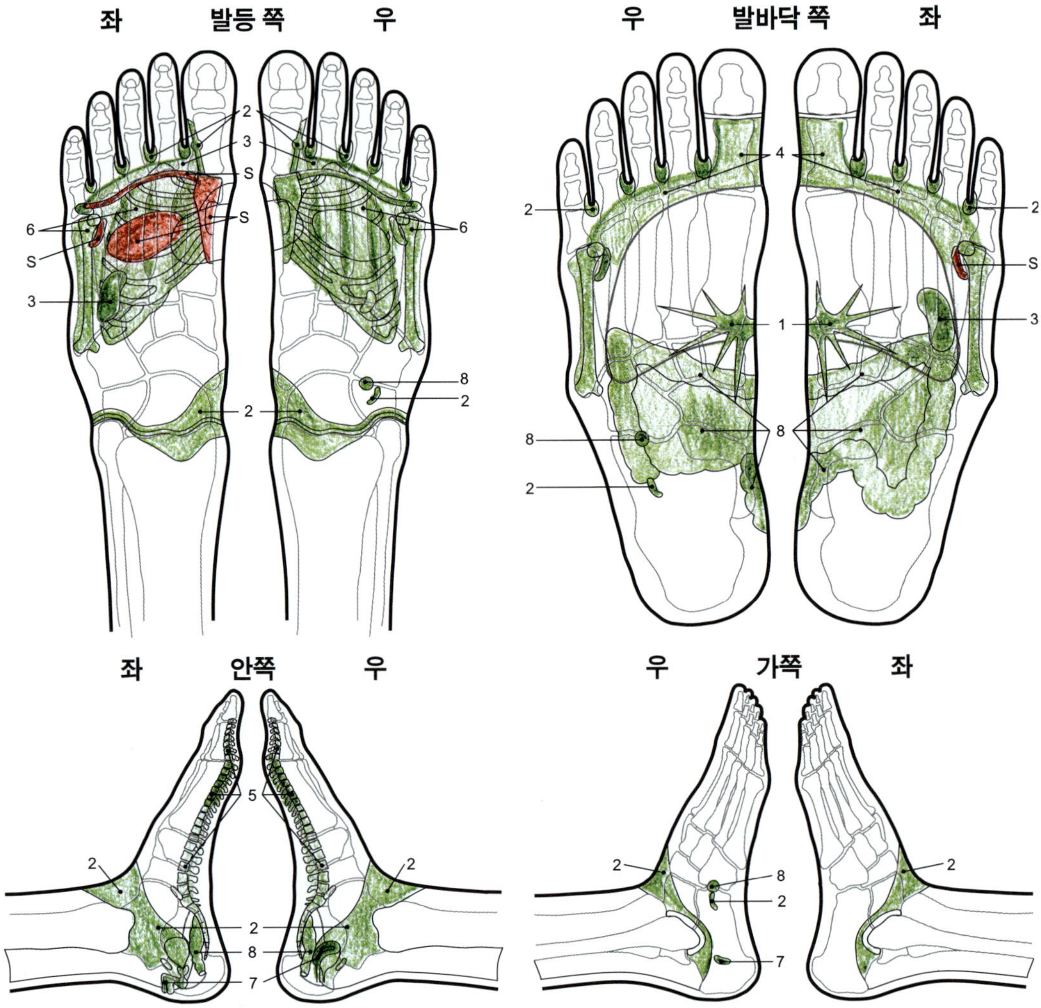

증상의 반사구역 :
왼쪽 유방
겨드랑 림프영역
복장뼈(흉골)와 가슴샘(흉선)과
빗장뼈(쇄골)

배경의 반사구역 :
1. 태양신경얼기
2. 머리, 목, 배, 샅굴, 골반의 림프계
3. 지라(비장)
4. 상부등세모근(상부승모근)을 포함하는 목덜미부위
5. 척추 특히 목척추뼈 및 등척추뼈
6. 가슴부위와 양 위팔
7. 생식기
8. 돌막창자판막(회맹판)을 포함하는 창자

그림 **76**

방지할 수 있거나, 또는 발생을 경감할 수 있다. 흉터의 통증, 어깨와 팔의 동작제한 및 좌우의 무게의 배분이 변화한 것에 의해서 일어나는 근육의 긴장과 척추의 문제는 반사요법에 대해서 양호한 반응을 나타낸다. 전문적인 지식으로는 손에 의한 림프 배액(drainage) 및 재활의 상호작용에서도 양호한 반응을 나타낸다.

- 여성의 극히 개인적이고 미적인 영역을 침습하는 수술 전에 정리되어 있지 않은 문제에 대해서 서로 이야기를 나누는 것은 큰 도움이 되고, 그것에 의해서 클라이언트는 고립이나 거부에 대한 염려의 감정을 보다 충분히 이해할 수 있다. 가능하다면 나는 파트너나 가까운 사람에게 흉터에 효과가 있는 크림을 매일 발라주게 하거나 바르는 것을 거들게 하는 형태로 시술에 참여시키고 있다.

- 그러나 더 중요한 것은 여성 자신이 자기의 흉터를 **만지고** 그것을 **받아들이는** 것을 학습하는 것이다. 이것은 시술 때에 자연스런 방법으로 시행된다. 유방의 반사구역을 시술하고 있는 동안, 여성은 손을 흉터가 있는 부분에 둔다. 이 방법에 의해서 많은 말을 사용하지 않아도 중증의 병의 결과를 보다 완전하게 할 수 있다. 상대방의 기분을 배려하는 이러한 제안을 할 필요가 있는 것은 명백하다. 다만 과감히 이 방향으로 문을 열기 위해 우리들부터 최초의 첫걸음을 보여주는 일이 자주 있다.

16-7-2 림프계 질환이 있는 어린이

시술안(그림 77)

- **만성의 증상**이 있는 어린이의 경우는 증상의 반사구역 및 배경의 반사구역에 긴장시키는 가압을 시술한다. 목 림프 본줄기의 반사구역에는 가볍지만 철저하고 인내심 있게 양손을 사용해서 번갈아 문지르는 가압을 시술한다.

- **급성** 상태일 때는 소화관 및 작은골반의 반사구역에 긴장시키는 가압을 먼저 시술하는 것이 효과적이라는 것이 인정되어 있다. 코 인두의 반사구역에는 처음에 지그시 가압하기를 시술하고 갈퀴에 대한 손가락으로 집어 올리는 가압(처음에는 가볍게)(제3장 3-2-3)을 시술에 포함시킨다. 그 후는 가볍게 긴장시킬 수 있다.

- 이미 영아 때(소아에서도 마찬가지로) 수년 사이에 림프의 반사구역에서의 민감한 반응이 급증하고 있다. 이것에는 다양한 배경을 생각할 수 있다.
  - 임신 중 혹은 수유기에 어머니가 올바르게 영양을 섭취하지 않고 있다.
  - 가공이 안 된 식품보다도 가공식품이 많고, 밀가루, 백설탕 및 유제품을 지나치게 섭취한다.
  - 자연요법의 약이 아니라 대증요법의 약을 빈번하게 복용한다.
  - 방어기관을 훈련하여 강화하는 기회를 어린이로부터 빼앗는 예방접종이 지나치게 많다.
  - 가정의 따스함이 결여되어 있다. 림프계는 자율신경계를 통해서 우리들의 감정과도 결부되어 있고, 따듯한 애정이 부족하면 빈번하게 울체와 염증의 반응을 나타낸다.

- 림프계에 증상이 있는 어린이는 8~10회의 일련의 시술이 끝나면, 증후의 개선을 보일 뿐만 아니라 본질적으로 긴장이 제거되어

림프에 부하가 걸린 어린이

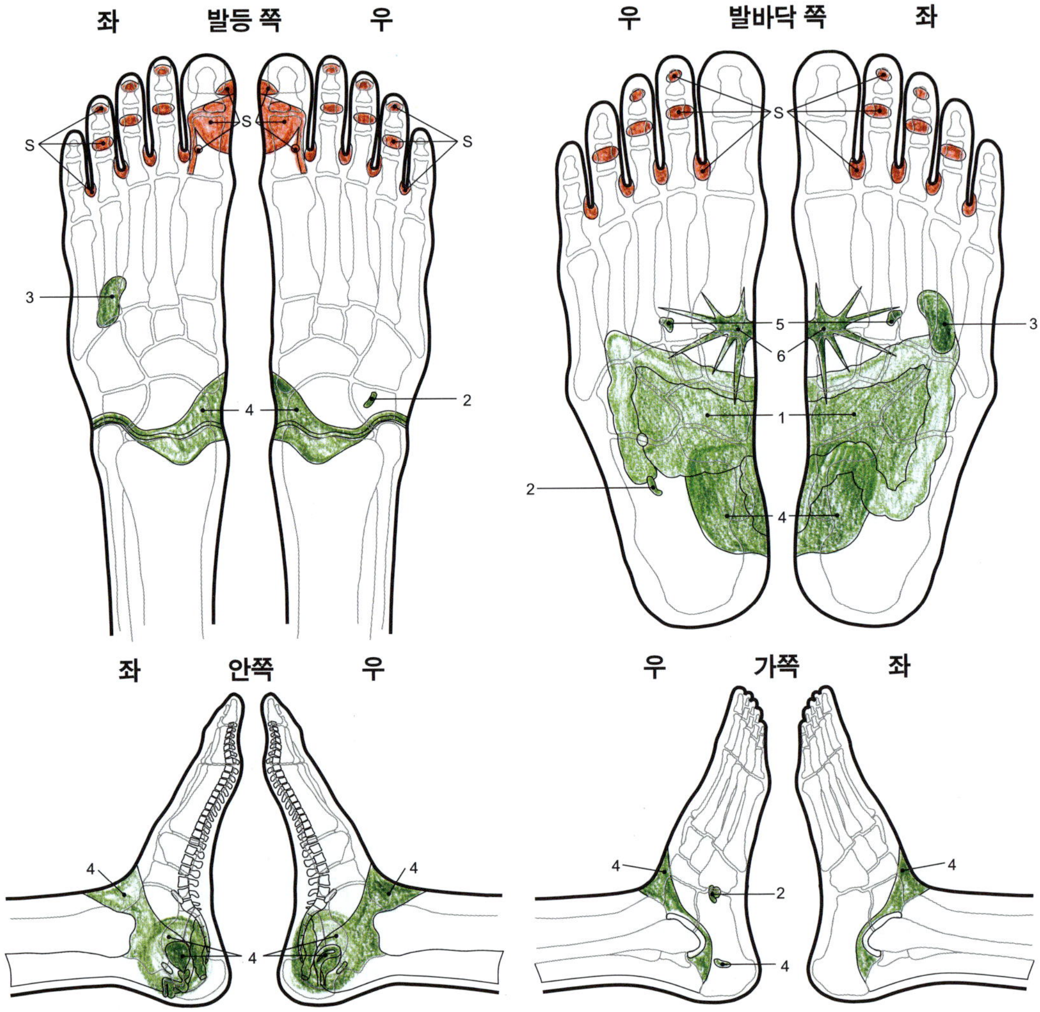

증상의 반사구역 :
코인두(비인후)
굴(동)과 목의 옆 부분
림프 본줄기를 포함하는 편도
귀인두관

배경의 반사구역 :
1. 창자, 특히 작은창자
2. 막창자꼬리(충수)
3. 지라(비장)
4. 작은골반기관과 림프계
5. 부신
6. 태양신경얼기

그림 **77**

신경과민이나 "침착성이 없는" 것이 완화된다는 보고를 부모로부터 자주 듣는다(제25장 25-3을 참조).

16-7-3 발의 림프 울체

시술방안(그림 78)

- 림프의 영역에는 양손을 사용해서 번갈아 문지르는 가압을 시술하고 기타의 반사구역에는 평상 시처럼 긴장시키는 가압을 시술한다. 많은 경우 발의 울체는 선천적 또는 후천적인 림프관의 기능저하나 전반적인 순환계 또는 호르몬계의 기능부전이 그 원인이 되지만 자주 곡물류나 유제품 등의 식품이 소화되기 어려운 것이 원인으로 일어나는 일도 있다.

  시술의 결과를 확실하게 하기 위해 그림에 나타낸 반사구역 이외에, 내분비계 및 태양신경얼기에도 가볍게 긴장시키는 가압을 시술하는 것이 중요하다. 아울러서 증상을 야기하는 식품을 제한하거나 완전히 배제한다.
- 여성의 경우, 자주 **생식기의 반사구역**이 증상이 있는 부분으로서 나타내 보인다. 림프 울체의 원인이 만성적인 염증을 일으키고 있는 작은골반기관 내(곧창자자궁오목 안 등)에 있을 우려가 있기 때문이다. 반응상태가 양호하다면, 클라이언트는 1회 또는 몇 회의 시술 후 이미 콩팥을 통해서 충분히 정화되어 발의 피부조직의 변화를 알아차린다. 특히 밤이 되면, 발생하는 발이나 다리의 부기(부종)는 거의 나타나지 않거나 전혀 나타나지 않게 된다.
- 배벽(복벽)/골반에 흉터가 있거나 치아의 상태에 명백한 결함이 있을 때는 경우에 따라서 존재하는 **방해가 되는 병터**를 조사하는 것이 중요하다.

  추가로서 하이킹, 수영, 사이클링 등 모든 활발한 운동형태를 편입할 필요가 있는 것은 자명한 일이다. 크나이프식 물치료(수치료)의 응용도 큰 이점이 있다.

16-7-4 기타의 치료경험

림프, 자율신경 및 내분비계의 기능 그룹은 체액계의 울체가 클라이언트의 정서와 밀접한 관계를 갖고 있다는 것을 이미 보여주었다.

독일어의 "Flüßigkeiten(체액)"과 "Lösungen(용액 · 해결)이 매우 유사한 의미를 갖고 있다는 것은 결코 우연은 아니다. 우리들은 정상적으로 작동하고 있는 체액계가 땀, 소변, 눈물, 젖(모유) 및 기타의 분비물이라는 형태로, 그리고 물론 정서의 영역에서도 실제로 해결에로 유도하는 것을 매일의 생활에서 충분히 빈번하게 경험하고 있다.

림프계 시술의 **목적**은 다양한 인간적인 수준에서의 울체를 제거하고 기능을 관장하는 공급기관을 통해서 흐름을 확실하게 하는 것이다. 이 때문에 림프계를 시술의 중심에 둔다는 방법은 현 시대에 매우 적합하다고 확신한다. 왜냐하면 오늘날의 생활에서는 매우 많은 신체 및 감정의 과정이 울체하여 있고, 이것을 흘리기 위한 자극이 긴급히 필요하기 때문이다. 게다가 특수한 요구가 존재할 때에는 항상 새로운 방법이 발생하는 것이다(제27장을 참조).

지라(비장)의 반사구역에는 특히 주목해야 한다. 이 반사구역은 모든 시술 때에 반드시 통증의 유무를 조사해야 한다. 지라는 인간의 많은 과정에 관여하고 있기 때문이다.

- 혈액의 저장 및 물질교환기관으로서 작용한다(식작용, 오래된 적혈구 및 혈소판의 파

발에 림프의 울체를 가진 클라이언트

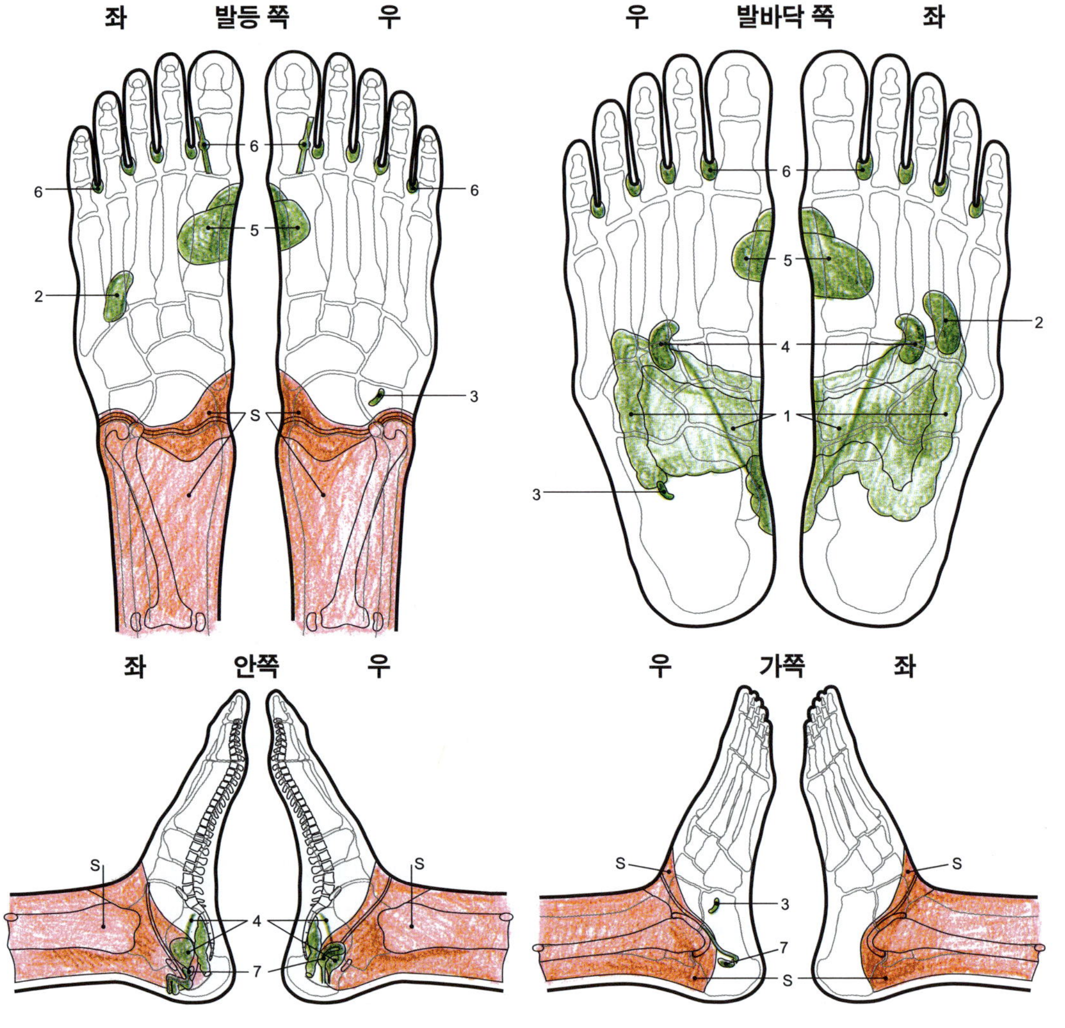

증상의 반사구역 :
골반과 넙다리의 살굴부위의
림프영역

배경의 반사구역 :
1. 창자
2. 지라(비장)
3. 막창자꼬리(충수)
4. 콩팥, 요관, 방광
5. 심장
6. 상부 림프관
7. 생식기

그림 **78**

괴 등).

- 감염을 처리하고 면역반응을 관장하는 림프구를 생산한다.
- 침술요법의 가르침에서는 심장의 경락과 지라/이자(췌장)의 경락에 상호작용이 있다는 것이 알려져 있다. 지라의 경락 에너지 순환은 심장의 경락으로 전달된다.
- 인지학(anthroposophy)의 의학에서 지라는 인간의 리듬에 관여하는 모든 사상을 조화시킨다고 설명되어 있다.

위에서 언급한 관계로부터 지라의 반사구역은 아래의 증상이 있는 클라이언트의 경우에 시술이 필요하게 된다는 것을 알 수 있다.

- 혈액상(blood picture)의 이상, 염증 및 감염증
- 알레르기, 아직 증후가 나타나 있지 않은 이전의 알레르기 단계를 포함
- 심장의 증상, 그리고
- 자율신경의 흥분

도움이 되는 힌트

지라(비장)의 반사구역의 시술에 대해서 의심의 여지가 없는 징후가 있어도 1회째의 시술에서는 아무런 증상도 나타내지 않는 경우가 있다. 그래도 이 반사구역을 시술에 추가해야 한다. 대략 3~4회째의 시술 때에 "잠에서 깨어" 그때부터 아프다는 반응이 나타난다.

전통적인 중국의학(TCM)에서 **지라**는 과도한 자극상태에 있기보다도 긴장이 저하한 상태에 있는 편이 많다고 알려져 있다. 이 때문에 TCM에서는 지라의 시술에 지라를 **자극하는 것 같은** 식품 및 약초를 투여한다. 반사요법에서도 경험상 TCM과 **같은 의견**이고, 지라의 반사구역을 **긴장시키는** 시술에 대해서 클라이언트는 총체적으로 양호한 반응을 나타내는 일이 자주 인지된다.

제 III 편 특례 및 특수한 응용영역

제 17 장 반사구역을 문장에 의해서 확정하는 한계

맨손치료의 형식은 거의 모두 최초에는 임상적인 관찰로부터 만들어지고 후에 문장에 의해서 기록되었다. 그러나 우리들이 클라이언트나 반사구역과 함께 시행하고 있는 매일의 관찰은 항상 신뢰할 수 있는 것이고 어떠한 전문서적보다도 중요한 것이다.

더욱이 "확정된" 시술의 절차 자체 안에는 모순이 존재한다. 이것은 활력에 넘친 과정인 치료는 말 그대로 이해하면 움직임이 있는 사상이기 때문이다. 이 때문에 특정의 부분을 문장에 의해서 확정하는 한계에 대해서 반복해서 주의를 촉구한다. 자기 손의 섬세함을 습득하고 자기 자신의 **촉각에 의한 경험**을 통해서 기재되어 있는 평균치에 좌우되지 않도록 될 것을 권장한다.

17-1 반사구역의 편차

17-1-1 반사구역의 위치에 관한 생리학적인 편차

생리학적인 범위에서 이미 기관의 반사구역에 자연스런 변화가 있다.

예

- 여성의 경우 자궁의 반사구역은 임신의 경과에 맞춰서 넓어진다.
- 위(stomach)의 반사구역은 호화스런 식사 후 보다도 2주일의 단식 후가 작아진다.
- 방광의 반사구역은 방광을 완전히 비우면 긴장 및 크기가 변화한다.
- 체내의 기관은 신체가 누워있는 경우와 서 있는 경우에서 위치가 변화한다. 마찬가지로 시술 때에 클라이언트가 누워있는가 앉아있는가에 따라서 위나 지라 등의 반사구역의 위치가 다르다.

17-1-2 병리학적인 편차

임상에서는 대부분 오로지 병리학적인 변화와 관계가 있다. 여기서도 기준으로부터의 편차는 증상이 있는 발의 반사구역에 나타난 체내의 기관 각각의 위치 또는 형태의 변화에 해당한다.

예

- 이동콩팥(유주신)의 클라이언트는 보통의 콩팥의 반사구역만이 아니라, 그때의 병리적인 콩팥의 위치에 해당하는 반사구역에도 증상이 나타난다. 양쪽 모두 장애가 있는 현상의 발현이다.
- 위처짐(위하수)의 경우 위(stomach)의 반사구역은 매우 빈번하게 작은창자의 영역까지 넓어져 있다. 이것은 처진 증상에 따라서 변화한 위의 위치에 해당한다.
- 자궁탈출(증) 또는 방광탈출증인 여성의 경우, 골반의 반사구역은 발꿈치의 안쪽 부분, 중앙방향에 있다.
- 반대의 경우 : 선천적 또는 외상에 의해서 **발이 변형**하여 있는 사람의 경우, 발의 골격 및 조직구조에 관한 해부학적 및 병리학적인 형태의 전위에 따라서 반사구역의 위치가 변화하다. 발의 이상이 체내의 기관의 위치변화를 만들어내는지 어떤지는 모르지만 해당하는 기관에 기능장애를 일으킬 우려는 있다.

17-1-3 요약

초보자는 우선 **명확한 증상**이 있는 클라이언트, 예컨대 치통, 급성의 관절문제, 요통 또는 생리통 등으로 압축하면 반사구역을 잘 찾아내는 공부가 된다.

이들의 반사구역에서는 분명한 생리학적인 변형을 보다 간단히 확인할 수 있다.

17-2 발의 증상과 유기체의 증상과의 상호작용

17-2-1 발의 증상의 작용

발에 부담을 줄 우려가 있는 내적 및 외적인 유발요인은 많이 있다. 발의 반사구역에 비정상적인 반응을 일으키는지 아닌지, 그리고 언제 일으키는지는 자극의 기간과 세기, 및 그 사람의 생명력에 좌우된다. 다만 상호작용이 항상 증상을 지각할 수 있도록 나타나는 것은 아니라도 증상이 있는 발과 실제의 해당과의 사이에 존재한다는 것을 우리들은 전제로 할 수 있다.

예

- 신체의 혹사 : 강행하는 하이킹, 달리기, 한쪽만을 사용하는 스포츠
- 과로 : 서서 하는 일, 콘크리트로 만든 바닥
- 외상 : 상해, 절단, 이물질의 침입, 골절, 염좌
- 선천적인 소질 : 약한 결합조직, 편평발, 발처짐(하수족), 넓적발(개장족), 안굽이무릎(외반슬), 밖굽이무릎(내반슬)
- 일반적인 혈행장애 : 부전마비, 정맥류, 다리(하지) 궤양, 폐색성혈관내막염(니코틴이 원인)
- 전체 유기체에서의 류마티스성 통풍질환이고 발에까지 나타날 우려가 있는 것("통풍지")

온갖 시각의 차이에 적합한 것 : 장기간 계속되는 발의 모든 장애는 어떠한 계통 또는 부분에 발생해도 마찬가지로 반사구역의 상태에 대해서 제1 또는 제2의 부하를 주는 작용을 미칠 우려가 있다.

17-2-2 유기체의 증상의 작용

국재하는 발의 통증은 유기체에 대해서 제2의 작용을 가질 우려가 있는 한편 유기체의 증상은 발의 반사구역이 통증에 민감해지는 유발요인이 된다.

예

- 과로 : 장시간의 드라이브나 익숙하지 않은 고된 정원 일을 한 후에는 척추 아랫부분의 반사구역에 통증이 나타난다.
- 과도한 요구 : 한쪽만을 사용해서 시행하는 스포츠 후에는 심장의 반사구역에, 그리고 진수성찬의 생일 파티 후에는 위(stomach)의 반사구역에, 각각 단시간의 증상이 나타난다.
- 전구증상장애 : 이미 질병이 "나타나기 전의 단계"에 있으면, 클라이언트가 아직 그것을 알아차리지 못하여도 반사구역에 통증을 느끼는 일이 있다. 급성의 부비강염의 며칠 전이나 통증을 수반하는 엉덩관절(고관절)이 동작제한이 일어나는 수주일 전 등이다.
- 급성의 질병단계 : 급성 기관지염일 때는 기관(trachea)의 반사구역, 급성궁둥통증(급성좌골신경통)일 때는 허리뼈(요추)의 반사구역, 급성 방광염일 때는 방광의 반사구역이 각각 해당된다.

- 기관(organs)의 기능저하 : 위산감소증 또는 위산결핍증일 때는 위의 반사구역, 호르몬 기능저하일 때는 내분비계의 반사구역이 민감해져 있다.
- 이완, 무긴장, 위축, 퇴행성 : 그때마다 증상이 나타나는 반사구역, 예컨대, 자궁탈출증, 이동콩팥(유주신), 창자처짐증(장하수증), 곧창자탈출증, 비염증성관절증의 경우는 해당하는 기관 또는 관절의 반사구역에 증상이 있다.
- 선천적인 질병소질 : 지지조직 및 결합조직이 허약, 알레르기, 당뇨병(많은 경우, 창자. 림프계, 내분비기관) 등 선천적인 체질의 경우는 배경이 되는 환경의 반사구역이 민감해져 있다.
- 사고 : 골절, 상해, 타박상, 및 염좌가 있는 부분에 해당하는 반사구역에 증상이 있다.

반사요법을 시행하는 경우, 장애가 처음에 나타난 것은 기관(organs)인가 발인가라는 것은 문제가 되지 않는다. 어떠한 원인이든 시술의 목표는 항상 인간의 종합적인 기능을 조화시키는 것이기 때문이다.

17-2-3 발의 상태에 관한 기타 의미

우리들이 장애나 증상이 있는 발의 반사구역을 해당하는 것은 전문적인 별개의 것을 의미하는 경우가 있다.

- **정형외과**에서는 세로아치의 평형상태의 이상은 편평발이라 불린다. 반사요법의 국소해부학에서는 세로아치의 안쪽 모서리(내연)에 척추의 반사구역이 있다.

세로아치가 이와 같이 평탄한 클라이언트는 임상적으로도 자주 척추가 똑바로 되어있다. 이것은 결합조직이 체질적으로 약하다는 것을 의미한다.

- **정맥학자**는 복사(과)의 주위에 생기는 정맥의 울체라 말한다. 반사요법에서는 그 부분이 배안(복강)/골반에 증상이 있는 가능성에 대한 힌트를 우리들에게 준다.
- **외과**에서는 발가락가쪽휨증(외반지)을 수술한다. 반사요법에서는 발의 엄지발가락의 둘째 관절의 주위에 갑상샘, 목 및 심장의 반사구역이 해당되어 있다.
- **침술요법**에서는 발의 넷째 발가락에 있는 경혈을 쓸개주머니의 경락 안에서 에너지의 흐름을 방해하는 부분으로서 특징지어 있다. 우리들에게 이 부분은 깊숙한 안쪽의 어금니 또는 귀의 영역에 증상이 있는 가능성을 나타낸다.

17-2-4 요약

증상이 있는 반사구역에 관한 우리들의 정의는 별개방향의 관점에 대한 모순을 의미하는 것이 아니라 흥미 깊은 다양성을 추가하는 것이다. 우리들에게 필요한 것은 그때마다 고유의 "치료언어"를 정해서 시술 때 그 언어 자체의 규칙에 주의를 돌리는 것뿐이다. 더욱이 인간의 모든 시스템은 사실상 항상 서로 연락을 취하고 있다.

제 18 장 증상의 반사구역에의 신중한 시술 – 특수한 병상 경과의 경우

오늘날의 클라이언트는 이전에 비해서 보다 다면적이고 복잡한 질병에 걸리는 일이 많기 때문에 아래와 같은 클라이언트 그룹의 경우는 처음에 **증상의 반사구역**을 시술의 전면에 두어 지나치게 강조하는 것을 피할 것을 초보자에게 권장한다.

> 배경의 반사구역을 고려하지 않고 증상의 반사구역에 일방적으로 지나치게 강한 자극을 주는 것은 증상을 완화시키기보다도 더욱 강화할 우려가 있다.

나중에 상태가 안정되면 대부분의 경우, 증상의 반사구역에의 시술을 조금 집중하여 시행할 수 있다.

예

- 머리 및 목의 증상영역에 아래의 증상이 있는 클라이언트
  - 고혈압
  - 머리뼈 뇌 외상 및 머리 수술
  - 머리의 종양 : 양성인가 악성인가, 수술 후인가 수술 전인가는 관계가 없다.
  - 뇌졸중 발작
  - 녹내장
  - 간질
  - 알츠하이머병
  - 머리/목 영역의 채찍질증(편타증)

  머리 및 **목의 반사구역**(=증후가 있는 반사구역)에는 지나치게 강한 시술을 시행하지 않을 것!

- **척추** 및 **관절**의 증후영역에 아래의 증상이 있는 클라이언트
  - 사고 또는 다른 중증의 질병(종양 등)에 의한 횡단성척수마비(상해)
  - 인공관절(엉덩관절 등)

  척추 또는 **대체관절**의 해당하는 부분에 해당된 증상의 반사구역에는 지나치게 강한 시술을 시행하지 않을 것!

- **요로**의 증상영역에 아래의 증상이 있는 클라이언트
  - 만성적으로 악화하여 있는 중증의 콩팥질환, 예컨대, 토리콩팥염(사구체신염), 투석환자
  - 보통의 요로로부터는 배출할 수 없는 크기의 콩팥돌(신석)이 있는 경우

  콩팥의 반사구역(=증상의 반사구역)에는 지나치게 강한 시술을 시행하지 않을 것! (기타의 힌트는 제16장 16-3-3을 참조)

- **내분비계**의 증상영역에 **호르몬**기능부전이 있는 클라이언트

  또는 뇌하수체호르몬제, 티록신, 코르티손, 인슐린 등의 호르몬을 섭취하고 있거나, 경구피임약을 복용하고 있는 경우, 또는 갱년기에서의 호르몬고약을 바르고 있는 경우. **증상의 반사구역**이란 호르몬제가 직접 작용하는 기관의 반사구역을 의미한다. 예컨대, 당뇨병의 경우는 이자(췌장), 여성의 경우는 자궁 및 난소 등이 해당된다. 이 경우도 결코 시술에 의해서 지나치게 강한 자극을 주어서는 안 된다! **중요!** 당뇨병환자의 경우 이자(췌장)의 반사구역에 집중적으로 중점을 두고 시술을 시행하면 혈당치가 예

기치 않을 만큼 급격하게 저하할 우려가 있다. 주의가 필요한 시간은 시술 후 대략 12~16시간이다(보통보다도 빈번하게 혈당을 관리하도록 클라이언트에게 충고할 것!). 기타의 힌트는 제16장 16-4-3을 참조.

경구피임약을 복용하고 있는 여성에서는 정맥혈전증의 위험성이 높아진다는 것이 일반적으로 알려져 있다. 반사요법에서도 상응하는 주의가 필요하다(제6장 "치료의 적응과 금기"를 참조).

◉ 심장의 증후영역 - 순환계

아래의 증상이 있는 클라이언트

- 협심증성의 질환 또는 심근경색 후의 병상
- 심장수술, 심장 박동조율기(pacemaker) 또는 바이패스 수술
- 기타의 중증의 심장질환

심장의 반사구역(=증상의 반사구역)에는 지나치게 강한 시술을 시행하지 않을 것! 침술요법의 가르침에서는 심장과 지라(비장) 사이에 직접적인 에너지의 상호관계가 있다는 것이 알려져 있다. 이 때문에 지라의 반사구역을 심장의 반사구역보다도 먼저 시술하는 것은 의미가 있다. (기타의 힌트는 제16장 16-5-3을 참조)

- **호흡기**의 증후영역에 아래의 증상이 있는 클라이언트
  - 천식(발작이 **없는** 시기에도!)의 경우는 **기관지 및 폐의 반사구역**(=증상의 반사구역)에도 신중한 가압을 시술한다. 한쪽으로 지나치게 치우쳐서 중점을 두면 급성의 발작을 야기할 위험성이 있다.
- **소화계**의 증후영역에 아래의 증상이 있는 클라이언트
  - 급성 또는 만성적인 염증성의 창자질환, 예컨대 설사, 점액성 잘록창자염(점액성 대장염), 궤양성 잘록창자염(궤양성 대장염), 크론병. 작은창자 및 큰창자를 포함하는 창자의 반사구역(=증상의 반사구역)에는 지나치게 강한 시술은 시행하지 않을 것! (기타의 힌트는 제16장 16-6-1을 참조)
  - 큰 담석 : 쓸개주머니에 해당하는 증상의 반사구역에 시술에 의한 지나치게 강한 자극을 장시간 주면 담석 급통증(산통)을 야기할 우려가 있다. (기타의 힌트는 제19장 19-2-2 이하를 참조)
- 수술 후의 시술

증상의 반사구역은 수술한 기관 예컨대 위절제술 후는 위의 반사구역, 막창자꼬리(충수) 절제술 후는 막창자(맹장)의 반사구역 그리고 배벽(복벽)의 각각의 해당하는 영역(흉터)에 관계가 있다.

수술을 막 받았을 때부터 상처가 충분히 아물기까지의 클라이언트를 관찰한다. 대개의 경우 기간은 대략 8~12일간이지만 큰 수술일 때는 길어진다.

증상의 반사구역에는 처음에 가볍게 1, 2분간 접촉하는 것뿐이다. 그 후 필요하다면 수술의 다음날부터 조용하고 가벼운 시술을 매일 시술하면 회복에 매우 효과가 있다. 다른 요법과 조합시키면 마취 및 수술에 의한 부담을 보다 잘 처리하는 데에 도움이 된다. 특히 중요한 것은 호흡계, 심장, 소화관 및 림프계(지라!)의 반사구역에의 시술이다.

모든 시술에서 조정하기 위한 가압이 특히 중요한 의미를 가진다. 1회째의 시술시간은 10~15분을 초과해서는 안 된다.

- **항응고제**를 복용하고 있는 경우. Marcumar® 등을 복용하고 있는 클라이언트 : **간(간장)**

의 반사구역에는 지나치게 강한 자극을 절대로 주지 않을 것. 지나치게 강하면 프로트롬빈 수치가 변화할 우려가 있다.

- 만성적인 신경의학성의 질환이 있는 경우는 **뇌** 및 **척추**의 반사구역을 증상의 반사구역으로 간주한다. 다발성경화증, 파킨슨병의 클라이언트에서 특히 **급격하게 악화**한 경우 : 증상의 반사구역에는 지나치게 강한 자극을 절대로 주지 않을 것!

이것은 뇌졸중, 양마비 및 사지마비에도 적합하다. (기타의 힌트는 제23장 23-1-2를 참조)

- 이식
  - **이식을 받은** 클라이언트는 해당하는 관절 또는 기관에 해당된 반사구역이 증상의 반사구역이 된다. 이 반사구역에는 지나치게 강한 시술을 시행하지 않을 것! (이식을 받고 있는 사람은 특히 초보자로서의 금기에 해당한다)
- 암
  - **암질환**의 클라이언트는 체내의 원발의 종양이 있는 부분이 증상의 반사구역이 된다. 지그시 가압하기를 사용해서 서서히 힘을 강화하는 시술을 시행한다. 전체적으로 강한 자극을 주지 않을 것! (기타의 힌트는 제23장 23-1-2 이하를 참조)

신중한 시술에 관한 위에서 언급한 힌트는 다른 모든 **중증환자**에게도 적합하다.

임산부의 경우도 **자궁**, **난관** 및 **난소**의 반사구역에 신중한 시술을 시행할 것을 권장한다. 일련의 시술을 시작하는 것은 대략 임신 4개월째부터이고 출산까지의 동안(출산 후도) 1주일에 1, 2회 정도 시술을 시행할 수 있다. (기타의 힌트는 제26장을 참조)

18-1 요약

위에서 언급한 클라이언트 그룹의 경우, 증상의 반사구역에서 특히 신중할 것을 지시하고 있으나 반사요법을 통한 시술을 일반적으로 시행해서는 안 된다는 것을 의미하는 것은 결코 아니다. 힌트는 **불쾌한 과잉반응에 대한 예방조치**로서 생각한다. 초보자에서는 반복하여 한사람의 인간 전체보다도 증후에 대해서 보다 중요한 의미를 부여하기 쉽기 때문이다.

시술자가 심하게 불안을 느낀다면 위에서 언급한 클라이언트 그룹에 대해서 1회째의 시술 때에는 증상의 반사구역을 완전히 무시한다. 반응상태에 관한 충분한 관찰 및 시술과 시술 사이에 일어나는 반응에 대한 클라이언트로부터의 설명은 향후의 시술에 대한 명확한 근거를 제공한다.

제 19 장 응급의 시술

19-1 일반사항

급성 통증이나 병상이 있는 클라이언트에 대한 시술이 필요하다는 것은 실증되었다. 예컨대, 아래와 같은 증상이 적합하다.

- 치통
- 담석 또는 갈비사이신경통(늑간신경통)
- 통증을 수반하는 관절의 동작제한
- 월경 전 또는 월경 중의 통증
- 편두통
- 치핵통증
- 급성의 궁둥신경통(좌골신경통)
- 예기치 않은 심한 출혈
- 급성 방광염
- 급성 건초열(hay fever)
- 기운목(사경)(초기 유아기도 포함)
- 날문경련(유문경련)
- 귀의 통증
- 천식 발작
- 채찍질증(편타증), 염좌, 타박상 등의 사고

격렬한 통증의 상태 또는 기타의 급성 질병이 있을 때는 상세한 초진의 진단서를 작성하지 않고 즉각 증상의 반사구역에 진정시키기 위한 지그시 가압하기(제3장 3-2-5를 참조)를 시술하는 것에 몰두한다. 이 가압에 의해서 신체에 해당된 통증이 있는 부분이 진정된다.

그리고 기능적으로 해당되어 있는 반사구역을 **긴장**시킨다. 이것은 배경의 반사구역에서 그 때의 갑작스런 사건과 직접 관계가 있다. 이 반사구역에서 부분적으로 강한 통증이 느껴질 때는 마찬가지로 우선 지그시 가압하기를 시술할 수 있다.

증상이 개선되면 증상의 반사구역에도 긴장시키는 가압을 시술할 수 있다. 처음에는 가볍게, 경우에 따라서는 나중에 힘을 강화한다.

19-2 가압의 실시

19-2-1 증상의 반사구역에 대한 지그시 가압하기를 사용한 가압

이 가압의 능동적인 단계는 기본적 가압과 유사한 구성으로 되어 있다.

- 증상의 반사구역에 가볍게 접촉한다.
- 팔을 흔들어 움직여서 엄지손가락의 첫째 관절을 수평에서부터 수직의 위치로 움직인다.
- 조직의 깊숙이까지 치료적인 자극을 준다. 보통 기본적 가압과는 달리 그 반사구역의 강한 통증이 확실히 진정될 때까지 엄지손가락을 그 위치에 조용히 고정한다. 일반적으로 5~10초간이지만 이것보다 길 때도 짧을 때도 있다.
- 통증이 진정되면, 가압의 긴장을 풀고 엄지손가락을 흔들어 움직여서 원래의 위치까지 되돌린다.

증상의 반사구역 전체에 밀리미터 단위로 1점씩 지그시 가압하기를 시술해 간다. 그때마다 반사구역의 통증이 완화되도록 조정한다.

과도한 요구가 관찰되고 자율신경계의 흥분이 나타나면 바로 조정하기 위한 가압을 틈틈이 도입하여 일시 휴식을 취한다.

강한 통증이 15초간 이상 계속될 때, 또는 거의 진정되지 않을 때는 잠시 태양신경얼기의 반사구역을 시술하고(지그시 가압하기!)

그 후 통증이 있는 반사구역을 다시 신중하게 조사한다.

응급 시의 시술 때는 반드시 또 한쪽의 발에 대해서도 해당하는 부분에 통증이 없는지 어떤지를 조사하고 필요하다면 지그시 가압하기를 시술한다(제15장 "좌우 대체의 가능성"을 참조). 진정시키기 위한 지그시 가압하기에는 엄지손가락 이외에 집게손가락을 사용할 수도 있다.

19-2-2 기능적으로 해당된 배경의 반사구역에 대한 동시시술

증상의 반사구역에 진정시키기 위한 지그시 가압하기를 시술하는 것만으로 충분할 때도 있다. 그러나 많은 경우, 병상에 기능적으로 해당되어 있는 반사구역에 추가로서 긴장시키는 가압을 동시에 시술하면, 급성 통증이 보다 신속하게 완화되고 질병에도 지속적으로 영향을 준다.

예외 : 배경의 반사구역이 증상의 반사구역에 매우 근접하여 있을 때는 긴장시켜서는 안 된다(예컨대, 사랑니에 급성의 통증이 있을 때는 귀의 반사구역을 긴장시켜서는 안 된다).

배경의 반사구역의 선택은 다양한 기준에 따라서 시행할 수 있다.

- 정지근육적인 기능 그룹, 예컨대 위관절융기염(상과염)이 있는 클라이언트 : 목을 포함함 목뼈 아랫부분, 등뼈 윗부분, 어깨뼈(견갑골), 어깨관절(견갑관절), 등세모근(승모근)을 포함하는 어깨근육, 팔
- 발생학적으로 동일한 배엽으로의 귀속, 예컨대 점막의 증상이 있는 경우 : 소화관, 코인두 및 방광/생식계의 사이의 상호관계
- 기관적인 관계, 예컨대 편도-막창자꼬리(충수), 갑상샘-난소, 간-지라(비장), 눈-콩팥(신장) 및 이자(췌장).
- 신경분절적인 결부, 예컨대 엉치뼈(천골)-작은골반기관, 등뼈(흉추) 중앙부분-위(stomach)
- 대체로서 동시에 시술할 수 있는 닮은꼴의 영역, 예컨대 위팔뼈(상완골)-넙다리(대퇴), 턱관절(악관절)-엉덩관절(고관절), 뇌-창자(장)

염증 과정일 때에는 반드시 창자 및 지라(비장)도 동시에 시술한다. 대개 어느 쪽도 긴장시킨다.

예

- 급성 **치통** : 해당되는 치아의 반사구역에 지그시 가압하기를 시술한다. 인접하는 치아의 반사구역에도 마찬가지로 지그시 가압하기를 시술할 필요가 자주 인지된다. 이따금 지그시 가압하기에 의해서 통증이 심해지는 일이 있다.

  이 경우는 우선 머리 및 목의 림프의 반사구역에 대해서 유도하여 배출한다는 사고에 의해서 문지르는 가압을 시술한다. 엄지발가락의 둘째 관절의 가쪽(외측)만이 아니라 개개의 발가락 사이에 있는 갈퀴에도 시술을 한다. 마찬가지로 배경의 반사구역을 우선 먼저 시술할 수도 있다. 그 후 또 한 번 힘을 서서히 강화하는 지그시 가압하기를 시술해야 한다.

  목 림프 본줄기의 반사구역에는 가벼운 시술을 시행하고 창자의 반사구역(치아와 소화관과의 상호관계)에 긴장시키는 가압을 시술한다.

- 심한 **월경통** : 자궁, 난소, 엉치엉덩관절(천골장골관절)을 포함하는 척추 아랫부분 및 태양신경얼기의 반사구역에 지그시 가압하

기를 시술한다. 창자(장), 볼기근(둔근), 골반바닥, 뇌하수체, 코인두(동일한 배엽에서부터 발생)의 반사구역에 긴장시키는 가압을 시술한다. 급성 통증의 단계가 진정되면 자궁 및 난소의 증상의 반사구역을 처음에는 가볍게 긴장시킨다. 경우에 따라서는 그 후 힘을 강화하여 긴장시키는 가압을 시술한다.

넙다리 및 샅굴부위(서혜부)의 림프의 반사구역(생식기의 영역에 해당)에 두 손을 번갈아 사용해서 문지르는 가압을 시술한다.

- **담석 급통증(담석산통)** : 발바닥 및/또는 발등 쪽에 있는 쓸개주머니의 반사구역에 지그시 가압하기를 시술한다. 작은창자(소장), 오른쪽 목, 팔이음뼈(견갑대) 및 어깨관절(견갑관절)(분절의 관계)의 반사구역을 긴장시킨다.
- **귀의 통증**이 있는 어린이 : 귀 및 꼭지돌기(유양돌기)의 반사구역에 힘을 서서히 강화하는 지그시 가압하기를 시술한다. 팔이음뼈(견갑대), 창자 및/또는 작은골반, 콩팥의 반사구역(동일한 배엽으로 구성되는 점막 및 경락 에너지를 사이에 두는 관계)을 긴장시킨다.

  증상을 제거하기 위해 목 림프 본줄기에 가벼운 시술을 시행한다.
- 목의 **채찍질증(편타증)** : 목, 꼭지돌기를 포함하는 뒤통수(후두), 등뼈(흉추), 속귀(내이)(평형)의 반사구역에 (대개는 힘을 서서히 강화하는) 지그시 가압하기를 시술한다.

  엉치뼈(천골)/꼬리뼈(미골)[머리엉치(두개천골)의 관계] 및 부신(쇼크 상황)의 반사구역을 긴장시킨다. 증후가 악화하였을 때는 척추 아랫부분에도 지그시 가압하기를 시술한다. 목 림프 본줄기에 가벼운 시술을 시행한다. 힘의 정도에 충분히 주의할 것!

  1회에 대해서 10분 정도의 시술을 1일 1회에서부터 몇 회 3~4일간 계속하면, 일련의 시술의 처음에 특히 효과가 있다는 것이 실증되었다. 조정하기 위한 가압이 특히 중요하다.
- 급성 건초열(hay fever) : 코인두의 반사구역에 지그시 가압하기를 시술한다. 코인두에서부터의 배출을 돕기 위해 급성 단계가 끝난 후는 긴장시키는 것이 가능하다. 힘의 세기는 클라이언트의 건강상태에 맞춘다. 목 림프 본줄기의 반사구역에는 가벼운 시술을 시행하고 및/또는 증후를 제거하기 위해 갈퀴에 시술을 시행한다.

  콩팥, 뇌하수체, 가슴샘(흉선) 및 작은창자, 자은골반기관(동일한 배엽으로 구성되는 점막), 지라(비장), 이자(췌장), 위의 반사구역을 긴장시킨다.
- 급성 **순환계 기능저하** : 두 발을 높이 올린다. 적당한 정도의 힘(지나치게 강하지 않을 것!)으로 해당하는 반사구역을 각각 2, 3초간씩 아래 순서로 반복해서 긴장시킨다.

  - 뇌하수체
  - 목을 포함하는 머리뼈바닥
  - 심장, 갑상샘
  - 부신
  - 지라(비장)
  - 생식기
  - 태양신경얼기

추가로서 배(복부)/골반기관의 반사구역을 긴장시키면 근본적인 대사과정을 돕는 것이 되어 클라이언트는 자기 자신을 억제할 수 있기 때문에 "자기를 잊는(마음을 빼앗겨)" 일이 적어진다.

더욱이 순환계의 약제, 및 응급용의 점적약(drop)으로서 "Bach flower essences 39번의 Rescue Remedy(7 및 37)를 도입하는 것도 물론 가능하다. 그러나 이것이 실제로 필요하게 되는 일은 거의 없다.

19-2-3 요약

급성 통증이 있을 때에는 **태양신경얼기**의 반사구역을 반드시 시술에 추가한다. 자율신경계의 작용이 시작되는 상태는 항상 있는 것은 아니고 모든 사람으로서 두루 아는 것도 아니기 때문에(질병에 관한 한사람 한사람의 배경에 따라서 교감신경 또는 부교감신경의 작용이 강조된다) 이 반사구역을 시술할 때는 클라이언트의 개인적인 가치관에 맞출 수 있다. 즉, 이 반사구역에 진정시키는 지그시 가압하기와 가볍게 긴장시키는 가압을 2~3초간씩 시술하고, 그 후 클라이언트로서 어느 쪽의 방법이 적합한지를 결정한다.

모든 클라이언트로서 증상이 있는 반사구역에 조용히 조화하기 위한 가압을 시술하고 따뜻한 손으로 덮는 짧은 휴식을 주는 것은 특히 중요하다.

시술 후에 충분한 휴식을 취하는 것이 필요하다! 휴식을 소홀히 하면 치유의 최초의 첫 걸음을 잘 내디딜 수 없다.

임상에 관한 기타의 힌트

- 응급의 시술은 자주 과민한 통증의 단계를 자연스럽게 넘기는 것을 돕고 많은 경우, 다른 처치까지의 가교역할을 가능케 한다(급성의 치통, 요통, 담석급성통 등). 급성 증상이 완화된 후는 클라이언트마다 상태를 충분히 관찰하여 클라이언트가 다른 의사의 진찰을 받아야 하는지 그리고 언제 의사에게 진찰을 받도록 할 것인지를 결정한다.
- 통증이 더욱 심해지거나 증상의 반사구역이 보다 민감해질 때는 아래의 방법을 권장한다.
  - 배경의 반사구역에 시술을 시작하거나 (기능의 관계) 또는
  - 증상의 반사구역에 힘을 서서히 강화하는 가압(stay)을 시술한다. 즉 조직에 접촉하는 세기를 천천히 그리고 동시에 최대한으로 높여간다.
- 증상의 반사구역에 있는 통증의 부분이 기본적으로 항상 일정하게 15~20초간 이상 계속될 때는 반대쪽의 발에 시술을 시행하는 방법을 선택하고 그 후 다시 그 부분으로 되돌아간다(공감요법).
- 증상의 반사구역에 있는 강한 통증이 아무리해도 진정되지 않을 때는 배경의 반사구역에만 긴장시키는 가압을 시술한다. 다만 다음 번의 시술 때는 다시 증상의 반사구역을 조사해야 한다. 많은 경우 이미 증상이 가벼워져 있는 것이 명백해진다.
- 증상의 반사구역에 있는 통증의 상태가 능동적인 지그시 가압하기 단계의 동안 파도와 같이 좋아지거나 나빠지거나 할 때는 우리들의 경험에 따르면 기관, 조직 또는 경락상에 흉터나 만성적으로 염증을 일으키고 있는 기관, 치아의 병터 등의 방해 영역이 존재할 우려가 있다. 이 경우는 신경치료(neural therapy) 또는 전체성(holistic)치과학의 치료를 선택지로 할 수 있다.
- 급성의 증상이 있는 클라이언트는 때때로 우리들의 예상과는 완전히 반대로 증상의

반사구역에 통증이 나타나지 않는다는 것이 명백해진다. 반대쪽의 발에 대해서 해부학적으로 같은 위치를 조사하거나(제15장) 배경의 반사구역을 찾아내는 것은 이러한 상황에서 자주 양호한 시술결과로 유도해준다.

- 응급 시술 때 증상의 반사구역을 완전히 무시하고 증상이 있는 배경의 반사구역만을 시술해도 부분적으로 희망적인 시술결과를 얻을 수 있다는 것을 임상은 보여주고 있다.
- 급성 단계가 끝난 후에 상세한 초진의 진단서를 작성하고 통증을 수반하는 증후가 발생할 우려가 있었던 증상의 영역을 가급적 자세히 조사하여 후속시술에 편입하는 것이 중요하다.

나의 임상경험에서부터

반사요법을 시도한 최초의 1개월에서 나는 위에서 언급한 것 같은 관계를 이해시켜주는 "원체험"을 경험하였다. 진찰을 받으러 온 것은 여성의 클라이언트가고 왼쪽 어깨에 급성의 통증과 분명한 동작제한[위팔어깨관절주위염(상완견갑관절주위염)]이 있었다.

좌우 어느 쪽의 어깨의 반사구역도 나의 치료적인 자극에는 반응을 보이지 않았다. 불안한 기분으로 두 발을 촉진해 갔더니 오름잘록창자(상행결장) 및 구불잘록창자(S상결장)의 반사구역에 심한 통증이 있다는 것을 알고 나는 그 부분을 집중적으로 긴장시켰다. 그 후 클라이언트가 양이 많고 심한 냄새가 나는 배변을 경험을 하더니 어깨의 통증은 자연히 진정되고 광범위하게 움직일 수 있게 되었다.

그 조금 후가 되어서 침술요법의 테마에 몰두하였을 때 큰창자(대장)의 경락이 집게손가락에서부터 콧방울(비익)로 뻗는 도중에서 어깨에도 에너지를 공급하고 있다는 것을 학습하였다. 이 인상적인 체험을 통해서 배경의 반사구역에 관한 개념이 완성되고 나는 당초 이것을 "원인의 반사구역"이라 부르고 있었다.

제 20 장 진단의 가능성과 한계

20-1 일반사항

반사요법만큼 치료와 진단적인 관점이 근접하여 있는 요법은 거의 없다. 시술에서 중점을 두는 것은 각각 직업상의 배경, 개인적인 단서, 우위성의 설정 문제이다.

두 가지 이유로부터 나는 교사의 일을 시작하였을 때는 이미 치료적인(진단적이 아니다) 수준 쪽에 중점을 두기로 결정하였다. 하나는 압도적으로 다수의 학생들이 맨손의학(용수의학)의 보조업무에 관여하고 있고 의사의 처방에 기초하여 치료적으로 일하고 있었기 때문이다. 두 번째는 진단적으로 대처하는 것만으로는 반사요법이 제공할 수 있는 가능성을 다 이용할 수 없기 때문이다. 그래서 부득이 때로는 필요가 없는데도 다른 방법(의약품, 주사 등)을 투입하게 되는 것이다.

힌트 또는 **상세한 진단약제**로서 틀림없이 반사요법을 다른 검사 안에 통일할 수 있다. 다만 여기서는 몇 가지의 관점이 고려된다.

- 진단과 치료는 반사요법의 경우 하나의 전체에 결부되고 진단적 · 치료적인 모나드(monad)(=분할이 불가능한 최소단위)에 결부된다. 이것은 반사요법에 있어 소견에서부터 시술의 원활한 이행(옮겨감)을 특징짓는다. 어느 진단 중에도 반드시 그 발단에 치료가 숨겨져 있고 어느 시술 중에도 반드시 진단 상의 증언이 포함되어 있다.
- 더욱이 발에 증상이 있는 몇 개의 부분에서부터 포괄적이고 신뢰할 수 있는 진단을 내릴 수는 없다. 만진다는 것은 아무리 사무적으로 시행하였다 해도 반드시 인간 전체에 "만지는" 것이 되고 동시에 그 사람의 정신 상태를 바꾸는 것이기 때문이다. 이 때문에 비교적 장기간에 내린 진단일지라도, 여러 번에 걸쳐 새삼 의심을 해야 한다. 우리들은 모든 진단을 유동적인 경과로서 이해하고 있다.
- 결국은 증상의 종류 및 기간에 대한 진단적인 역추리 등은 할 수 없다. 왜냐하면 병상이 발현하기 전의 단계에 있는 장애만이 아니라, 기능적 및 기관적으로 명백한 질병도 마찬가지로 반사구역의 자극으로 나타나기 때문이다.

20-2 힌트의 진단학

힌트의 진단으로서의 증언은 증상의 반사구역만이 아니라, 배경의 반사구역도 관계하는 일이 있다.

예

- **급성 복통** : 염증이 문제가 되는 각각의 발의 반사구역은 비교적 잘 구별할 수 있다. 왜냐하면 대부분에서 서로 분명히 갈린 위치에 있기 때문이다.
  - 쓸개주머니, 특히 발등 쪽의 위치
  - 오른쪽 콩팥, 요관
  - 샘창자(십이지장)를 포함하는 날문(유문)
  - 막창자꼬리(충수)
  - 오른쪽 난소

  추가로서 반사요법의 일련의 시술기간에 발생하는 시술과 시술 사이의 반응은 배경 및 질병과의 관계를 밝히는 도움이 된다.
- **급성 척추통증** : 힌트의 진단으로서 증상의 반사구역인 척추의 반사구역에 대해서 콩

팥, 생식기의 영역 및 창자를 조사한다.

증상의 반사구역도 콩팥, 생식기, 창자도 시술의 자극에 대해서 반응을 나타내지 않을 때는 **흉터**가 있는 반사구역(특히 아랫배 부분), 및 **치아의 반사구역**에 대해서 병소의 가능성을 밝힌다.

심인성의 배경인 경우는 척추의 반사구역에 대해서 내분비계, 태양신경얼기, 가로막(호흡의 조화) 및 위창자길(위장관)("소화"의 문제)의 반사구역이 적당한 후보로서 생각할 수 있다.

- 급성 또는 만성 **두통** : 두통이 야기되는 다종다양한 진단상의 상호관계는 많은 경우 충분히 구별할 수 있다. 배경의 반사구역에서는 아래의 부분에 있는 증상의 사이에서 구별이 된다.
  - 창자(장)
  - 콩팥
  - 간 및 쓸개주머니
  - 척추 윗부분 또는 아랫부분
  - 위 및 이자(췌장)
  - 생식기
  - 치아와 턱의 영역
  - 자율신경계

  당연히 거의 언제나 다수의 반사구역의 영역이 동시에 반응한다.

20-3 기타의 힌트

반사요법은 치료적인 요소와 진단적인 요소를 자명한 방법으로 통일하기 때문에, 특히 초보자는 불안하기 때문에 확실한 "진단적인" 증언을 증상이 있는 발의 부분 탓으로 하려는 유혹에 사로잡힌다.

- "위의 상태가 어떻게 되었습니까?"
- "담석은 없었지요?"
- "척추의 심한 통증에 시종 시달리고 있지요?"

이러한 표현은 시술에 관여하는 모든 사람과의 신뢰관계를 불필요하게 의심스럽게 할 것이다.

> 이 때문에 통증이 있는 다양한 부분의 이름을 리스트로 하여 우선순위를 매기는 것은 중지하도록 충고한다. 이것은 클라이언트를 불안하게 하지 않기 위해서이다. 반사구역을 직선적으로 합산하는 것으로부터 진단을 "꾸준히 구축하는" 것은 불가능하다. 진단 전체는 부분을 합계한 것보다도 항상 커지기 때문이다.

오늘날의 미디어는 다양하고 의학적이고 치료적인 테마에 대해서도 대개는 표면적인 묘사를 하므로 많은 환자는 부분적인 정보를 대량으로 갖고 있다. 그리고 추측되는 질병에 관해서 아래와 같은 이류의 질문을 한다.

- "무슨 병입니까?" 또는
- "그 반사구역은 무엇이라 합니까?"
- "어느 정도에서 통증이 없어집니까?"

그리고 이들이 아래와 같은 **사실에 기초하는** 질문보다도 중요하다고 이해한다.

- "나는 발의 통증을 어떻게 느끼고 있습니까?"
- "시술하는 동안에 나 자신과 발의 무엇이 변화합니까?"
- "반응은 내 속에서 어떻게 작용합니까? 나는 그것과 어떻게 어울리면 됩니까?"

만일 우리들이 클라이언트에게 이러한 구별을 기대한다면, 그것은 우리들 자신이 상호관계와 배경을 이해하고 받아들이지 않으면 안 된다는 것을 의미한다.

아래의 예는 위에서 생각한 것을 다시 한번

명백히 할 것이다. 통증이 있는 위(stomach)의 반응구역에서는 실제 다음의 질환을 구별할 수는 없다.

- 위궤양
- 위처짐증(위처짐)
- 흥분 또는 스트레스에 의한 기능장애
- 만성 위염 또는
- 소화가 나쁜 식사 후에 과도하게 작동되고 있는 위(stomach)

체내의 기관의 중복은 반사구역에서도 구별할 수 없기 때문에 이른바 위(stomach)의 반사구역에서는 이자(췌장)의 증상 등도 생각할 수 있을지도 모른다.

위에서 언급한 이유 때문에 진단에 도움이 되는 힌트를 표현할 때에는 **상당히 자제할 것**을 권장한다. 심한 잡담을 보통의 궤도에 되돌리기 위해서, 그리고 시술 때의 지나치게 많은(대개는 이론만 앞서는) 질문을 비껴가기 위해 다음과 같은 작은 처방이 적합하다는 것을 알고 있다 : 증상이 있는 반사구역(대개 통증 및/또는 자율신경계의 과잉반응을 나타낸다)에 만나면 의식하지 않고 바로 발의 그 부분을 어떻게 **느끼는**지를 클라이언트에게 묻는다.

이것에 의해서 지각능력 및 감각능력 전체(다만 전문적인 학식을 강조하지 않을 것)에서 그 현상이 일어나고 있는 국면에 클라이언트가 대처할 수 있도록 유도한다.

정곡을 찌른 나의 질문에 대한 대답은 반사구역의 이름을 머리에 주입하거나 논리적인 생각을 지시하는 것이 아니라, 클라이언트에게 나와의 능동적인 파트너십을 구축시켜 건강상태의 변화를 실제로 **경험시키는 것이다**.

제 21 장 시술의 조합

21-1 일반사항

시술의 조합(combination)은 실제의 경험 및 신뢰를 둘 수 있는 전문지식이라는 배경 위에 구성되어 있어야 한다. 1회의 시술에 복수의 방법을 조합하는 경우, 지나치게 조급하거나 자신감이 없으면 대개는 어느 관점에서도 만족할 수 없는 획일적인 혼합이 되어버린다.

몇 명의 클라이언트에게 반사요법만을 현재의 치료계획에 새롭게 시술로서 추가한다는 이유를 납득시키는 기회를 반사요법에 주어야 한다.

물론 일련의 시술이 가장 효과적인 것은 현재 약을 복용하거나 기타의 의학적·치료적인 처치를 받고 있지 않은 사람들이다. 이것은 클라이언트뿐 아니라, 아마도 클라이언트의 가족이나 친척 및 친구에게도 해당된다.

시술하는 동안 변화나 반응을 확실하게 관찰하면 할수록 당연히 시술의 조합에 숙달하여간다. 이 시술에서는 상이한 치료의 제안과 결부된다.

21-2 효과적이라 하는 조합의 가능성

21-2-1 물리적인 치료의 경우

반사요법은 아래의 방법과 양호하게 조합할 수 있다.

- 운동요법
- 고전적인 마사지
- 손을 사용한 림프 배액
- 광천학의 응용
- 호흡요법
- Feldenkrais법, 알렉산더 기법
- 카이로프랙틱
- 교정생리학(orthobionomy)

위에서 언급한 방법은 잠시 경험을 쌓은 후 1회의 시술 범위 안에서 조합시키거나 같은 날에 시간을 잘 안배하여 제공할 수도 있다.

결합조직의 마사지 및 경락요법은 유파에 따라서 다르고 신체에 대한 각각 고유의 제어계를 통해서 작용하기 때문에(선분적·신경적 및 경락 에너지를 통한다) 이 두 종류의 방법을 1회의 시술에서도 같은 날에서도 반사요법과 조합시키지 않을 것을 권장한다.

다만 나의 경험으로는 경락 에너지의 흐름에 대해서 시행하는 특수하지는 않은 문지르는 가압, 예컨대 조정하기 위한 음양의 가압(제5장 5-2-5)이 방해가 되는 일은 결코 없다.

21-2-2 병원, 재활 센터 및 새너토리엄

병원, 재활센터 및 새너토리엄에서 집중적으로 클라이언트를 간호하는 경우는 위에서 언급한 것처럼 복수의 요법을 조합시킬 수 있다. 이들의 장소에서는 보통 클라이언트는 입원하고 있는 동안 매일 일련의 처치를 받고 집중적으로 약이 투여된다.

두 종류의 시술방법의 사이에는 가급적 언제나 최저 **1시간 반에서부터 2시간**의 아무것도 하지 않는 시간대를 설정하도록 주의해야 한다. 그 동안에 주어진 치료적인 자극이 서서히 소실되어간다. 치료의 가능성은 다양하고 매일 시행하는 시술의 횟수는 소비나 경제에도 좌우되지 않고 결정하는 것이 중요하다.

클라이언트에 대해서 적용하는 양이나 횟수가 지나치게 많거나, 지나치게 빠르거나, 능동적인 참여가 없는 채로 적용하거나 하면 건강에 도움이 되기보다도 부담이 오래 지속된다. 이러한 적용은 유기체에 의해서 의미 있게 섭취될 수 없기 때문이다.

21-2-3 의료적인 임상

반사요법은 아래와 같은 다른 방법과의 조합이 적당하다는 것이 실증되어 있다.

- 맨손요법, 카이로프랙틱 및 교정생리학(orthobionomy) 또는 그 준비가 되는 것으로 기타의 정형외과적인 처치. 기능적인 운동연쇄의 경과를 지원하고 용이하게 한다.
- 흉터, 근육군, 관절 및 기관의 후처치로서의 신경치료(neural therapy).
- 체질치료의 도움이 되는 고전적 동종요법
- Bach flower remedy에 의한 치료[영국인의 의사 에드워드 바흐에 의해서 개발된 방법에 따라서 만들어진 주로 식물성의 팅크(tincture)] 또는 반응단계에서 배출을 유도하는 인지학적 의료(anthroposophic medicine) 및 다른 식물성의 치료제 및 복합제.
- 다이어트의 처치 및 치료로서의 단식, 예컨대 자궁처짐(자궁하수), 자궁내막모양 증식, 대하, 질 영역의 진균증 및 작은 수술에 의한 침습 후의 케어.
- 치아의 의료행위, 턱의 외과적인 수술 후 및 전체성치과위생법의 치료 중 및 종료 후에 독소나 유해물질의 배출을 지원하는 경우.

21-3 반사요법과 약의 복용

진료를 받으러 방문하는 클라이언트는 자주 의사에 의해서 다양한 약을 처방받은 일이 있고 그 일부에는 바람직하지 않은 부작용을 수반하는 경우도 있다.

다량의 약물이나 조화되어 있지 않은 약을 복용하면 자기조정력(항상성)이 분명히 저하할 우려가 있기 때문에 한층 더 치료적인 자극이 되는 반사요법에서는 특히 신중한 정도부터 시작해야 한다. 클라이언트마다의 정도의 한계는 특수하지 않은 신중한 시술을 몇 회 시행하는 것에 의해서 반응상태를 주의 깊게 관찰하면 보다 확실하게 어림잡을 수 있다.

증상이 진정되면 약의 복용을 다시 조사할 필요가 있다. 많은 경우 약의 양을 줄이거나 해독이 적은 것으로 변경할 수 있다.

21-4 곁 및 반대쪽의 시술

21-4-1 사지의 반사구역에의 비특이적 시술

발의 미시체계(microsystem) 안에서 인간을 표현하면 본질적으로 머리, 목, 몸통으로 제한되기 때문에 **팔(상지)** 및 다리(하지)의 특히 등 쪽의 영역은 이제까지 신경조절의 반사구역을 통해서 간접적으로 비특이적인 시술을 시행하는 것밖에 할 수 없었다.

이 때문에 팔의 시술은 척추 아랫부분 및 등뼈(흉추) 윗부분(팔신경얼기)의 반사구역을 통해서 시행하거나 발가락 특히 엄지발가락의 둘째 관절을 움직이기 쉽게 함으로써 시행한다. 채찍질증(편타증)의 클라이언트는 상당히 이전에 발병한 것일지라도, 신중하게 시술하기 바란다! 교정생리학(orthobionomy)는 발가락을 시술할 때에 선택지로서 고려할 만한 가치가 있다(제9장 9-2-4).

다리(하지)에는 다리에 신경을 전달하고 있

는 척추 아랫부분의 반사구역을 통해서 시술을 시행한다.

21-4-2 공감요법에 의한 특이적인 시술

사지에는 물론 정확한 시술을 할 수도 있다. 이것은 **곁**(같은 쪽) 또는 **반대쪽**의 시술이라는 사고방법에 의한 것으로 공감(동감) 요법으로서 알려져 있고 반사요법 중에 충분히 편입할 수 있다.

도움이 되는 규칙

사지의 시술에 적합할 것 :

곁(측부)의 경우는 같은 쪽의 **별개의** 사지(오른손이면 오른발, 왼발이라면 왼손)에 시술을 시행한다.

반대쪽의 경우는 반대쪽에 있는 **같은 이름의** 사지(오른발이라면 왼발, 왼손이라면 오른손)의 해당되어 있거나 해당되는 각각의 부분에 시술을 시행한다.

상호작용이 있는 **곁(측부)의 대응**은 아래와 같다.

- 엉덩관절(고관절)과 어깨관절(견갑관절)
- 넙다리(대퇴)와 위팔(상완)
- 오금(슬와)과 팔오금(주와)
- 종아리뼈(비골)와 자뼈(척골)
- 정강뼈(경골)와 노뼈(요골)
- 안쪽복사(내과)와 가쪽복사(외과), 및 손목의 안쪽(자쪽)과 가쪽(노쪽)
- 엄지발가락과 엄지손가락
- 발바닥 쪽과 손바닥 쪽, 기타 다수

반대쪽의 대응은 명백하다.

이 규칙은 **다리이음뼈(골반대) 및 팔이음뼈(견갑대)**에 대해서도 적용할 수 있다.

팔이음뼈는 엉덩뼈(장골)에 대응하고 그 반대도 가능하다.

팔이음뼈 위 끝부분은 엉덩뼈능선(장골릉)에 대응하고 그 반대도 가능하다.

곁(측부)만이 아니라 반대쪽에 해당되어 있는 조직에도 적당한 가압을 시술하여 혈액의 충분한 공급을 촉진한다. 해당하는 부분의 크기에 따라서 문지르거나 마찰하는 것 같은 가압을 시술한다. 면적이 좁을 때는 반사요법의 기본적 가압을 사용한다.

예

- **왼쪽**의 종아리(하퇴)에 증상이 있을 때는 [종아리뼈(비골)골절 후 등] 오른쪽의 종아리의 해부학적으로 같은 위치를 시술한다(반대쪽).

  왼쪽의 **종아리**에 질환이 있을 때는 왼쪽의 아래팔(전완)[자뼈(척골)]의 해당하는 부분에 시술을 시행한다[곁(측부)].

이 시술방법은 아래의 질병에도 적당하다는 것이 실증되어 있다.

- 사고를 당한 후에 **펴짐붕대(신전붕대)** 또는 **석고붕대(깁스붕대)**(견인치료)를 부착하고 있는 클라이언트. 해당하는 반대쪽 또는 곁(측부)의 부분에 집중적으로 혈행을 촉진하는 자극을 주면, 조직 내의 위축을 용이하게 방지할 수 있고 골절이 보다 완치하기 쉽다.

- **종아리 궤양**이 있는 클라이언트. 의심스런 반사구역의 시술에 더해서(제10장 "진단서를 작성하기 위한 1회째의 시술"), 같은 쪽의 아래팔(전완)을 시술함으로써 종아리의 상처가 벌어져 있는 부분을 시술할 수 있다.

  종아리 궤양은 대부분의 경우 한쪽밖에 발병하지 않지만, 조직은 반대쪽의 발의 해당하는 부분에 증상을 주는 일이 적지 않다. 이 때문에 곁(측부)의 치료만을 제공하는 일도 자주 있다. 이 경우 촉진(palpation) 때 손목의 부근에 분명하게 묘사할 수 있을 정도의 통증이 있다. 이 부분은 종아리에 정확히 대응하고 있고 시술에 대한 반응으로서 조직에 분명히 식별할 수 있는 엷은 적색의 부분이나 강한 발적(reddening)이 나타나 있다.

치료의 힌트

종아리 궤양의 클라이언트는 시술 후에 조직의 정화 및 활성화의 표식으로서 상처로부터의 혈청의 삼출(배어나옴)이 증가한다는 것을 자주 보고하고 있다. 이것은 같은 시기에 발생하는 상처 주위의 가려움에 의해서 치유가 양호하게 진행하고 있다는 것을 예고하는 것이다.

가령 종아리 궤양이 어느 정도 커졌다 해도 마이너스의 반응이라 평가하는 것이 아니라 신체의 자기조정 작용의 표시라고 생각한다.

종아리의 **안쪽**, 안쪽복사(내과)의 가까이에 가장 빈번하게 궤양이 생기기 쉽다는 사실로부터, 종아리 궤양이 있는 클라이언트는 일반적으로 신진대사에 큰 부담이 걸려 있다는 것을 알 수 있다. 왜냐하면 침술요법의 **간·콩팥·지라(비장)/이자(췌장)**의 경락이 해부학적으로 이 부분에서 만나기 때문이다.

종아리 궤양을 진지하게 완치시키려고 생각한다면, 식습관을 조사해서 변경하는 것은 반드시 필요하다.

- 절단수술을 받은 클라이언트. 많은 클라이언트가 절단한 선 위에 신경성의 통증이 있다는 것을 수개월 및 수년에 걸쳐서 호소한다. 다른 치료방법(신경치료, 가시화)과 아울러서 반대쪽 또는 곁(측부)의 시술에 의한 가압도 격렬한 헛다리통증(환지통, phantom limb pain)이나 절단 끝부분 통증(단단통)을 완화하는 기회를 제공한다.

치료의 힌트

사지의 절단술을 받은 클라이언트의 경우 별개의 사지 중 같은 쪽에 해당된 부분 및/또는 같은 이름의 사지 중 **반대쪽의** 부분을 따라서 신중하고 섬세한 문지르는 가압을 시술하면, 조직의 부분에서 대개는 조직의 긴장이 저하하는 형태로 긴장의 질이 변화한다는 것을 보여주고 이것을 관찰할 수 있다.

이 부분에 치료적인 자극을 정확히 시술하지 않으면 안 된다. 클라이언트에게 혈액순환이 좋아질 때까지 이들 해당되는 부위를 1일에 1, 2회 마사지하는 방법을 보여줌으로써 이 시술에 클라이언트를 끌어들일 수 있다.

21-4-3 반사구역의 공감시술

공감의 규칙이라는 사고방법에 기초하여 일컬어지는 모든 영역에는 발의 반사구역으로서 마찬가지로 양호한 시술을 시행할 수 있다. 그 부분에서는 효과라는 점에서 자주 실제의 부분과 같은 정도로 효과적으로 작용한다. 게다가 시간의 낭비는 반사구역 쪽이 본질적으로 짧아진다.

예 : 오른쪽 위관절융기염(상과염)의 클라이언트.

곁(측부)의 시술 : 오른쪽 무릎의 **반사구역**에 긴장시키는 가압을 시술한다. **반대쪽**의 시술 : 왼쪽 팔꿈치의 **반사구역**에 마찬가지로 긴장시키는 가압을 시술한다.

물론 **오른쪽** 팔꿈치의 증상의 반사구역에도 진정시키는 가압을 시술하고 시술이 필요한 다른 일련의 반사구역에도 아울러서 시술을 시행한다. 다만 이것은 위에서 언급한 규칙을 직접 구성하는 요인은 아니기 때문에 이 부분에는 별로 깊이 관계하지 않도록 한다.

21-5 보조처치

반사요법은 자주 시술의 중심적인 선택지로서 선정할 수 있다. 클라이언트가 자신의 활력을 투입함으로써 시술의 경과를 도울 때, 그 동기부여에 대해서 다수의 보조처치를 제공한다.

호흡 : 경험이 풍부한 호흡치료사로부터의 건강적이고 기능에 적합한 호흡을 하기 위한 힌트는 호흡장애가 있는 경우만이 아니라 정신자율신경계의 장애 및 기능저하가 있는 모든 클라이언트에게 중요한 의미를 갖는다.

이러한 클라이언트를 접촉하는 것이나 훈련에 의해서 제한되어 있거나 방해를 받고 있는 자신의 호흡을 의식해서 지각하도록 유도하고 이것을 바꾸는 것을 이해할 수 있으면 그들의 신체적 및 정신적인 곤란을 보다 잘 정리할 수 있는 충분한 전제조건이 가능하다.

자세 및 동작 : 자기 자신의 자세에 관한 어려운 점 및 결점과 신중하게 사이좋게 어울리는 것 그리고 자연스런 동작의 흐름을 연습함으로써 클라이언트는 일 및 개인의 생활에 부과되는 힘을 이전보다 합리적으로 투입하는 것을 학습한다.

19세기에는 매우 많은 특수한 방법이 개발되고 이 방향에서 건설적인 도움을 제공해왔다. 예컨대, **Eutonia, Feldenkrais method, 알렉산더 테크닉** 등이다.

영양 : 많은 질병에는 영양의 제한이 있기 때문에 식사습관을 조사하여 변경하는 것은 매우 중요하다.

매우 진지하게 치료의 노력을 시행하는 경우 영양에 대해서 신속하게 상대방을 설득하려고 하는 의욕을 과도하게 나타낸다. 이것은 참된 도움을 제공하는 대신에 오히려 유보나 거절을 야기한다.

이 때문에 영양이라는 테마에 관한 "문헌"으로서 언제라도 신뢰할 수 있는 한 권의 "책"을 추천하려고 한다. 그 책이란 "자신의 경험"이다. 경험은 다른 사람의 제안보다도 항상 현실적인 것이다. 다만 많은 사람이 결정할 때의 중요한 도움을 영양이라는 분야 안의 적당한 문헌에서 얻은 것을 인정하지 않는다는 것은 아니다. 이들은 항상 개인적인 조사를 필요로 하고 광신적으로 다루어서는 안 된다.

기본적 테마는 다이어트 및 영양의 제안에 대한 전체방향으로 확산된다. 즉, 과산화의 문제이다. 이러한 것이 현재 주목을 받는 이유는 "산성이라는 것"이 대사기관의 기능저하나 산성비를 의미하기 때문만은 아니고 우리들의 생명에 관한 기본적인 사고방법에 깊이 뿌리내릴 가능성이 있기 때문이다.

열수지 : 많은 사람은 여름에도, 온난한 기후의 지역에 살고 있으면서도 발이 지나치게 차가운 경향이 있다. 발이 계속적으로 차갑다는 것은 그 사람은 한정된 생명력밖에 자유로이 할 수 없다는 것의 발현이다. 배경은 다양하고 만성적인 변비를 비롯하여 척추장애나 호흡과정의 장애, 정신사회적인 환경에서의 문제에까지 귀착한다.

뜨거운 족욕인 크나프(Kneipp)식 물요법(수치료) 및 쉴레(Schiele)식 온욕요법에 의한 유명한 치료는 혈액순환의 정곡을 찌른 훈련으로서 몇 십년 전부터 혈행을 촉진시키는 효과가 있다.

능동적인 발의 훈련, 발바닥에의 강력한 솔질(brushing), 특히 **맨발로 걷는 것**을 통해서 전달되는 빛, 공기, 지면과의 접촉에 의한 자연스런 자극은 감지할 수 있을수록 전신상태를 개선할 수 있다.

전체성(holistic) 치과위생학 : 치아의 첫째 기능은 음식물을 기계적으로 잘게 분쇄하는 것이다. 그러나 치아의 기전도 미시체계(microsystem)이고 귀, 코인두, 눈, 손 및 발에서 알려져 있는 것처럼 전체 유기체와의 상호관계를 나타낸다.

모든 기관과 마찬가지로 치아도 몸짓의 언어를 통해서 분명히 감정에 관한 경고작용을 갖고 있으며 내면과의 상호관계를 나타내는 것은 다양한 방법으로 사용되는 말이 증명하고 있다. 예컨대, 사람에게 "엄니를 드러내다(상대방을 해치려 하다), "이를 악물다", "이를 악물고 목표를 추구하다", 또는 누군가의 "이를 살피다(=넌지시 마음을 떠 보다)" 등이다.

다른 언어에서도 8번째의 치아는 "지혜"의 치아와 유사한 호칭을 한다.

의사인 라인홀트 휠(Reinhold Voll)은 몇 십년 전에 이미 전기침술요법 측정에 의해서 모든 치아는 많은 기관, 조직 및 계통과 경락에너지를 통해서 상호관계를 갖고 있다는 것을 증명하였다.

적절하게 선정한 치료에도 불구하고, 상태가 조금도 개선되지 않는 클라이언트의 경우는 전체성의 치과위생학에 의한 방법을 지시하는 것이 필요하다. 이것에 의해서 어느 치아가 병터(병소)로서 의심스러운가, 또는 유기체가 금속 및 합금에 견딜 수 있는지 아닌지가 적당한 측정방법에 의해서 명백해진다. **은의 아말감 알레르기**는 많은 사람에서 볼 수 있게 되었고 알레르기로서 받아들여지고 있다. 이것은 자주 다양한 증후 아래 가면을 쓰고 나타난다.

본질적으로 개선되고 국소에 집중된 구강위생학이나 양치질에 의해서 충치가 감소한 것은 일단 기쁜 일이지만, 한편으로는 **치아주위조직염(치주염)**, 잇몸염(치육염), 기타 많은 잇몸의 염증은 두드러지게 증가하고 있다. 이것은 광범위한 민족 그룹에서 몇 십년 전부터 식습관이 전혀 개선되어 있지 않다는 것과 신진대사의 장애가 치아보다도 잇몸 및 조직의 영역으로 이동한 것에 유래하고 있다는 것을 생각할 수 있다.

보조조치 : 치아나 만성적으로 염증이 있는 기관이 방해가 되는 영역이 될 우려가 있는 것처럼 흉터도 방해가 되는 영역이 된다는 것이 알려져 있다. 이 테마는 별개의 단원에서 다룬다(제24장 이하).

지리병리학적인 스트레스 및 전자파 스모그의 조사 : 특히 만성질환이 있는 경우는 침실, 주거 및 작업장의 위치가 지면 및 환경의 자극구역 위에 있는지 어떤지를 조사하도록 충고한다.

가전제품이 지나치게 많은, 마이크로파(주방 안 등도 포함<4>), 장시간 컴퓨터를 사용하다, 할로겐 조명, 전기식 바닥 난방("전기스트레스")에 주의한다.

내면의 질서의 케어 : 치유력을 활성화하기 위해 가장 중요한 보조처치는 정확히 말하면 **전제조건**이며 인간의 내면과 의식적으로 어울리는 것이다. 그 사람이 자신의 병을 통해서 어려운 고통의 길에 감연히 대처하지 않으면 안 될 때는 특히 중요한 의미를 갖는다.

"내면의 인간"의 케어에는 아래의 것이 속한다.

- 정체 상태에 빠진 습관 및 사고방법을 변경하는 각오

- 자기 자신의 약점 및 다른 사람의 약점과 사이좋게 애정을 기울여 어울리는 것
- 스스로의 인생의 의미 및 삶의 보람을 묻는 것
- 알맞은 좋은 시기에 바라고 감사하는 것
- 내면에서부터 재생하는 길로서 본래의 의미에서의 회귀, 신의 계시라는 종교적인 체험
- 죄를 용서하는 것, 용서를 비는 것
- 다른 사람의 결정이나 사고방법을 특히 우리들 자신의 것으로 서로 받아들여지지 않을 때에 존경하고 용인하는 것

21-6 손에 대한 반사요법

21-6-1 손 및 발 - 비교

손도 발도 양쪽 모두 한사람의 인간 전체와 직접 관계를 갖고 있으나 그 방법은 다르다.

손은 특수한 역할과 생활영역에 해당되어 있다. 일반적으로 누구의 눈에도 접촉하여 있고 접촉할 용의가 있으며 말 그대로 "행동하기" 위해 있다. 공기 중에서의 손의 동작반경은 광범위하고 그 기능 및 작용의 대부분은 파트너나 감정과 관계가 있다.

한편, 발의 "파트너"는 대지이다. 지면의 저항을 통해서 우리들을 도와서 수직으로 서게 하고 동시에 목표대로 전진하거나 한층 더 앞으로 움직이거나 하는 계기를 우리들에게 제공한다.

많은 사람은 매일 손보다도 발쪽이 우리들의 전신의 건강과 큰 관계가 있다는 것을 실제적으로 경험하고 있다. 발이 차가우면 잠을 잘 수 없다. 현대의 어머니들도 어린이들의 발을 적시거나 차갑지 않도록 주의할 필요가 있다는 것을 알고 있다. 발을 차갑게 하는 것은 자주 목의 통증, 방광 및 콩팥의 염증, 기침, 귀의 통증이나 기관지염의 발생과 직접 관계가 있기 때문이다.

숲이나 들판, 해변을 **맨발로 걷는 것**은 "식자 사이에서는 매우 평가를 받고 있으며 가능한 한 빈번하게 실행할 필요가 있다. 이러한 자연으로부터의 자극은 힘을 강화하고 회복을 시키고 혈행(혈액순환)을 촉진하는 효과를 가지며 더욱이 "어머니인 대지"와 내면적으로 결부되어 있기 때문이다.

발은 특별이 문화나 날씨에 규정된 상황에 의해서 자주 거북한 상태가 되어 방치된다. 발의 경우, 틀림없이 병리학적인 변화는 대개 케어를 받고 있던 사람보다 방치되어 있던 사람에서 신속하게 나타난다.

21-6-2 손의 반사구역에 대한 치료

발보다도 손 쪽이 일반적으로 케어를 받고 접촉하는 것에 익숙해져 있으므로 손은 시술을 위해 자유로이 접근하는 것을 허용하도록 생각됨에도 불구하고, 손에 대한 반사요법은 발과 비교해서 거의 시행되고 있지 않다.

다만 손의 반사구역은 발의 반사구역에 대한 보조 또는 양자택일의 선택지의 하나가 된다는 것이 인정되어 있다. 이 때문에 발을 절단하거나 다른 이유(사고 또는 다른 외상, 석고붕대 등) 때문에 발에 대한 치료를 할 수 없는 클라이언트의 경우는 손의 반사요법을 선택지로서 선택할 수 있다.

손에 있는 증상의 반사구역은 반사요법의 하나에 포함된다는 사고방법으로부터 발에 대한 시술과 조합하는 것도 고려할만한 가치가 있다.

21-6-3 손에 대한 치료의 실시

피츠제랄드에 의한 10개의 신체구역은 발과 마찬가지로 손에도 전용할 수 있다. 마찬가

지로 손을 3개의 영역으로 분할하는 것도 가능하다.

- 손가락은 **머리(두부)**에 해당된다.
- 손바닥의 원위부분은 **가슴(흉곽)** 및 **명치(상복)**에 해당한다.
- 중앙부분에서부터 손목뼈(수근골)까지는 **배(복부)** 및 **골반**의 **영역**에 해당한다.

손의 반사구역은 반사요법에서 알려져 있는 가압을 사용해서 시술을 시행한다. 이 경우도 조직의 혈행(혈액순환)을 좋게 하는 것이 시술의 목적이다.

21-6-4 특수한 적용영역

손의 반사구역의 몇 개는 아래와 같은 **급성** 증후나 통증이 있는 클라이언트에 대해서 특히 적합하다.

- 엄지손가락과 집게손가락 사이의 갈퀴(주름부분)에 있는 위(stomach)의 반사구역을 강력하게 손가락으로 집어 올리는 가압은 만복감이나 명치 언저리가 쓰리고 아픈 증상에 매우 적합하다는 것이 인정되어 있다.
- **치통**의 경우는 손가락의 중간마디(중절) 및 첫마디(기절)에 있는 치아의 반사구역에 응급의 시술을 시행하면 대개 발가락에 대한 시술과 마찬가지로 자연히 통증이 진정되는 효과를 얻을 수 있고 치과의사의 진찰을 받을 때까지의 몇 시간에서부터 며칠간을 비교적 통증이 없이 지내는 데에 도움이 된다. 치아의 반사구역은 발의 경우와 같은 배열로 되어있고 해부학적인 위치도 같다.
- **월경통**의 경우는 손목 및 엄지손가락의 두덩(작은골반기관의 반사구역)을 강력하게 문질러서 혈행을 촉진시키면 통증이 신속하게 완화된다.

나의 임상경험에서부터

훨씬 훗날에 나는 발 또는 다리(하지)를 절단한 클라이언트의 경우, 절단한 쪽과 반대쪽의 손에 치료하기보다도 같은 쪽의 손의 반사구역에 치료를 시술하는 편이 보다 효과적이라는 것을 여러번 경험하였다. 이 경우, 자극은 신속하게 조직의 혈액공급을 발생시켜 통증이 있는 반사구역의 긴장이 보다 신속하게 변화한다.

제 22 장 자기시술, "발의 케어용품"

22-1 자기시술

22-1-1 방법

자기시술의 길은 편견이 없고 외부로부터 능률주의에 의한 심리적 압박도 받는 일이 없이 반사요법의 경험과 지식을 모으는 좋은 기회를 제공한다.

> 자기시술은 양호한 치료적인 결과로도 유도한다. 맨손요법의 시술인 경우, 다른 에너지를 공급하는 것이 중요한 것이 아니라 자기 자신의 유기체 중에서 울체하거나 경직되어 있는 생명력에 다시 조화를 이룬 흐름의 균형을 제공하는 것이다.

조화가 흐트러진 생명력이 자주 집중하고 반사요법에 의해서 해당되는 영역은 예컨대 아래와 같다.

- 소화관의 염증 및 경련
- 근육경화증
- 자세장애
- 만성 편도염, 실활(="살아있지 않은") 치아 또는 흉터 등의 방해가 되는 영역
- 정지근육적 및 기관적인 영역에서의 급성 또는 만성의 염증
- 콩팥, 혈액 및 림프액 등의 체액계의 흐름에서의 울체
- 현안으로 되어있는 생명의 테마가 "떠오르는" 것을 피하기 위해 감정의 수준에 존재하는 "정체" 및 배제. 이 영역에서는 특히 많은 생명력이 경직하여 있다.

자기시술의 경우, 통증이 있는 반사구역을 정상으로 할 수 있으면 해당되어 있는 기관, 조직 및 계통이 각각 고유의 기능을 재차 양호하게 받아들일 수 있다.

자기시술의 중점은 특히 **건강관리**(병의 예방)에 있다.

오늘날 병과 싸우는 것이 과도하게 강조되어 있기 때문에 만일에 대한 대비는 훨씬 전에 소홀히 되어있다. 원래라면 그 쪽이 중요하다.

22-1-2 제약

제약은 한편에서 클라이언트와 시술자가 한 사람의 인간 속에서 만난다는 것에서 볼 수 있다. 이 때문에 사람과 사람 사이의 바람직한 조정이 실현되는 일은 없다. 게다가 초보자가 열중하는 것은 오히려 지치게 하고, 치료 전문가의 경우 시술의 예약은 자기시술의 경우보다도 시간이 잘 지켜진다.

이 밖에 대개의 사람에 있어서는 관절의 움직임의 자유가 제한된다는 것이나, 현저한 비만은 자기의 발을 손 가까이에 가져올 때에 움직임이 방해되거나 하는 것을 알아차린다.

22-1-3 요약

자기시술도 매우 납득할 수 있는 결과를 제공하는데도 불구하고, 최적의 상태로서 아래와 같은 "이익협동체"를 생각할 수 있다.

- 능동적인 협동작업에 대해서 준비가 있는 마음이 넓은 클라이언트

- 알선하는 것만이 아니라 조언을 줄 수 있고 테마에 관한 정보 및 흥미를 가진 **의사**
- 일련의 시술에 의해서 클라이언트에게 곁에서 시중들고 클라이언트의 가능성 및 한계를 정확히 평가할 수 있는 충분히 교육을 받고 맨손요법의 훈련을 쌓은 **치료의 전문가**
- 발의 케어를 할 때 어디에서 전문가로서 시술에 관여하면 자기시술을 효과적으로 지원할 수 있는가를 알고 있는 전문적이고 성실한 **발의 케어의 미용사**

22-2 "발의 케어용품"

건강을 지향하는 비전문가 사이에서 말솜씨가 좋은 판매원들에 의해서 이른바 "발의 케어용품"이 잘 팔리는 것을 보여준다. 나무, 플라스틱, 도자기 또는 경질고무로 만든 다양한 매트리스, 판, 패킹 및 롤러는 올바르게 사용하면 **일반적으로** 통증을 완화하는 효과를 갖고, 더욱이 맨손요법에 의한 발의 시술 때에 보조로서 사용할 수 있다.

이들의 보조대책은 예컨대 발이나 다리(하지)의 혈행을 개선할 수 있고, 이것에 의해서 울체나 만성적으로 차가운 발을 방지하는 작용을 한다. 정기적으로 도입하면 자기의 발을 의식해서 신중하게 지각할 수 있게 된다.

다만 발에는 치료를 시술하는 것이 아니라 아침과 저녁에 대략 10~15분간 치료를 보조하면서 사용하거나, 시술이 종료된 다음의 2, 3주일간 사용하는 것이 필요하다.

상호관계를 모르고 발의 특별한 부분을 강조하여 위에서 언급한 기기만을 사용해서 시술하거나 특별한 부분에 지나치게 강한 자극을 장시간 주면 증상은 개선되기보다도 악화할 우려가 있다. 이 때문에 수십년전에 겨우 효과성이 인정된 위에서 언급한 보조용품을 사용하는 경우는 현대와 같은 복잡한 질병을 앓고 있는 사람의 경우 상대적으로 생각하여 새로이 검토해야 한다.

제 23 장 특수한 클라이언트 그룹

23-1 만성 질환 및 몸져누워있는 클라이언트

23-1-1 일반사항

반사요법은 주로 생활의 질을 향상시켜 귀찮은 통증이나 수반하는 증상을 완화하기 위한 일시적인 **장기간호** 및 **보조간호**로서 생각할 수 있다.

만성질환 또는 몸져누워있는 클라이언트는 그 사람의 치유력에 따라서 창자, 콩팥, 호흡 및 심장/순환기를 통해서 **기본적인 기능**을 돕는 것을 기대할 수 있다.

발을 통해서 신체에 접촉하는 것은 **사람과 사람 사이의** 상호접촉을 질서 바르게 유지하고 이것을 지켜본다. 이것은 자주 중증의 질병 상태를 보다 받아들이기 쉽게 하는 데에 기여한다.

다양한 종류 및 유래에 의한 감각장애가 있는 클라이언트는 시술하는 발의 부분에서 의식적인 내면적 경험을 하는 것에 의해서 **신체의 지각**이 발달하고 촉진된다.

이러한 클라이언트의 대부분은 자주 매우 차갑고 생기가 없는 발을 가지고 있다. 이 때문에 **만지는 것** 및 **신체의 온기**가 증가하는 것에 대해서 감사의 마음을 갖는다.

만성 통증이 있는 클라이언트는 끊임없이 새로이 만들어내어지는 경련, 통증, 불안의 소용돌이가 파괴되기 위해서는 자율신경계(조정하는 가압, 태양신경얼기 반사구역)의 안정화는 상위의 서열에 있다.

개개의 통증은 짧은 응급의 시술(제19장) 소정의 의미로 이해된다. 더욱이 배출기관과 대사기관(창자, 요도, 지라와 가슴샘을 포함하는 림프계, 코/인두, 폐)의 반사구역과 호르몬계의 반사구역이 클라이언트의 반응상황에 준거해서 긴장시킨다.

23-1-2 특수한 만성질환

다발성경화증

초기의 클라이언트는 대개 초진의 진단서를 작성할 수 있으므로 시술이 필요한 반사구역을 발견할 수 있다.

이미 질병이 진행하고 있는 경우는 초진의 진단서가 필요한 결과를 가져오는 일은 거의 없다. 감각장애, 부전마비 및 모든 동작의 제한이나 완만한 동작은 주어진 자극에 대한 신뢰할 수 있는 응답으로는 될 수 없기 때문이다.

도움이 되는 힌트

- 대뇌 및 척추의 침해에 의해서 나타나고 대개 클라이언트의 부담이 되는 증후는 치료에서 우선된다. 그러나 1회째의 시술은 발을 종합적으로 시술해야 한다. 물론 그 때의 반응상태를 바르게 평가하는 것을 학습하기 위해 고유의 자극을 주지 않는 조정하기 위한 가압을 사용하는 것이 필요하다.
- **갑자기 병상이 악화하였을** 때는 우선적으로 조정하기 위한 가압을 시술하고 강력한 자극은 피한다. 뇌 및 척추의 증상의 반사구역에는 지그시 가압하기를 사용한 배려하는 가압을 시술하여 강조하지 않도록 해야 한다.

- 아래의 경우 **증상의 완화**를 기대할 수 있다.
  - **방광 및 창자(장)로부터의 배설** : 때로는 시술에 잇달아서 바로 자연스런 배설이 나타나는 일도 있고 이 계통의 작용이 장기간에 걸친 일련의 시술의 결과로서 개선되는 일도 있다. 요로 및 소화관의 반사구역 내의 조임근(괄약근)에도 동시에 지그시 가압하기를 시술한다(자율신경계의 조정).
  - **경련성 부전마비** : 응급의 수술의 규칙은 부전 또는 완전히 마비된 경련성 근육군을 반사구역으로서 파악할 수 있는 한, 그 반사구역에 적용된다. 지그시 가압하기를 사용한 매우 강력한 시술에 의해서 그 후 근육 및 관절이 분명한 긴장완화의 단계로 옮겨가고 몇 시간 지속하기 때문에 많은 경우 급성의 경련은 일시적으로 감소한다.
  - **삼키는 것의 어려움** : 처음에는 서서히 힘을 강화하는 지그시 가압하기를 제공하고 그 후 목구멍(인후)의 배쪽(복측) 및 등쪽(배측)(특히 인두의 영역), 그리고 가로막 및 골반바닥(입의 바닥에 해당한다), 위창자길(위장관) 및 모든 조임근(특히 항문)에 가볍게 긴장시키는 가압을 시술한다. 목 림프 본줄기에는 신중하게 가벼운 시술을 시행한다. 이러한 질병에서는 **조정하기 위한 가압**을 많이 사용하고 그 틈새에 **태양신경얼기**의 반사구역에 올바른 정도의 긴장시키는 가압을 시술한다.

노인의학

유감스럽게도 나이가 들면 병들었다는 것이 동의어라는 잘못된 사고방법이 있다. 치료적인 서클에서 우리들은 물론 예외 없이 **병든** 고령자에 직면하고 있다. 반사요법은 이러한 사람의 상황을 완화하기 위한 많은 가능성을 제공한다.

- 자주 일어나는 **고독감**이라면 접촉이라는 "약물"에 의해서 완화할 수 있다. 발에 접촉하는 것은 중립적인 마사지에 의한 가압 및 족욕(foot baths)이라는 형태도 한사람의 인간 전체에 특히 강력한 작용을 미친다. 이 작용은 일종의 "근원의 간호"를 의미한다. 뭐니 해도 사람은 발 위에 있는 한, 발과 함께 완전히 현실적이고 개인적인 그 사람의 인생의 길을 걷고 있다. 이러한 이유로부터 우리들은 오랫동안 반사요법에서 고령자를 위한 간호사를 육성하고 있다.
- **신진대사의 기본적인 기능**은 고령자의 경우 생성도 분해도 자연히 완만해지기 때문에 질병이 있을 때는 뇌, 심장, 호흡, 소화계, 콩팥, 피부, 면역 및 림프계의 반사구역에 가볍게 긴장시키는 가압을 시술하여 작용을 원조한다.
- 유감스럽게도 충분히 인식되는 일이 적은 **고령자의 탈수증**을 반사요법만으로 방지할 수는 없다. 이 경우는 체액을 증가시키는 것을 첫째로 생각한다.

파킨슨병 증후군

이 질병의 클라이언트는 우선 반사구역 전체에 고유의 자극을 주지 않는 시술을 시행할 것을 권장한다. 뇌 및 척추의 반사구역(증상의 반사구역)은 처음에 신중한 시술을 시행해야 한다. 반응상태가 양호하다면 조금씩 적극적으로 시술을 시행하고 긴장시키는 가압을 시행할 수도 있다. 림프계의 반사구역에 대한 시술이 효과적이라는 것도 충분히 실증되어 있다(제27장 27-2).

아래와 같이 국부적으로 **개선되는 일**이 있

다.

- 운동기능저하의 증후가 있는 경우 매우 완만한 근육의 동작이나 **표정을 나타내는** 근육이 다시 활발해지고 표현이 보다 풍부해진다.
- 특히 수동적인 동작을 할 때에 **톱니바퀴모양 고축**(움직임에 브레이크가 걸리는 것처럼 느낀다)으로서 알려져 있는 근육의 저항이 극히 드물게 갑자기 완화되거나 또는 아주 적게만 나타나게 된다.
- 안정시 떨림(진전)에서는 투박하고 큰 떨림(매초 3~6회의 주기로 일어나는 떨림)이 완화하고 빈도가 감소한다.
- 특히 빈번하게 분명하게 증상이 있는 **기분의 변동**은 조정된다는 의미로 변화한다.

베크테레브병(강직성 척추염)

시술은 질병의 모든 시기에 시술할 수 있다. 말기라도 일시적으로 증상을 억제하는 효과가 충분히 있다. 클라이언트는 증후 및 기능의 완화, 예컨대 진행성의 골격 및 안주머니(내낭)의 관절강직을 저지하고 절박한 전신의 동작손실에 대항하는 작용을 지향하여 손에 넣을 수 있다.

이 때문에 척추 및 관절의 반사구역 및 두덩결합(치골결합), 엉치엉덩관절(천골장골관절), 복장뼈(흉골) 및 흉곽과의 관절결합부분의 시술을 선두에 둔다. 시술에는 우선 서서히 힘을 강화하여 가는 지그시 가압하기를 사용한다. 그 후 필요하다면 가볍게 긴장시키는 가압을 시술할 수 있다.

등허리(흉곽요추)의 **뒤굽음(후만)**이 시작되고 있거나 이미 분명한 증상이 있는 것에 의해서 흉곽 및 배(복부)기관의 정상적인 기능 및 동작이 매우 제한된다. 이 때문에 심장, 호흡기 및 소화관에 긴장시키는 가압을 시술하여 지원하는 것은 특히 선택지로서 고려할 만한 가치가 있다. 이 시술은 분명한 완화를 가져온다.

발에 일련의 림프계의 시술을 제공하는 것도 적합하다는 것이 실증되어 있다. 이 시술은 감정의 수준을 조화시키는 작용이 있다.

반마비(편마비), 하반신마비(양마비), 사지마비

이 증상이 있는 클라이언트의 모두에 공통된 것은 운동 및 감각의 전달에 관한 완전한(마비) 또는 부분적인(부전마비) 결손 때문에 발생한 기관영역 또는 신체부분의 마비이고, 척수 또는 중추신경계의 손상에 기인하는 것이다. 많은 경우, 사고 또는 중추신경계의 질환이 질병의 유발요인으로 되어 있다.

> 이 경우 신경전달을 통한 정상적인 감각은 완전히 또는 부분적으로 손상을 받고 있기 때문에 발을 제외한 마비가 있는 모든 신체부분에 가급적 빈번하게 접촉하여 기타의 예민한 지각의 질을 활발하게 하고 느끼게 해야 한다. 이것에 의해서 클라이언트는 고립감이나 무관심 또는 거부감 없이 장애가 있는 영역과 접촉한다.

도움이 되는 힌트

- 부전의 **횡단척수마비**의 경우는 **방광** 및 **창자(장)의 기능**의 제어불능에 의한 특히 부하를 거는 수반증상은 방광 및 창자의 기관 군을 가볍게 긴장시키는 것에 의해서 시술한다.

  반사요법을 시술하는 동안 클라이언트는 여러 번에 걸쳐서 창자로부터의 잡음을 들을 수 있고 연동운동도 느낀다. 이것은 창자에서부터의 자연스런 배설로도 유도한다. 사람에 따라서 결과는 다르지만 방광으로부터의 배설을 의식해서 제어하는 것도 돕는다. 특히 만성적으로 재발하여 나타나는 요로감염증이 감소한다.

- 실제로 손상이 있는 척추의 반사구역의 영역에는 우선 신중하게 지그시 가압하기를 시술해야 한다(제18장 "증상의 반사구역에 대한 신중한 시술"도 참조). 그 후 자율신경의 반응상태에 맞춰서 긴장시키는 가압을 시술할 수 있다. 상태에 따라서는 강력하게 시행한다. 시술은 손상이 있는 반사구역의 말단을 향해서 시작하고 손상을 넘어서 척추의 중앙부분까지 시술에 포함시킨다. 이 부분의 시술에 의해서 많은 경우 격렬한 통증이 완화된다.
- 심장 및 호흡기관에 대한 시술은 말초까지의 **순환**을 개선하고 동시에 기관지 및 폐의 감염증을 예방한다.
- **뇌졸중의 환자**에서는 시술의 처음에 마비가 없는 쪽의 발을 우선한다. 자극은 마비가 있는 발에도 신중하게 시술할 수 있으나 그 때 다른 경련을 피하기 위해 정도의 한도를 주의 깊게 관찰한다. 증상의 반사구역인 머리(두부)의 반사구역은 특히 신중하게 시술을 시행하고 결코 정도를 넘어서지 않도록 한다. 1회째의 시술을 할 때에 머리의 반사구역을 완전히 무시하는 것도 효과적이라는 것이 동시에 실증되어 있다.

 뇌졸중의 환자는 반사요법에 의한 일련의 시술을 1, 2회 받으면 대개 신진대사 및 배설기관, 말의 명료한 발음 그리고 마비가 있는 쪽 신체의 움직임의 용이성에서 기본적인 기능에 개선이 나타나고 특히 정서가 안정된다. 시술은 질병이 상당히 이전에 발생한 경우에도 적합하다.

- 부전마비 또는 마비의 시술에서는 정도를 넘어섰다는 **자율신경으로부터의 신호**(제4장 4-2)를 특히 신중하게 관찰해야 한다. 그 이유는 클라이언트는 질병 때문에 치료의 자극을 느끼지 못하고 자주 더 강하게 집중적으로 시술할 수 있다고 생각하기 때문이다. 태양신경얼기에 대한 가볍게 긴장시키는 시술을 틈새에 반복해서 도입한다.

우리들의 손을 통해서 마비가 있는 신체부분에 시술을 시행할 때 암묵 중에 이해를 주입시킬 수 있다. 척추 및 머리부위에 중증의 외상이 있는 클라이언트는 항상 자신의 실체에 쇼크를 받아 손상되어 있고 그것은 본인이 의식하고 있는지 아닌가에는 관계가 없다는 이해이다.

이러한 기본적인 사고와 함께 시행되는 감각이 없는 신체부분과의 접촉은 그 사람이 곤란한 경우를 보다 받아들이기 쉬워지도록 도울 수 있는 특별한 무언가를 전달한다.

암(cancer)

반사요법은 일반적으로 신뢰할 수 있는 보조요법으로서 암 환자로부터 높은 평가를 받고 있다.

- 많은 경험으로부터 화학요법 또는 방사선치료를 하는 **동안**, 클라이언트에게는 **고유의 자극을 주지 않는** 시술 즉 조화하기 위한 가압을 사용해서 심장, 척추, 림프계, 소화관 및 내분비계의 반사구역에 신중히 가벼운 가압을 시술할 것을 권장한다.

 방사선치료 또는 화학치료가 끝난 다음에 대략 2, 3주 후에 반응상태에 따라서 반사구역에 다시 기관(organ)을 중점으로 강력한 자극을 시술할 수 있다. 기관은 첫째의 증상의 반사구역이 되는 것이다. 수술에 의해서 절제되어 있어도 마찬가지이다. 오랜 동안의 경험으로부터 신체적으로도 정신적으로도 반사요법의 보조요법에 의한 보통의 경우보다도 클라이언트의 상태는 신속하게 안정하고 총체적인 상황에서 생활의 질이 개선된다.

- 중증의 병상에 의해서 극도로 격렬한 통증의 상태로 고생하고 있는 암 환자는 증상의 반사구역에 대한 응급의 시술(제19장 이하를 참조)에 대해서 반응을 보이고, 통증이 몇 시간 완화되거나 비교적 통증의 방해를 받지 않고 잠잘 수 있음으로써 어느 정도 건강해질 수 있다.

요약

만성질환의 환자 및 중증의 환자를 시술하는 것은 매우 힘이 들 것이다. 그 이유의 일부는 육체적으로 과도한 힘을 투입하기 위해서이고, 일부는 에너지 수준에서의 흥분 및 스트레스를 받아들이기 위해서이다. 즉, 이러한 환자의 운명은 우리들도 내면적으로 동요를 시켜 마음을 움직이기 때문이다.

이 때문에 우리들은 자기 자신의 힘과 신중하게 어울리고 휴식과 긴장을 풀기 위해 충분한 시간을 해당하도록 주의해야 한다.

시술 후에 클라이언트의 통증과 증후를 받아들인 사람, 즉, 그것을 자기 자신의 신체에 느끼는 사람은 매우 섬세하다는 것은 분명하다. 그러나 자기의 힘, 특히 섬세한 힘을 투입할 때에 이러한 사람은 충분히 보호되지 못한다.

클라이언트에게 어떠한 선의의 자애를 베풀어도 몇 겹이나 되는 배경을 가진 질병은 클라이언트에 속해 있고, 우리들은 질병에 따라갈 수밖에 없다는 것을 정당하다고 인정하지 않으면 안 된다.

23-2 인생의 종말에서의 간호

삶으로부터 죽음으로 옮겨가는 것은 엄격하게 금기시되어 있는 일이 많기 때문에 많은 사람은 가까운 사람의 죽음을 경험하는 것에 커다란 의구심과 불안에 찬 거부감을 갖고 있다(17).

나는 클라이언트와 인생의 최후의 몇 주일간, 며칠간 및몇 시간을 지내는 사람에 대해서 클라이언트가 희망하고 그것이 가능한 한 반복해서 발에 접촉하여 용기를 북돋아 주었으면 하고 생각한다.

23-2-1 가까운 사람에 의한 간호

가까운 사람은 일가친척 또는 친구의 통증을 통해서 직접 관여하는 것만이 아니라, 이러한 경우가 자기 자신에게도 많은 감동을 준다는 것을 알아차리게 된다. 필요한 것은 특별한 전문지식이 아니라, 중증의 환자의 발에 접촉하는 얼마간의 용기이다. 그렇게 하면 접촉하는 것을 가교로 하여 가령 말을 걸지 않아도 많은 것이 흘러 서로의 기분이 누그러지는 것을 발견할 것이다.

향기가 좋은 크림을 사용하거나 하여 애정과 자애를 갖고 발을 문지르는 것은 동시에 완전한 절망감을 제거하여 내면적인 친근감과 동시에 건전한 거리를 만들어낸다.

보통 1회의 방문으로 중증의 환자의 발을 손으로 지지하여 만지는 데에 10~15분간(짧을 때도 있다) 있으면 충분하다. 내면이 각성하여 있으면 충분한 시기를 바로 감지하거나 작은 힌트에 반응한다.

이 필요 불가결한 시간에서의 개인적인 가까움과 주의 깊음은 중대한 이별에 의한 고통으로서 존재하는 여러 가지의 것을 누그러뜨린다. 죽음으로 가는 사람은 다른 선택지는 없다. 그 사람의 길을 끝까지 걸어갈 뿐이다. 그러나 가까운 사람이 마음으로부터의 슬픔과 스스로의 아픔으로 지원해주지만 만류하고 싶다고는 생각하지 않는 것을 느끼면 마음의 아픔이 누그러진다.

혼수상태에 있는 클라이언트는 죽음으로 옮겨가는 것을 신체적으로 이해할 수 있는 수준에서 체험하는 것이 아니라 자애를 가진 접촉을 본질의 깊은 부분에서 확실히 경험한다.

23-2-2 간호사에 의한 간호

중증의 환자 및 빈사상태에 있는 사람의 간호 및 배려는 간호하는 사람에게 매우 부담이 될지도 모른다. 왜냐하면 변경할 수 없는 사실과 항상 직면하고 있기 때문이다.

◉ 도움이 되는 힌트

- 매일의 간호에서는 많은 경우 3, 4분의 시술로 충분하다. 반사요법에 의한 몇 종류의 조정하기 위한 가압을 사용하면, 매우 **동요하고 있는** 환자는 어느 정도 진정된다.
- **매우 심한 통증**이 있는 클라이언트는 우선 증상의 반사구역에 서서히 힘을 강화하는 지그시 가압하기를 시술한다. 증후가 확실히 완화되면, 가볍게 긴장시키는 가압을 시술할 수도 있다.
- **말기**의 경우는 호흡을 가볍게 할 수 있다. 가로막 및 심장의 반사구역에 2, 3분간 가볍게 긴장시키는 가압을 시술한다.
- 다리(하지) 및 발 또는 복수(ascites) 등이 있어 몸통 등의 조직 안에 심한 **체액 침윤**이 있을 때는 림프계의 반사구역에 양손을 사용해서 번갈아 문지르는 가압을 시술하여 콩팥 및 심장을 가볍게 긴장시키면 최저 2, 3시간은 증후가 경감된다. 이것은 이뇨가 좋아지는 것으로 알 수 있다.
- 태양신경얼기의 반사구역을 자주 도입할 수 있다. 정신상태에 따라서 가볍게 긴장시키거나 지그시 가압하기를 사용한 가압을 시술한다.

질서요법으로서의 반사요법은 클라이언트의 생명을 인공적으로 연장하거나 죽음을 연장하는 것은 결코 아니다. 인생의 길의 최종 구간에 **걸맞게 시중드는 것**을 제공할 뿐이다. 무어라 해도 발은 클라이언트의 전체 인생을 통해서 그 사람을 계속 지지하고 걸어온 것이기 때문이다.

23-3 수면장애

각성과 수면의 건강한 교대는 많은 사람에서 다양한 장애에 의해서 손상되어 있다. 초진의 진단서를 작성할 때 해당하는 배경의 반사구역에 의해서 다종다양한 상호관계가 이미 나타나 있다.

◉ 도움이 되는 힌트

빈번하게 호소하는 것은 **소화관**의 반사구역이다 : 밤 동안 신진대사 기관의 작용에 부담이 가해지는 것[예컨대, 저녁식사의 날것을 먹는 것은 약해진 위창자길(위장관)에는 충분히 처리할 수 없다]에 의한 창자 안의 발효과다.

- **머리부위의 반사구역**은 자주 다수의 통증의 부분을 수반한다(증상이 있는 치아 및 실활치아 또는 입안의 바이메탈 상태에 의한 방해가 되는 영역, 사고(thinking)의 큰 혼란, 머리 및 목 림프계의 울체).
- **평형근육계**의 경직이 있으면 많은 사람은 기운을 회복하는 밤의 수면을 얻을 수 없다.

그리고 긴장을 풀 수 없는 원인은 지나치게 딱딱하거나 지나치게 부드럽거나 하는 침대에 누워있는 탓이라 생각한다. 그러나 수면을 방해하고 있는 것은 오히려 그 사람 자신의 긴장 쪽이다.

- **호르몬의 기능장애**도 수면의 질 및 양을 바꾸는 일이 있다. 내분비계의 반사구역을 제외하면 림프계의 반사구역이 가장 중요한 체액계의 나타남으로써 고려된다. 창자 내 환경의 과산화상태는 호르몬의 조정에도 영향을 미치는 일이 있기 때문에 소화기관에 대한 집중적인 시술을 부가하는 일은 자주 필요하게 된다.
- 갱년기의 여성에서는 빈번하게 앓는 안면홍조(hot flushes), 그리고 울증과 조증의 파동 등의 **갱년기장애**는 반사요법으로서 **최적의 적응증**의 하나이다. 태양신경얼기의 반사구역은 본질적인 반사구역으로서 모든 시술에 빈번하게 편입시킨다. 신중하게 작성한 초진의 진단서는 시술해야 할 반사구역을 분명하게 제시한다.
- 수면장애는 사정에 따라서 예컨대, **잠자는 장소의 위치**에 방해가 있는지 어떤지 방사감지(radiesthesia) 등에 의한 요인도 조사하는 것을 고려한다.

  머리의 바로 가까이에 있는 전기식 자명종 및 라디오, 침실 등에 있는 TV, 침대의 전기담요 등의 **전자파 스트레스**에 주의한다. 이 종류의 스트레스의 경우, 클라이언트는 증후가 주로 밤과 아침에 일어나는 것 그리고 밤의 수면에 의해서 원기의 회복을 느낄 수 없다는 것을 보고한다. 위에서 언급한 것 같은 전기기기의 전원을 철저하게 끄고 침실에서부터 배제하면, 10~14일 정도에서 논리적인 설명보다도 확실하게 효과를 납득시킬 수 있다.
- 많은 경우 밤중에 또 1시간이나 몇 시간 잠이 깰지도 모른다는 생각이 이미 만들어져 있고, 내면의 쓸데없는 걱정과 비정상적인 긴장이 지나치게 많아 그것만으로도 건강한 수면이 방해를 받는다. 밤에 잠이 깨는 것에 대한 **사고방법을 바꾸면** 완전히 새로운 관점과 인식을 얻을 수 있다.
- 외면적인 생활에서 보통의 자극 과잉 및 과도한 강조가 있을 때는 의식적으로 **감사의 마음을 갖고** 하루를 끝내고 회복하여 건설하는 힘을 밤에 맡긴다는 것은 특히 중요하다. 이 힘은 우리들의 안에 있고 우리들을 초월하는 것이다.

23-4 신경성 무식욕증(거식증) 및 신경성 과식증(과식구토병)

이 질병은 대부분 여성 특유의 것이다. 섭식장애는 인격형성의 과정에 깊이 들어간 스트레스가 원인으로 일어나고 많은 경우 쇼크 체험에 의해서 유발된다.

반사요법은 잘 알려져 있는 치료적인(정신적인 것도 호흡적인 것도) 단서를 효과적으로 보조하고 게다가 중요한 기초를 구축한다. 소녀가 자기의 발을 정말로 필요로 하고 있다는 것은 해부학적 · 기능적인 사실이다. 자기의 길을 발견하기 위해 괴로운 인생을 빠져 나가는 새로운 한 걸음을 자기의 발로 내딛는 시도가 필요하기 때문이다.

발쪽으로부터 지지하는 것은 보다 삶을 신뢰하고 용기를 갖는 것을 근저부처 돕게 되어 이것에 의해서 어른이 되는 것과 여성으로 되는 것에 별개의 방법으로 감연히 대처한다는 것을 나 자신의 임상경험으로부터 확증하였다.

발은 다수의 예를 제공한다. 특정의 기관 그룹 및 기관계에 반사요법을 통해서 특이적인 시술을 시술할 수 있다는 것을 별개로 하고 발이 일반적으로 어떠한 위치가치를 갖고 있는가라는 것을 이들의 예로부터 알 수 있다. 아래와 같은 잘 알려진 표현이 그것을 나타내고 있다.

- 다시 지면에 내려서다
- 다시 발로 딛고 있다
- 또다시 건강해지다
- 전진하다
- 자립하여 있다, 기타 다수

거식증 소녀는 발에 접촉하는 것을 통해서 자애와 사는 힘을 경험할 수 있다. 이 때 많이 말할 필요는 없다. 더욱이 발은 완전한 인간으로서 "안심할 수 있는 거리" 안에 있기 때문에 시술은 보통의 것으로서 받아들여진다.

도움이 되는 힌트

- 처음에는 문지르는 가압, 조정하기 위한 가압 및 세분화하여 시술하는 섬세한 자극에 의한 중립적인 접촉이 적당하다. 이것에 의해서 최초일 때만 아직 존재하고 있는 신체의 의식을 한 걸음씩 새로이 습득한다. 많은 경우 이 종류의 접근에서는 1회째의 시술을 하는 동안 발에 수건을 덮는 것이 도움이 된다.

- 여기서도 아른트 슐츠(독일의 정신과의사 1835~1900)의 법칙은 생물학적인 기본의 법칙으로서 적용된다.

  "약한 자극은 생명력을 북돋우고 중간정도라면 그것을 촉진하며 강하면 방해가 되고, 최강의 자극은 생명력을 흔적 없이 지운다"(프쉬렘벨 자연요법사전).

  이 질병의 소녀는 정도의 한도를 특히 충분히 관찰하면서 매일 대략 20~30분간의 시술을 1주일간 시행할 수 있다. 그 중에서도 충분한 길이의 휴식을 취할 수 있을 때에 시행한다.

- 몇 회의 시술 후에 체력에 따라서 위창자길(위장관), 내분비계, 머리부위 및 척추, 콩팥의 반사구역에 정확한 시술의 자극을 준다. 보다 강력하게 시술할 수 있게 되면 오히려 바로 개개의 시술 사이에 1일이나 2일의 간격을 두는 것이 필요하다.

  이러한 클라이언트는 특히 콩팥이 손상되어 있다. 반사요법만이 아니라 충분한 수분공급, 경우에 따라서는 다시 비타민이나 미네랄을 공급하는 것에 의해서 철저하게 간호하는 것이 필요하다.

  콩팥의 반사구역에는 우선 자극을 신중하게 준다('작은 자극이 촉진한다!").

  수분을 공급할 때는 미지근한 물이나 약간 뜨거운 물이 특히 적합하고 따듯한 물을 한 목음씩 마시도록 하면 수분을 데우기 위해 유기체가 자신의 낮은 열을 사용하지 않아도 된다.

- 거식증 소녀와 치료실에서 만난 것으로 처리하지 않은 문제에 대해서 이야기를 나누는 것만으로는 실제의 변화에 있어서 대체로 충분하지 않고 **자신의 몸을 지각하는** 구체적인 경험이 추가되지 않으면 안 된다는 것을 알았다.

  접촉의 초기단계 및 접촉하고 있을 때의 활기찬 경험은 새롭고 건강한 생활의 질을 개척할 수 있다. 이것은 머리를 괴롭히는 생각이나 논의에 그치지 않고 느끼고 경험할 수 있다. 접촉하는 것은 눈 및 언어에 의한 의사소통보다도 더욱 깊이 들어가는 특징을 갖고 있다!

23-5 알레르기

알레르기는 생명력을 저하하거나 울체한다. 보통 알레르기의 개념은 아래의 증후에 한정된다 : 건초열(hay fever), 천식, 다양한 종류의 민감한 피부. 다만 클라이언트가 가지는 기타의 일련의 병명의 뒤에는 마찬가지로 알레르기의 구성요소 또는 "소화불량"이 숨어 있는 일이 있다. 예컨대

- 편두통
- 감염경향, 기타 다수
- 저혈압 및 고혈압
- 류마티스
- 다양한 종류의 소화의 문제
- 억압

"알레르기 반응은 언제, 또는 무엇에 대해서 나타납니까?" — 이 질문에는 근거가 있다. 왜냐하면 알레르기의 유발인자, 식사, 환경 및 약제 중의 원인을 제외하면 대개의 사람은 다른 사람 및 다른 사람의 행동에 대해서 알레르기를 일으키기 때문이다. 이러한 것도 인간적인 경험을 표현하는 말솜씨에 의해서 뒷받침된다.

- **"그 냄새는 참을 수 없다"** : 이것은 건초열이 발병할 때 기타의 요소와 합쳐서 전면으로 밀려 나온다.
- **"그 때 숨을 죽였다"** : 천식환자가 이렇게 말할 때는 개인적인 환경에서 큰 어려움을 가지고 있다.
- **"필요하게 되는 것 같은 두꺼운 피부는 갖고 있지 않다"** : 섬세한 사람의 대부분은 보고를 하는 방법을 터득하고 있다. 일 또는 가정의 스트레스를 해결할 만큼의 힘을 갖고 있지 않고 완전히 다양한 종류와 이유에 의한 피부의 증상을 갖고 진찰을 받으러 온다.
- **"그 테마에 대해서 아무것도 말할 수 없다"** : 이것은 만성적으로 목이 쉬어 있는 사람이나 "쉰" 목소리의 사람이 사용하는 표현이다.
- **"이것도 저것도 나의 관심을 끄는 것은 없다"** : 대개의 사람은 아무 일도 아닌 듯이 이렇게 말한 다음 다시 몇 줄의 설명을 가한다. "결정적인 것은…".

클라이언트가 곤란한 경우에 외부로부터 영향을 주는 것은 많은 경우 불가능하다. 왜냐하면 경우는 자주 완전히 개인적인 성격이라는 테마에 결부되어 있고 자기 자신이 처리하지 않으면 안 되기 때문이다. 알레르기는 방해의 단순한 소인이고 변화에 대한 기회와 필요성을 강요하는 것 같이 강렬하게 보여주는 것이다.

그러나 우리들은 치료적인 조력을 제공할 수 있다. 안정된 효과를 주고 그것에 의해서 두드러지게 과민한 **성질**을 정상적인 민감 **경향**으로 바꿀 수 있다.

전인의학(holistic medicine)의 분야의 하나로서 반사요법은 그 사람의 자연치유력을 활발하게 하고 방해나 질병의 유발요인에 대한 취약함을 감소시킬 충분한 기회를 제공한다. 다양한 자연요법의 보조요법으로서 적합하다는 것이 자주 실증되어 있다.

알레르기가 있는 클라이언트는 많은 경우 시술자에 대해서 상대방의 기분이 되어 생각하는 능력 및 내면의 안정을 기대한다. 참을성 있는 작은 걸음으로 진행하는 방법을 통해서 우리들은 대개 치료과정을 효과적으로 지원할 수 있다.

⊡ 도움이 되는 힌트

- 알레르기 환자를 시술할 때도 다른 클라이언트 그룹과 마찬가지로 처음에 초진의 진단서를 작성한다. 이것은 **신경피부염**의 경우에도 적합하다. 경험으로는 모든 알레르기

에서 종류나 원인의 여하에 관계없이 자주 유사한 기관 및 계통에 증상이 나타난다는 것을 보여주었다.

- 명치부위의 기관, 작은창자, 곧창자(직장), 항문을 포함하는 **소화관** :

  일련의 시술의 초기에는 가볍게 긴장시키는 가압을 시술하고 서서히 안정이 되면 힘을 강하게 할 수 있다. 간(간장)의 반사구역은 가벼운 시술에 대해서 자주 양호한 반응을 나타낸다.

  만성 염증을 수반하는 창자질환의 클라이언트는 예외이다. 이 경우는 우선 창자의 반사구역에 지그시 가압하기만을 시술한다. 일련의 시술의 초기에도 지그시 가압하기를 사용한 가벼운 가압을 시술한다.

  소화관의 의미는 피싱거에 따르면 "가장 대규모의 방해가 되는 영역"이라 한다.

  연구에 의해서 정신적인 스트레스는 창자 안 세균의 질에 대해서 마이너스로 작용한다는 것이 증명되어 있다.

- **자율신경계** : 태양신경얼기 및 조임근(괄약근) 특히 들문(분문), 날문(유문), 항문의 반사구역에는 우선 지그시 가압하기를 시술한다. 그 후 가볍게 긴장시킬 수 있다. 조임근은 자율신경계와 직접 관계가 있고 알레르기 환자의 경우, 비정상적으로 강한 긴장이 상당히 빈번하게 관찰된다. 조정하기 위한 가압에는 모두 자율신경계를 조화시키는 작용이 있다.

- **림프계** : 편도, 목 림프 본줄기, 골반 및 샅굴부위(서혜부)의 반사구역에는 철저하게, 다만 가벼운 가압을 시술한다. 가슴샘(흉선), 막창자꼬리(충수) 및 지라(비장)는 긴장시킨다.

  림프계의 시술은 유해물질 및 독소를 처리하기 위한 조절기로서 모든 알레르기 환자에게 특히 양호하다는 것이 인정되어 있다.

- **내분비계** : 부신 및 갑상샘의 반사구역이 우선되지만, 뇌하수체 및 생식기의 반사구역도 해당된다.

  부신은 대개 강력하게 긴장시키는 가압하는 일은 없다. 기타의 반사구역에서는 자율신경의 반응상태에 주의 깊게 신경을 쓴다.

- 알레르기질환의 클라이언트가 병상의 급변에 때문에 치료실에 왔을 때는 응급의 시술을 제공한다(제19장을 참조). 이 때 증상의 반사구역을 제외하고, 우선 처음에 콩팥/부신, 지라 및 작은창자의 배경의 반사구역에 조정하기 위한 가압을 시술해야 한다. 배경의 반사구역은 자주 증상의 반사구역보다도 중요한 의미를 가진다. 이것은 배경의 반사구역을 통해서 증상이 있는 환경이 개선되고 조정되어 급성의 증후에 작용하기 때문이다.

  시술 후에는 특히 충분한 휴식을 취해야 한다.

- **신경피부염** 및 **건선**이 있는 클라이언트의 경우, 나는 반사요법이 중요하고 동시에 내용이 풍부한 보조요법이라고 생각하고 있다. 다만 고전적 동종요법은 깊은 곳에 있는, 그때까지 알려져 있지 않았던 유전적인 부하를, 존재하는 총체적인 증상의 배경으로서 인정하고 시술하기 위한 확실하게 효험이 있는 방법이라는 것을 알고 있다. 빈번하게 극도의 부담을 주는 증상(가려움증, 정신적인 흥분, 미적인 관점)는 영양에 관한 지시를 확실하게 지킴으로써 특히 확실하게 경감된다. 이러한 클라이언트 그룹의 시술에는 알레르기질환의 클라이언트와 마찬가지의 규칙이 적용된다.

제 24 장 흉터의 시술

24-1 일반사항

거의 모든 사람에게는 흉터가 있다. 손상이나 창상의 대부분은 자연스런 회복과정을 거쳐 치유하고 신체의 면에서도 감정의 면에서도 특히 부담이 되는 인상을 남기는 일은 없다. 그러나 우리들은 흉터가 조만간 인간의 다양한 기능과정에 대해서 방해가 되는 영역이 될 염려가 있다는 것을 몇 번이나 경험하고 있다. 이 경우 흉터는 주위의 조직에 강하게 유착하여 있기 때문에 국소적 혈행장애에 의한 울체 및 동작제한의 원인이 된다.

침술요법의 가르침에서는 국소에 있는 흉터에 의해서 경락 에너지의 흐름이 저지된다는 것도 알려져 있다.

현대에서는 보다 많은 사람이 이 종류의 상호관계를 받아들이고 있고 흉터가 건강상태를 침해할지도 모른다는 것을 자기 자신이 느끼고 있기 때문에 다수의 효과적인 치료방법이 개발되어 있다. 예컨대,

- 결합조직에 대한 마사지
- 고전적인 흉터에 대한 마사지
- 신경치료(neural therapy)
- 손을 사용한 림프 배액(drainage)
- 침술요법의 마사지 및 다른 경락요법
- 광선 및 색채치료

그 때마다 어느 치료방법을 적용하는가는 전문적인 훈련 및 클라이언트 고유의 소질에 좌우된다. 다만 우리들은 초진의 진찰 때 "**방해가 되는 영역에 있는 흉터**"의 가능성에 주의하여 정확한 질문을 해두어야 한다.

클라이언트는 질문에 대해서 언제나 자연히 자기의 흉터가 생각나는 것은 아니다. 이 때문에 흉터가 발생하는 가장 일반적인 사건에 대해서 간단하게 질문할 것을 권장한다.

수술, 개에게 물린 상처, 자전거를 타다가 넘어짐, 가시가 있는 철사, 부엌칼, 유리파편, 전상(war wound), 투석, 분만시의 회음봉합술, 천연두 예방접종의 흔적, 작업 또는 스포츠에 의한 사고, 큰종기(carbuncle), 정원용 괭이, 잔디 깎기 기계, 화상의 흉터, 교통사고 등이다.

> 모든 흉터는 새로운 것인가 오래된 것인가, 큰 것인가 작은 것인가, 통증이 있는가 없는가에 관계없이 조만간 방해가 되는 영역(병터)이 될 우려가 있다.

"**방해가 되는 영역의 흉터**"는 아래의 것으로부터 인식할 수 있다.

- 이전에는 존재하지 않았던 증상. 시간적으로 보아 흉터 발생 후에 발현한 것은 떨어진 부분 또는 가까이나 그 주변에 있다.
- 흉터 및 그 주변조직의 긴장을 기기에 의해서 측정하는 것.
- 흉터의 영역에 불쾌감이나 통증의 감각이 있다는 클라이언트의 설명.
- 흉터에 대해서 이야기할 때 또는 흉터에 접촉할 때에 발생하는 클라이언트의 두드러진 감정반응.
- 흉터에 해당된 반사구역에서의 반응. 아래와 같이 표현된다.
  - 반사구역의 통증
  - 반사구역의 시술 중에 관찰되는 자율신

경의 흥분의 징조
- 감정 면에서의 예기치 않은 움직임. 실제의 흉터의 위치에 해당하는 반사구역에 시술을 시행함으로써 일어난다.

흉터의 반사구역에 대한 시술이 신체적 또는 정서적인 반응을 불러일으키지 않거나, 또는 다음번의 시술까지에 반응이 일어나지 않으면 대개는 방해가 되는 영역의 범주로부터 제외할 수 있다.

24-2 시술의 실시

24-2-1 개요

클라이언트는 흉터의 시술 때 신체적인 경직과 아울러서 감정 면에서의 경직을 풀 수 있다는 것 그리고 명백해진 자기의 생각이나 감정을 표현하고 전달해도 상관이 없고 그러하지 않으면 안 된다는 것을 지적한다.

24-2-2 반사요법에 적합한 흉터

반사구역의 시술에 적합한 것은 특히, 머리, 목, 몸통에 있는 **약간 큰** 흉터이다.

사지에 있는 흉터의 경우 팔꿈치 및 무릎의 영역까지라면 반사구역으로서 인식할 수 있다. 다만 사지의 경우는 특히 다리(하지)와 발 그리고 아래팔(전완)과 손에는 곁(측부) 및 반대쪽의 치료(제21장 21-4 이하를 참조)도 선택지로서 고려할만한 가치가 있다. 종전에 이들의 부분에 대한 반사요법은 불가능하였다.

작은 흉터는 대개 다른 치료방법, 예컨대 신경치료, 침술요법의 마사지(벤첼) 등으로 보다 효과적으로 시술을 시행할 수 있다.

24-2-3 흉터의 반사구역을 밝혀내다

경험은 흉터의 반사구역이 발의 발등 쪽에서 우선적으로 발견된다는 것을 시사한다. 수술에 의한 절개는 주로 배쪽(복측)의 흉곽 및 배(복부)의 영역에 시행되기 때문이다.

흉터의 반사구역을 발견하는 것은 치료방법의 패턴에 대응하고 있다. 즉 앉아 있는 사람은 그 사람의 발과 닮은꼴을 하고 있다는 것이다.

흉터의 반사구역은 아래의 부분에서 발견된다.
- 머리 및 목은 발의 엄지발가락의 영역
- 흉곽 및 명치(상복)는 발허리뼈(중족골)의 영역
- 배 및 골반은 발목(족근)의 영역
- 넙다리(대퇴) 및 무릎은 종아리(하퇴)의 끝부분

24-2-4 흉터의 반사구역에 대한 시술의 기법

흉터의 시술에 관한 절박한 목표는 해당되어 있는 발의 반사구역의 혈행(혈액순환)을 좋게 하는 것이다. 이 부분에는 신체적으로도 정신적으로도 부담이 되는 경험이 “저장되어 있을” 우려가 있기 때문에 우선 진정시키기 위한 지그시 가압하기를 선택한다. 증상이 변화하면 반사구역을 긴장시키는 가압을 시술할 수도 있다.

부하에 견딜 수 있는 클라이언트의 경우는 그 후에 흉터조직의 반사구역 전체에 걸쳐서 손톱을 갈퀴모양으로 하여 강력하게 “할퀴는” 것처럼 한다. 이 가압이 지나치게 아프다고 느낄 때는 흉터의 반사구역의 조직에 걸쳐 손가락 끝으로 강하게 문지르기만을 한다.

신체적 또는 정신적인 측면이 두드러지게 반응하는지 어떤지는 반사요법에 의한 흉터의 시술 중 및 시술 후에 발생하는 반응을 기초로 하여 경험한다. 우리들은 당면한 상황에 따라서 아래의 간호를 구성한다.

- **신체적인 반응**(통증의 완화 및 실제의 흉터나 해당된 근육 군 또는 기관에서의 일반적인 증후의 진정)이 강조될 때는 대개 시술 후에 충분한 휴식을 취하면 충분하다.
- **정서면의** 반응이 강조될 때는 경우에 따라서 제25장에서 설명하고 있는 것처럼 약간 오래 간호하고 시중드는 것이 필요하다.

시술의 마지막에 **흉터용 연고**(펜첼식 침술요법 마사지용 크림, 헴볼트 박사에 의한 이온연고, 발라회사 제품인 켈로이드연고 등)를 발의 반사구역 및 흉터에도 사용할 것을 권장한다.

연고를 도포하는 경우 클라이언트는 매일 1~2회, 2, 3주일간 계속해야 한다.

- 절단된 에너지의 길(대개는 다양한 종류의 선분, 경락 또는 반사구역)을 가교하는 생리학적인 효과.
- 정신적인 효과. 호의적인 접촉에는 치유의 효과가 있다.

흉터의 반사구역을 빈번하게 시술해야 될지 아닌지, 그리고 언제 시술을 시행할지는 아래의 것에 좌우된다.

- 실제의 흉터와 발의 반사구역의 상태
- 시술 후의 증상 개선에 대한 개인적인 의식
- 개선의 기간

흉터의 시술과 시술의 간격은 가지각색이어서 수일간에서 수 주일간 또는 수 개월이

흉터의 반사구역의 예

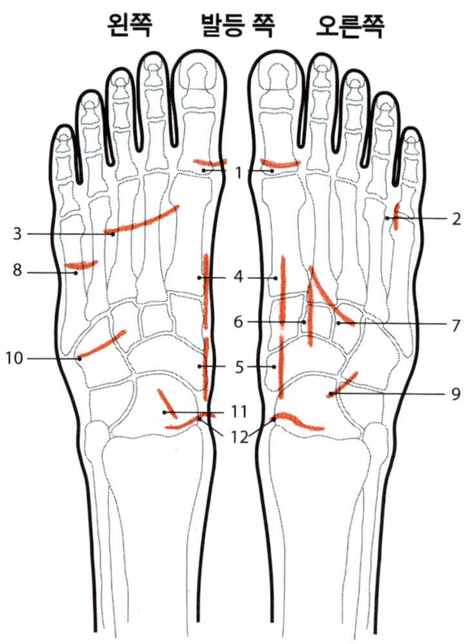

1. 목(갑상샘 전적출술)
2. 어깨 부위(습관성 어깨 탈구)
3. 가슴 부위(유방 절게)
4. 명치부위(위절제술)
5. 배벽 중앙부분(창자의 수술이나 전립샘 수술)
6. 오른쪽의 배(복부) 중앙부분(쓸개주머니 절개술)
7. 아래 오른쪽 갈비뼈모서리(쓸개주머니 절개술, 이전은 수술흔적이 잘 나타난 위치)
8. 위팔(절단선)
9. 오른쪽 아랫배(막창자꼬리 절개술)
10. 아래 갈비뼈모서리 왼쪽(지라 적제술)
11. 왼쪽 샅굴부위(샅굴 헤르니아 절개술)
12. 음모경계(제왕절개분만)

※그림 속의 붉은색 선은 흉터.

그림 **79**

되는 일이 있다. 일반적으로는 "보통의" 반사요법을 2, 3회 시술한 다음에 훙터의 반사구역의 상태를 다시 조사하고 그것에 의해서 시술을 반복할지 어떨지를 결정한다. 많은 경우 흉터의 시술은 긴장 및 (대개는 무의식적이지만) 굳게 유지되어 있는 감정의 부하를 푸는 것이라면 2회째는 필요가 없거나 그 자체가 과잉일지도 모른다.

이 종류의 시술에는 안정과 시간이 필요하다. 클라이언트가 보통의 시간을 초과하여 우리들의 시중을 필요로 하고 있는지 아닌지는 시술의 과정에서 처음으로 명백해지기 때문에 조금 여분으로 시간을 잡거나 오후의 마지막 시간에 해당하는 것이 적합하다.

24-3 요약

흉터 시술의 경험으로부터 모든 흉터는 신체적 뿐만 아니라 자주 감정의 면에서도 항상 "절실한" 체험이 근저에 있다는 것이 인지된다. 이 체험은 외적 및 내적인 방법으로 흉터를 남기고 그 사람 전체만이 아니라 자주 그 사람 자신과 주위와의 관계조차도 바꿔버린다. 증상이 있는 흉터를 가진 클라이언트에게 오랜 세월 관계하여 온 경험에 따라서 흉터의 시술에 의해서 생명력 및 사는 기쁨에 대한 큰 잠재능력이 해방된다는 것이 명백해졌다.

제 25 장 예기치 않은 감정적인 반응에 대한 치료적인 대처방법

25-1 일반사항

우리들의 학급을 수강하는 시술자가 감정의 방향을 분명히 가리키는 것 같은 클라이언트의 반응과 어떻게 어울리는가를 특별히 학습하고 있는 일은 거의 없다. 더욱이 클라이언트는 대개 명백한 신체의 질병 및 증상을 갖고 우리들의 치료실을 방문한다.

때로는 양자에게 놀라운 일이지만 처음에 억측을 한 신체의 질병"만"이 본질적이고 내면적인 상호관계를 다른 수준에서부터 지적한다는 것이 자주 밝혀진다.

아래와 같은 사고방법 및 도움이 되는 힌트는 클라이언트의 감정이 강조된 반응단계를 간호할 때 적합하다고 인정되어 있다. 이들은 우리들이 발의 반사구역에 대한 치료로부터 체험에 의해서 알고 있는 것처럼, 다만 다른 시술방법을 사용하였을 때도 관찰되는 것처럼 반응과 연관성이 있다.

- 특정의 수준에서의 한쪽으로 치우친 고정관념 —"정신적인 문제 같은 것 없어요" 라든가 "나의 병은 틀림없이 뼈인가 무언가에 원인이 있을 뿐입니다" — 피할 수 있도록 우리들은 고정관념에 의한 인과관계로부터가 아니라, 오히려 **상관관계**를 이해하는 것으로부터 질병의 어떠한 종류의 현상에서도 가만히 주시해야 한다. 우리들은 각각의 질병 중의 하나의 복잡성에 대해서 "달걀이 먼저인가 닭이 먼저인가"를 밝히는 것은 거의 불가능하다. 이 구별은 논리적인 것이기 때문에 치료에는 필요가 없다.
- 신체적인 수준이 보다 지원을 필요로 하는 것은 언제인가, 감정의 수준의 경우는 언제인가를 무의식적으로 체험하여 아는 것, 그리고 시술 중 그것에 민감하게 접촉하는 것을 보다 중요하다고 증명한다.
- 클라이언트의 감정적인 격렬한 반응에 대해서 과도하게 놀라지 않도록, 그리고 필요하다면 보다 능숙하게 어울릴 수 있도록 **1회째의 시술** 때 기왕증의 일부로서 정곡을 찌르는 질문을 할 것을 권장한다.
  - 이제까지의 인생에서 정신적으로 심하게 고민한 심각한 사건을 기억하고 있습니까? 지금도 그것을 고민하고 있습니까?
  - 가족이 안고 있는 감정적인 고민에 대해서 무언가 알고 있습니까?
  - 정신상태를 안정시키기 위해 약을 복용하고 있습니까?

기왕증 안에 위에서 언급한 영역을 도입하면 보다 깊은 곳에 있는 상호관계가 감정의 수준에서부터 나타났을 때 우리들은 상황에 따라서 반응할 수 있다. 이러한 "친밀한" 질문을 신중하게 시행할 필요가 있다는 것을 모든 시술자는 확실히 의식하고 있다.

- 클라이언트는 자신의 정신상태에 대해 무엇을 어느 정도 우리들에게 알리고 싶은지를 **스스로 결정한다**. 다만 그 반응의 배경에 대해서 정보가 주어져 있지 않으면 우리들이 그 반응에 대해서 책임을 지는 일은 없다.
- 우리들 자신이 스스로의 외상체험과 더 의식적으로 어울리면 그만큼 클라이언트는 정

신적인 수준에서 우리들에 대해서 더욱 마음을 열 수 있다. 이것에는 우리들이 아래와 같은 구별을 학습하는 것이 포함된다.

- 클라이언트의 실제 상태에 속하는 것
- 우리들이 바라고 생각하고 있는 것 그리고 기대하고 있는 것
- 그러한 반응에 의해서 우리들 자신에게 막 다른 것

그리고 우리들은 경험 및 주의 깊은 관찰에 의해서 이러한 반응과의 어울림에서 그 날의 시술에서부터 다음 회의 시술로 보다 확실성이 진화하는 것을 믿을 수 있다.

- 우리들은 이 방향에서의 우리들 **자신의 한계**를 의식하지 않으면 안 된다. 그리고 필요한 경우, 예컨대 과도한 요구를 하고 있다고 느꼈을 때 다른 특별한 간호에 대한 힌트를 줌으로서 이것을 분명하게 경고해야 한다. 호흡요법, 생물기능학적 및 정신요법적인 치료방법과 같은 시술은 정신적인 것만이 아니라 신체적인 관점도 포함하고 있고 우리들의 경험에 따르면 보류되어 있는 인생의 테마를 정리하기 위한 다음의 단계로 명확하고 동시에 전면적으로 유도한다.

25-2 도움이 되는 힌트

감정적인 격렬한 반응이 일어났을 때는 아래의 선택지로부터 하나를 선택할 수 있다.

- 효과적이라 하는 조정하기 위한 가압을 1, 2 종류 적용한다.
- 음료를 권장한다.
- 클라이언트의 신체 중에서 양자가 기분 좋다고 느끼는 부분에 배려하는 마음으로 손을 댄다.
- 별개의 체위 또는 자세를 제안하거나 바꿔준다.
- 대화에 그 테마를 도입하거나 도입하게 한다. 또는 주의 깊게 의식을 돌리면서 침묵한다.
- 보조로서 덮개 등을 권장한다.

Bach Flower Remedy 39번(Rescue Remedy)도 적당하다는 것이 자주 인정되고 있다(E. Bach 박사 : 영국의 의사이고 19세기 초에 동종요법에서의 독자적인 방향을 전개하였다). 에센스(essence)를 혀 위나 손바닥의 중앙 또는 복장뼈(흉골)에 한 두 방울 떨어뜨리고 필요하다면 이것을 여러 번 반복한다. 이것은 안정성을 확보하는 도움이 된다.

- 문제를 정리하는 과정에서는 종료할 것인지 아닌지, 그리고 종료하는 시기를 항상 클라이언트 **스스로가 결정**할 수 있다. 이것으로 충분하다는 신호를 받으면 우리들은 왜 그렇게 결정하였는가라는 문제를 밝히는 도움을 주어야 한다. 응답에는 "정도가 지나치게 높으면 불안해요", 또는 "벌써 몇 번이나 경험하고 있지만 이제까지 이것 이상 앞으로 나아간 일이 없기 때문에" 등이 있다. 다만 클라이언트의 결정에 경의를 나타내는 것에 더해서 그 때의 경험은 이미 억압되는 일은 없다고 지원해준다. 이 때문에 클라이언트에게는 "당황할 것은 없습니다. 그대로 조용히 호흡을 해보시오"라고 촉구한다. 마찬가지로 우리들도 자신의 호흡이 정체하지 않도록 주의한다. 게다가 체험한 일을 얼마 동안 경과한 다음에 다시 생각해보도록 신중하게 용기를 북돋을 수 있다.
- 안 깊숙이 있는 문제를 실제로 정리하기 위해서는 고민하고 있는 감정의 (재)체험만으로는 대개 충분하지 않다. 감정적인 반응에 더해서 **대화**가 성립하지 않으면 안 된다. 이것에 의해서 감정 면에서 시작된 변화는

"숨겨진" 채로 되지 않고 의식에 떠오를 수 있다. "지금은 어떠한 느낌이 듭니까?" 라는 단순한 질문에 의해서 이미 이 방향이 제시된다. 이 때 우리들은 오히려 듣는 입장의 사람으로서의 역할에 철저하고 자신의 체험을 묘사하는 것에 의해서 방향을 바꾸는 것은 피한다. 시간의 제한을 지켜야 하지만 대화에 의해서 한층 더 선행하는 대개는 예기치 않은 감정면의 체험과의 사이에 거리가 발생한다.

- 발생한 상황에서 우리들 자신이 과도하게 요구를 받고 있다든가, 불쾌하다고 느낄 때는 클라이언트에게 일어나게 하면 양자로서 도움이 된다(생물 에너지에 의한 경험 : 수평의 체위에서는 무의식이 보다 깊어질 것이 요구된다!).
- 격렬한 반응이 있을 때는 우리들이 직접 접촉하는 것을 중지하면 건전한 거리가 수복된다. 왜냐하면 반응은 매우 지나치게 접근해 있다는 것을 의미하는 일이 있기 때문이다. 다만 다시 한번 접촉하는 것이 도움이 된다고 느끼는지 어떤지를 묻는 것은 의미가 있다. 인간은 보통 이러한 체험에서 무언가 바람직한 것을 알고 있는 것이다.
- 접촉한다는 것은 어떠한 종류라도 눈이나 말에 의한 접촉의 몇 배나 명확하게 **사람과 사람의 친근함**을 체험할 수 있다는 것을 우리들은 기억 속에 불러일으켜야 한다. 왜냐하면 그 때 신체/피부의 경계를 넘어서기 때문이다.
- 감정의 격렬한 반응이 일어나는 시술일 때는 언제나 **시술 후의 휴식**시간이 중요하다. 이것에 의해서 현상은 차츰 소실되어간다. 클라이언트는 휴식을 하는 동안에 이 단계에서도 간호를 받고 있다는 것을 느끼지 않으면 안 된다. 많은 사람은 30분에서부터 충분히 1시간 사이 깊이 잠들고 상쾌하게 잠이 깨어 기분이 가벼워진다. 종료 시의 짧은 대화에 의해서 대개 일상으로 걸어서 갈 수 있는 다리(bridge)를 구축할 수 있다.
- **드문 사례** : 한창 격렬한 반응이 진행되고 있는 도중에 클라이언트가 "방향이 빗나갔을" 때 즉 의사소통이 중도에서 끊겼을 때는 눈을 뜨고 우리들과 눈을 맞추고 계속 대화를 하도록 클라이언트에게 요구해야 한다. 이 때 "오늘은 웃옷은 가지고 왔습니까?" 라든가, "오늘 아침은 무엇을 먹었지요?" 등의 매우 단순한 질문이 적합하다. 반복해서 효과적이라 하는 것에 자기이름을 잘 들리도록 몇 번이나 말하게 하는 일이 있다. 반응이 일어나기 전에 시작한 시술은 이러한 상황에서는 계속할 수 없다. 우리들 자신에게는 자신의 호흡의 리듬을 유지하고 자세를 바르게 하는 것이 도움이 된다. 이러한 예기치 않은 공통의 체험을 한 후는 향후의 시술에 관한 전문적인 충고를 청하는 것이 필요하다.

25-3 기타의 경험

- 어떤 사람이 정신적인 수준에서 철저하게 치료적인 자극에 반응할 때는, 그렇다고 해서 우리들이 무언가 "오류"를 범한 것은 아니다. 다른 경우에 자연히 나타나는 것은 이전에도 그 사람 안에서 일어난 일이고 우리들에게 원인이 있는 것은 아니며 "해방되었거나" 그것에 막다르게 되었을 뿐이다.
- 반응은 항상 그 사람 개인이 체험한 배경 및 독자적 처리방법에 관계하고 있다. 주관적으로 선의를 갖고 암시하거나 설명을 시도하지 않도록 주의한다! 그 현상에 공감하면

서 가볍게 접촉하거나 두 서너 마디의 말로 맞장구치는 것만으로 충분하다. 예컨대 “그러한 것은 나도 알고 있습니다” 또는 “다른 사람도 비슷한 경험을 하고 있습니다” 등 우리들 자신의 경험이나 의견을 별로 가하지 않고 말참견을 한다.

꿈도 마찬가지로 곤란한 상황을 해명하는 도움이 된다. 이 때문에 꿈에 주의하여 다음번의 시술까지 상세하게 묘사할 것을 클라이언트에게 지시하는 것이 필요하다. 우리들의 경험에 따르면 꿈을 지성에 치우쳐서 분석하는 것이 아니라 비유적인 말로서 고려해야 한다.

- 체험에 의해서 시술 중에 매우 불안해졌을 때는 다음 회의 시술까지의 틈새에도 우리들에게 상담할 수 있다는 것을 제안하면 클라이언트로부터 매우 평가된다.

25-4 요약

근본적으로 유의할 것은 감정이 격렬한 반응단계에서는 표현된 요구를 단서로 클라이언트가 향후의 시술방향을 제시하고 있다는 것을 아는 것이다. 우리들은 결코 그것을 우리들에게 의미가 있는 것처럼 생각되는 전개를 하도록 재촉해서는 안 된다. 이러한 인간의 심부에서부터 치유의 과정에 있어 의미가 있고 필요하며 신뢰할 수 있는 변화가 일어난다.

이러한 과정에 어울리는 경우에 중요한 것은 모든 현상은 우리들의 직업상의 **비밀 준수 의무** 아래에 있다는 것을 우리들이 확실하게 알리는 것(우리들 자신이 알고 있고 의식하고 있을 때일지라도) 이다.

제 26 장 임신 및 출산관계

26-1 일반사항

조산사 및 임신과 출산에 관여하는 일의 전문가는 반사요법으로부터 도움이 되는 정보와 아울러서 배경이 되는 정보도 자신의 일에 편입할 수 있다. 시기는 수태 직후인 초기에 시행하는 여성의 간호에서부터 출산휴가 동안의 모자의 간호에 이르기까지이다. 임신은 생물학적으로는 보통의 사건임에도 불구하고 "별개의 상황=임신 중"의 시간에 많은 증후를 지적하는 여성이 점점 증가하고 있다.

기본적으로는 임신 중, 분만 때 및 출산 후에 반사요법을 사용해서 시중드는 것은 임산부에게 매우 기분 좋은 것이고 안심감을 얻을 수 있다. 이것은 직접적인 증상이 아무것도 나타나고 있지 않을 때도 적합하다. 발을 통한 규칙적인 간호(1주일에 1회 정도)를 시작하는 것은 임신 4개월째부터를 권장한다.

자주 다양한 자극상태 및 증가하는 생활의 부담에 의해서 인생의 자연스런 경과가 거듭 곤란해지고 미래의 어머니는 도움을 필요로 한다. 임부의 경우 각각의 치료적인 가압에 관한 힘의 정도는 대개 보통의 2분의 1인 것에 주의한다.

일반적으로는 임신하고 있는 여성에 대한 보통의 간호 때도 초진의 진단서를 작성한다. 특히 여성이 임신초기일 때 조산사와 연락을 취하여 다시 일련의 시술이 허가될 때 시행하다.

다만 분만까지에 남겨진 시간이 매우 짧을 때는 단시간의 시술 및 응급의 시술의 성격을 가진 상황이 빈번하게 발생한다.

정상적인 환경 아래에서는 분만의 동안 어머니와 태아는 매우 섬세하고 서로 조화되고 공생하는 공동작업에 종사한다. 주의 깊게 전문적인 지식을 갖고 이 작업에 시중들지만 서두르거나 자기의 활동력으로 방해하는 것 같은 개입을 해서는 안 된다.

26-2 임신 중의 시술

26-2-1 기본의 시술

임신기간 중 특히 임신 6~7개월째가 되면 태아의 체중이 증가함으로써 평형근육의 조건이 변화한다. 이러한 여성의 부담을 완화하기 위해 아래와 같은 **"기본의 처방"**이 실증되어 있다.

- 시술 전, 시술 중 및 시술 후에 조정하기 위한 가압을 시술한다. 클라이언트의 건강상태에 충분히 적응시킨다.
- 척추 아랫부분, 볼기근(둔근) 및 배근육(복근), 창자, 콩팥 및 방광, 림프계(양손을 사용해서 번갈아 문지르는 가압) 및 가로막의 반사구역을 가볍게 긴장시킨다. 1회째의 시술일 때는 자궁의 반사구역에 손을 대지 않은 채로 할 수 있다. 다만 클라이언트의 전체적인 반응상태가 충분히 평가되면 제외한 채로는 안 된다.

태아의 자연스런 반응 예컨대 차분하지 않은 움직임이 매우 증가하는 등, 그리고 어머니의 태도는 힘의 정도를 바르게 어림잡았는지 아닌지에 대해서 도움이 되는 힌트를 준다(정도를 넘어섰을 때는 조정하기 위한 가압!).

이 시술에 의해서 골반의 뼈 · 근육영역이 서서히 고르게 늘어나서 넓어지고 태아는 발달이나 동작에 필요해지는 자연스런 공간을 얻는다. 가로막은 자유로이 아래위로 움직일 수 있고 이것에 의해서 심장, 혈액순환 및 호흡의 부담이 경감된다.

위에 언급한 반사구역은 보통의 시술과정에 편입되거나 그것만으로 완결된 단시간의 시술로서 제공할 수 있다.

시술 후의 휴식은 모든 임부에게 특히 중요하다. 최저 20분간을 철저하게 지켜야 한다. 요구나 필요성에 따라서 한층 더 시간을 연장한다.

도움이 되는 힌트

매우 흥분되고 과도한 불안을 갖고 있는 여성은 많은 경우 작은골반기관의 반사구역인 두 발의 발꿈치뼈 안쪽에 거의 부하에 견딜 수 없는 징조를 나타낸다. 이것은 시술 **전에** 미소면적에 균일하게 물방울을 댔을 때 이미 나타난다. 이 때문에 1회째의 시술은 조용하게 시행하는 조정하기 위한 가압을 많이 사용한 구성으로 한다. 반사구역에 대한 목표를 정한 시술은 자율신경이 안정하여감에 따라 일련의 경과 중에서 서서히 도입한다.

시술 때는 반드시 태양신경얼기의 반사구역에도 짬짬이 지그시 가압하기를 도입하여 이것을 규칙적으로 반복한다. 경험에 따르면 매우 가벼운 흔들어 움직이는 가압으로 이 반사구역을 긴장시키는 것은 다른 방법에 맞먹는 효과를 갖고 있다.

별로 부하에 견딜 수 없는, 그러한 여성의 경우 처음에 덮개를 발에 덮고 시술을 시행하면 "습격"을 바로 느끼지 않는다고 실증되어 있다.

26-2-2 빈번하게 일어나는 증상

임신 중의 반사요법에 의한 간호는 많은 여성으로부터 평가되고 있다. 이것은 신체적인 증상으로부터 만이 아니라 감정의 상태에서도 발에 대한 "근본치료"가 얼마만큼 바람직한 것인지를 체험하기 때문이다.

아래에 열거한 반사구역은 그 여성의 개인적인 증상의 배경에 따라서 추가하거나 감소시킬 수 있다.

치료의 힌트

아래에 열거하는 적응증의 경우 대체로 발꿈치뼈의 중앙 아래 끝의 안쪽 및 가쪽, 그리고 가쪽복사(외과)에 1점씩 지그시 가압하기를 시술하는 것이 필요하다. 이 부분에서 다리이음뼈(골반대)의 반사구역에도 비특이적인 가압을 시술할 수 있기 때문이다. 이 때 반사구역의 통증은 치료의 진로를 가리킨다.

특히 넙다리(대퇴)의 반사구역에 대한 두 손을 사용해서 번갈아 문지르는 가압은 거의 모든 여성에 대해서 다리(하지)만이 아니라 배부위(복부) 및 골반에 대해서도 전반적인 "울체를 제거하는 도움"이 된다고 평가되어 있다.

입덧 및 구역질(중증 입덧)

중심이 되는 것은 조정하기 위한 가압이다. 들문(분문)(많은 경우 가장 중요하다!) 및 날문(유문)을 포함하는 위(stomach), 돌막창자판막(회맹판), 태양신경얼기, 허리뼈(요추) 중간부분, 가로막 및 간(간장)의 반사구역에는 지그시 가압하기를 시술한다. 증후가 개선된 후는 이들의 반사구역을 가볍게 긴장시킬 수도 있다.

골반바닥을 포함하는 작은창자 및 곧창자/

항문의 영역 및 지라(비장)의 반사구역에 대한 가볍게 긴장시키는 가압은 많은 경우 증후의 자연스런 완화를 가져온다.

이 단시간의 시술은 1일에 몇 회 반복할 수 있다. 파트너 또는 다른 관계자에게 적성이 있는 경우는 그 사람들에게 특히 위(stomach) 및 태양신경얼기의 반사구역에 대한 시술을 의뢰한다.

등(back)의 통증

임신기간이 진행됨에 따라 여성은 등(back)의 통증을 호소하는 일이 많아진다. 급성의 통증의 경우는 요통(제16장 16-2-1 및 제19장을 참조)에 대한 설명과 마찬가지로 응급의 시술에 관한 규칙이 적용된다.

등의 통증이 있는 임부의 경우 시술용 벤치 위의 체위는 클라이언트의 용태에 따라서 옆으로 눕거나, 거의 앉는 느낌으로 할 수 있다. 경우에 따라서 반드시 누운 자세 저혈압 증후군[커진 태아에 의해서 아래대정맥(하대정맥)이 압박되는 것에 의한 쇼크 증후군]이 시작되었을 때는 클라이언트를 왼쪽을 바라보고 눕게 한다. 이 체위에서는 조정하기 위한 가압을 시행한 후에 거듭 시술을 계속할 수도 있다.

허리뼈(요추)에 대한 대항근(길항근)인 옆구리 배근육의 반사구역은 특히 중요하다. 왜냐하면 옆구리의 배근육은 배부위 주변의 팽창과 함께 비정상적인 긴장이 높아질 우려가 있기 때문이다. 척추 아랫부분 및 엉치엉덩관절(천골장골관절)의 반사구역과 마찬가지로 지그시 가압하기를 시술하고 그 후 가볍게 긴장시킨다.

임부는 앉았을 때, 섰을 때 및 걸을 때의 자세를 성장하는 태아에 의해서 배쪽으로 증가하는 중량의 전이에 따라서 체크하고 필요하다면 자세를 바꿔 주어야 한다. 기관의 전위 및 자궁의 확대에 의해서 자주 가로막의 들어올림(거상)이 발생한다. 가로막은 다리부위 및 등 쪽의 부분에서 허리뼈 윗부분에 접촉하여 있기 때문에 우선 이 부분에 지그시 가압하기를 시술하고 볼기근 및 창자의 부분에도 아울러서 가볍게 긴장시키는 가압을 시술한다.

뒤통수(후두)영역 및 목(경부)에 대한 좁은 국소적인 마사지는 골반기관의 긴장을 매우 완화하는 효과가 있다[뒤통수머리뼈(후두두개)와 골반과의 닮은꼴 : 정골의학의 두개천골요법 19a에서도 이 관계는 알려져 있다].

골반 및 다리(하지)의 정맥류 및 림프계의 울체

이 경우 급성의 상황이 문제로 되어있지 않으므로 보통의 초진의 진단을 제시하고 있다. 반사구역의 선택은 많은 경우 아래에 의해서 결정된다.

배근육을 포함하는 척추 아랫부분에는 우선 지그시 가압하기를 시술한다(많은 경우, 비정상적인 긴장이 있다). 간, 콩팥, 지라, 소화관은 올바른 정도로 긴장시킨다. 머리/목, 샅굴부위 및 넙다리(대퇴)의 림프영역에는 두 손을 사용해서 번갈아 문지르는 가압을 시술한다.

클라이언트는 자주 1회째의 시술 후 이미 소변의 양이 증가하고 다리 및 골반의 증상이 주관적으로 경감되는 것을 관찰한다.

조기에 발생하는 진통

이 경우는 특히 조정하기 위한 가압이 적합하다. 그리고 뇌하수체, 자궁, 난소, 태양신경얼기, 갑상샘, 부신, 척추 아랫부분, 엉치엉덩관절(천골장골관절), 두덩결합(치골결합),

다리이음뼈(골반대)의 반사구역 모두 또는 이 반사구역의 범위 내에서 선정하여 지그시 가압하기를 시술한다.

시술은 매일 또는 1일에 몇 회 대략 10~15분간 조기의 진통이 진정될 때까지 시행할 수 있다.

방광염

상행성의 요로감염증의 전조증상으로서의 발열이 없는 한 반사요법을 시술할 수 있다.

목 림프 본줄기의 반사구역에는 부드럽고 가벼운 가압을 시술하고 넙다리 및 골반에는 두 손을 사용해서 번갈아 문지르는 가압을 시술하여 요로의 앞쪽에 있는 림프계를 치료한다.

정반대의 위치에 해당된 점막영역인 코인두의 반사구역을 긴장시켜 지라(비장)의 반사구역도 긴장시킨다(자율신경의 흥분상태를 안정시키고 림프기능을 촉진한다).

방광 및 엉치뼈(천골) 아랫부분(방광과 선분적인 관계) 및 엉치엉덩관절의 반사구역에 지그시 가압하기를 시술한다. 방광의 반사구역을 첫째로 선정하여 시술할 수도 있다. 조정하기 위한 가압을 많이 사용할 것!

26-3 출산 전, 분만 시, 출산 후의 증상

진통이 미약하고, 자궁입구의 벌어짐이 불충분

자궁의 반사구역을 질(vagina), 두덩결합, 뇌하수체, 부신, 갑상샘, 척추 아랫부분, 엉치엉덩관절의 방향으로 긴장시킨다.

자궁입구에는 지그시 가압하기를 시술한다.

입구가 벌어질 때 및 만출 때의 심한 통증

진통이 지나치게 심한 경우는 진통이 미약한 항에서 열거한 반사구역에 지그시 가압하기를 시술한다.

조정하기 위한 가압은 진통의 간헐(주기적으로 일어났다 그쳤다 함)이 시작되었을 때 도입하는 것이 가장 적합하다. 지그시 가압하기는 다음의 진통이 시작될 때 즉 진통 간헐의 마지막에 적합하다.

불완전한 태아 만출

자궁, 난소, 뇌하수체, 엉치뼈(천골), 엉치엉덩관절, 방광 및 골반바닥의 반사구역에 강력하게 긴장시키는 가압을 시술한다.

대개 수분 후에 약한 진통이 일어나서 나머지의 태반이 완전히 만출된다. 시술은 자궁분비물(분만 후 배출물질)의 색깔, 냄새 및 점도가 정상이 될 때까지 거듭 계속할 필요가 있다. 다만, 만출하기 전과 같은 방법으로 강력하게 긴장시켜서는 안 된다. 다른 반사구역도 시술에 도입한다.

필요한 만큼 빈번하게 조정하기 위한 가압을 편입한다!

지나치게 심한 후진통

경산부의 경우 기관이 퇴행하는 것에 의한 후진통(afterpain)은 자주 분만진통과 유사한 통증을 수반한다. 보통 반사요법은 10~15분 이내에 생리학적으로 중요한 자궁의 수축을 해침이 없이 후진통이 본질적으로 공격적이지 않게 되는 효과를 준다.

자궁, 난소, 뇌하수체의 반사구역, 때로는 척추 아랫부분, 엉치엉덩관절 및 두덩결합의 반사구역에도 지그시 가압하기를 시술한다. 그 틈새에 도입하는 조정을 위한 가압은 매우 중요하다! 이 짧은 시술은 매일 수회씩 제공할 수 있다.

출산 후의 방광경련

시술 전, 시술 중 그리고 시술 후에 조정하기 위한 가압을 시술한다.

방광, 엉치뼈, 항문, 골반바닥, 엉치엉덩관절, 태양신경얼기의 반사구역에 지그시 가압하기를 시술한다.

샅굴부위(서혜부), 골반 및 넙다리의 림프영역에 두 손을 사용해서 번갈아 문지르는 가압을 시술한다.

중요한 것은 비뇨영역과 정반대로 위치하는 영역인 코인두의 반사구역을 긴장시키는 것이다. 임상경험이 있는 조산사의 대부분은 머리/목 부위와 골반의 점막 사이에 상호관계가 있다는 것을 증명하고 있다.

이것에 의해서 가끔 **카테터(catheter)의 삽입**을 생략할 수 있다.

방광실금

골반의 모든 반사구역, 즉 방광, 방광조임근, 골반바닥, 자궁, 척추 아랫부분, 항문, 엉치엉덩관절, 볼기근육(둔근) 및 배(복부)근육을 긴장시킨다.

처음에 아른트 슐츠의 법칙(약한 자극은 촉진하고 강한 자극은 억제하며 최강의 자극은 소거시킨다)에 기초한 활기를 주는(긴장시키는) 시술을 시행한다.

골반바닥의 근육을 안정시키기 위한 적극적인 훈련을 지도할 것!

필요하다고 생각되는 만큼 빈번하게 조정하기 위한 가압을 틈새에 삽입한다. 태양신경얼기도 시술에 편입시킨다.

젖먹이기와 관련된 문제가 있는 여성

젖이 지나치게 적은 경우 : 조정하기 위한 가압을 많이 사용한다. 자율신경계를 조정하면 체액계의 역할이 본질적으로 좋아진다. 뇌하수체, 목, 허리뼈 윗부분 및 중간부분, 창자의 반사구역 그리고 내분비에 관한 모든 반사구역을 긴장시킨다.

젖샘(유선)의 반사구역은 기본적으로 가볍게 겨드랑 방향으로 시술을 시행한다. 경우에 따라서는 "부드러운 터치의 가압"(서로 마주 보고 있는 각각 2개의 손가락의 손바닥 쪽을 사용해서 안쪽으로부터 가쪽으로 향해서 시행하는 섬세한 가압)을 사용한다.

목 림프 본줄기, 겨드랑, 샅굴부위 및 넙다리 림프의 반사구역에도 마찬가지로 가벼운 시술 또는 두 손을 사용해서 번갈아 문지르는 가압을 시술한다.

젖이 지나치게 많은 울체 젖샘염의 경우 : 유방 및 뇌하수체, 복장뼈(흉골), 태양신경얼기의 반사구역에 지그시 가압하기를 시술한다.

우선 지라(비장) 및 창자(젖의 질에 영향을 주는 창자의 환경의 정화)의 반사구역을 가볍게 긴장시킨다. 젖먹이기(수유)장애가 있는 여성의 경우 보통의 입덧에도 문제가 있을 우려가 있다. 생식영역의 반사구역에 가볍게 긴장시키는 가압을 시술하면 입덧이 정상으로 될 뿐만 아니라 젖먹이기 장애에 대해서도 좋은 결과를 얻을 수 있다.

급한 단계가 지나면 젖샘, 목 림프 본줄기, 겨드랑 림프의 반사구역에 두 손을 사용해서 번갈아 문지르는 가압을 시술하여 울체를 제거한다.

캐비지의 잎 또는 응고우유의 찜질은 고통을 완화한다.

산후기의 기관 퇴화를 돕다

자궁, 뇌하수체, 방광, 창자, 엉치엉덩관절(천골장골관절), 척추 아랫부분, 배벽(복벽)의 반사구역에 힘을 바르게 배분하여 긴장시킨다. 클라이언트의 반응상태에 따라서 힘을 보다 가볍게 하거나 강화한다. 조정하기 위한 가압을 사용할 것!

배부위(복부) 및 골반바닥의 근육의 적극적인 훈련의 초보를 가르친다.

회음봉합부위(회음쪽 절개술)의 통증

처음에 골반바닥 및 항문의 반사구역에 지그시 가압하기를 시술한다. 이 때 회음절개의 위치에 따라서 오른발 또는 왼발, 또는 두 발을 시술한다. 그 후 증상의 반사구역에 가볍게 긴장시키는 가압을 시술할 수도 있다. 자궁의 반사구역 및 골반의 다른 반사구역에도 대개 마찬가지로 가볍게 긴장시키는 가압을 시행한다. 방광의 반사구역도 마찬가지이다.

골반 및 넙다리의 림프영역에 두 손을 사용해서 번갈아 문지르는 가압을 시술한다.

골반바닥의 중격(septum)에 더하여 가로막 및 입안안뜰(buccal cavity)(어느 쪽도 중격)도 함께 긴장시킨다.

26-4 신생아의 시술

아마도 어떤 어머니도 극히 자연스런 동작으로서 출산 후 신생아가 곁에 누워 있을 때 그 발을 만지거나 잡거나 할 것이다. 경우에 따라서 장애를 갖고 있거나 장애가 발생하였을 때는 신생아일지라도, 출산 직후에 반사요법에 의한 치료적인 시술을 시행할 수 있다. 이것은 반사요법이 신생아 자신의 조정력을 온화하게 활성화시켜 쇠약한 기관 및 계통을 자연스런 방법으로 원조하기 때문이다.

신생아황달

피부가 심하게 노란 것, 또는 혈액검사에 의해서 황달이라고 진단된 신생아에게는 매일 경우에 따라서는 1일 2회의 시술을 시행하는 것이 필요하다. 작은창자(소장), 지라(비장), 이자(췌장) 및 심장의 반사구역을 가볍게 긴장시키는 것만으로 대개는 충분하다. 간(간장)의 반사구역에는 가벼운 가압(오히려 처음에는 지그시 가압하기)을 시술해야 한다(제16장 16-6-4도 참조). 이것에 의해서 간(간장)은 강력하게 안정된다.

작은 두 발을 시술의 틈새에 조용히 잡는 것은 자주 긴장시키는 자극의 대용으로서 도움이 된다. 발의 혈행(혈액순환)이 좋은 것, 발이 **따뜻한 것**, 그리고 **따뜻함이 지속되어 있는 것**에 특히 주의한다.

"낮은 긴장의 갓난아기"

다양한 곤란한 사정에 의해서 많은 신생아에서는 자궁 내에서 보호의 역할을 하는 액체의 요소로부터 기체의 요소로의 전환이 이루어질 때 분명한 적응장애가 나타나지 않는 것은 아니다. 단시간의 반사요법에 의해서 대개는 수 분 동안에 호흡 및 1분간의 맥박수가 개선되고 활발한 움직임이나 피부의 색깔이 정상으로 되어 생명력이 강해진다.

가로막, 태양신경얼기의 반사구역을 온화하게 긴장시킨다. 폐, 소화관, 머리(매우 신중하게!)의 반사구역을 포함시킬 수 있다. 이 수 분 동안 시행하는 시술의 목적은 그 신생아의 총체적인 건강상태를 미시체계 안에 투영하는 두 발에서 혈행을 좋게 하는 것이다. 이것에 의해서 본질적인 도움이 신생아에게 전달되고 쇠약한 신체 전부를 충족할 수 있다.

위에서 언급한 시술은 최초의 인생의 시간 및 인생의 날에 반복해서 제공할 수 있다. 이 때 틈새의 기간에 갓난아기의 **발을 따뜻하게** 해두는 것이 특히 중요하다. 사람 손의 따스함에 더하여 안심감이나 비호의 감정을 전달한다.

기도 증상

신생아의 기도는 출산 후 즉각 튜브를 사용해서 흡인되고 양수가 폐에 침입하거나 부착하는 것으로부터 지켜진다.

기도 윗부분의 자극작용인 신생아로서는 예기치 않은 이러한 극단적인 침습은 발에 대한 시술에 의해서 제거할 수 있다.

발바닥 및 발등 쪽에 있는 기관 및 기관지의 반사구역을 말단에서부터 중앙으로 향해서 섬세하게 문지르고 폐, 창자 및 가로막의 반사구역을 짧은 시간 가볍게 긴장시킨다. 기침에 의해서 점액을 토해내게 할(객담) 필요가 있을 때는 보통과 반대로 중앙에서부터 말단으로 시술해볼 가치가 있다.

태양신경얼기의 반사구역에는 지그시 가압하기를 시술한다.

따뜻한 손으로 두 발을 조용히 잡으면 그것에 의해서 갓난아기의 전신의 긴장상태가 조정된다.

임상경험으로부터

위에서 언급한 증후가 있는 신생아의 경우 반사요법의 효과는 어머니, 조산사 및 시술자에 의해서 반복해서 증명되어 있다.

그녀들은 예컨대, 신생아 및 영아의 대부분은 엄지발가락의 둘째 관절 즉, 튜브에 의해서 부담이 걸린 목 부위 및 기도 윗부분의 반사구역에 접촉하면 순간적으로 흠칫하고 강한 호흡의 억제를 수반하는 반응을 나타내는 것을 인지하였다. 이 부분에 가볍게 접촉하여 시술한다는 시도는 증후의 현저한 완화를 나타냈다. **탯줄(제대)**이 목에 감겨 붙은 신생아에서는 위에서 언급한 시술이 마찬가지로 효과적으로 작용한다.

유사한 반응은 **집게(겸자) 및 흡인분만기**를 사용한 신생아의 경우에도 인지되고 있다. 신생아는 엄지발가락의 옆 부분 및 발등 부분[관자(측두) 및 머리덮개(두개정)의 반사구역]에 섬세하게 접촉하는 것이나 매우 가벼운 시술에 대해서 마찬가지로 반응하고 대부분 놀라는 일 없이 호흡이 조정된다.

여러 가지 종류의 **분만 때의 외상**은 많은 경우 알아차리지 못하고 성인이 될 때까지 따라온다. 외상은 모든 연령에서 반사요법의 시술에 대한 반응으로서 무의식적으로 파악할 수 있는 감정 및 인식의 수준으로 떠올라 거기서 충분히 이해하는 기회를 제공한다.

이 세상에 태어나는 것이 분명히 더 어려웠던 신생아에서는 반사요법에 더하여 **Bach Flower Remedy 39번**(쇼크제)을 방울로 하여 손바닥 중앙이나 태양신경얼기의 반사구역에 도포하는 것이 효과적이라는 것이 실증되어 있다. 이것을 처음일 때는 1일에 여러 회 제공할 수 있다. 어머니도 마찬가지의 방법으로 간호하거나 또는 고전적 동종요법의 방법에 의해서 함께 간호하는 것은 자주 중요한 의미가 있다.

90년대에는 매우 섬세한 맨손요법인 **머리엉치(두개천골)요법**이 유럽에서도 알려지게 되었다. 많은 신생아에서는 어머니의 자궁목(자궁경부)의 협소 또는 집게(겸자)나 흡인분만기의 장착에 의해서 머리뼈(두개골)가 눌린 후(몇 밀리미터의 파손일지라도 이미 발달장애를 일으킬 우려가 있고, 그것이 몇 년 후에 발생하는 일도 있다!) 머리엉치요법은 태어나서 1주일

째에 이미 이후의 신생아의 발달에 있어 매우 양호한 결과를 조정하면서 초래하기 시작한다.

26-4-1 요약

신생아만이 아니라 어머니도 비정상적인 긴장을 경험하고 있다. 우리들의 학급에 참여한 조산사들에게는 분만 후, 몇 분 동안 어머니의 곁에 앉거나 가능하다면 파트너에게 지시를 내리는 것은 이미 당연한 일이다.

치료적인 가능성은 별개로 하고 모든 어머니와 아버지에게는 신생아의 발에 완전히 자연스럽게 접촉하는 가치를 정보로서 주어야 한다. 대개의 신생아는 임신 및 분만으로부터 이미 극도의 외상을 입는 것을 수용해야 하며 실제로 지면을 경험하기 전에 이미 "발아래의 지면"을 내면적으로 상실하고 있다. 신생아 및 신생아의 증상에 위에서 언급한 방법으로 시술을 시행하는 것은 우리들의 직업이 제공하는 경험 중 가장 감동적이고 가치가 있는 것이다!

임부, 젊은 어머니 및 신생아를 시술할 때는 가급적 **마음의 평정과 평온**에 충만한 상태에서 시행하는 것이 중요하다.

제 27 장 영아 및 유아에 대한 시술

27-1 일반사항

증상이 있는 반사구역에 대한 치료적인 가압에 의해서 불러일으켜진 통증은 반사요법의 분명한 특징의 하나이다. 이러한 것으로부터 반사요법의 시술은 영유아에게는 적합하지 않다고 생각될지도 모른다. 그러나 많은 경험으로 볼 때 그 반대이다.

영유아는 일반적으로 어른보다도 통증과 솔직하게 관계하고 있고 부모가 걱정하는 것보다도 통증에 잘 견딜 수 있다. 아마도 영유아는 이러한 종류의 통증이 생각이나 의미에서 마이너스는 아니라는 것을 내면에서 알고 있을 것이다.

치유력은 강제됨이 없이 영유아에게 호소할 수 있고, 대개 높은 연령의 어린이들과 같은 정도로는 아직 억제되어 있지 않고 저하하여 있지도 않다.

영유아의 시술에서는 사람과 사람의 관계가 중요한 역할을 수행한다. 이 때문에 양호한 상호접촉이 시술효과의 결정타가 된다. 그 아이가 시술자를 호감이 간다고 생각하면 가령 통증이 상당히 분명히 주어지는 일이 있어도 어떠한 새로운 시술도 기꺼이 받는다.

영유아의 발을 시술할 때 우리들은 접촉함으로써 빈번하게 사랑이나 신뢰나 기쁨을 준다. 이러한 것은 발에 대한 시술로서 자연스럽고 편견이 없는 사고방법을 조기부터 훈련하는 것은 가치가 있다는 것을 우리들에게 확인해준다. 이 훈련에 의해서 발에 접촉하는 것은 당연한 것이라는 것을 성인의 연령이 되어서도 유지된다.

영유아의 경우 상세한 초진의 진단서를 작

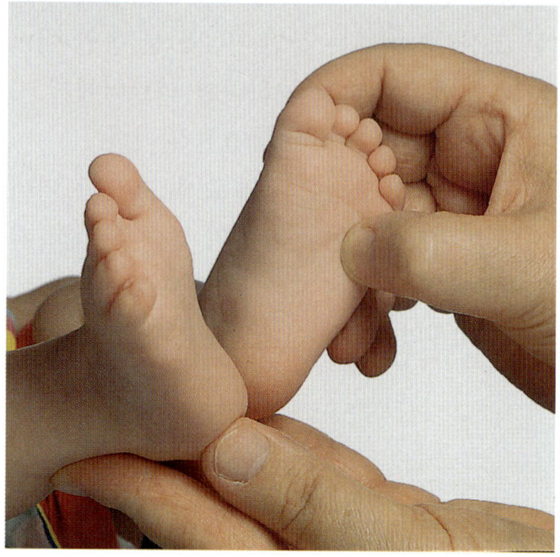

그림 80

성하는 것은 대체로 불가능하다. 바로 침착성이 없어지기 때문이다. 어린이들은 연령에 따라서 때로는 앉아서 함께 시술을 받고 싶다고 생각하고 배를 깔고 엎드려서 방향을 바꾸려고 생각한다. 이 자유로이 행동할 수 있는 여지를 인정해주는 것이 필요하다.

영아는 어머니 또는 아는 사람에게 안기거나 지지를 받으면 가장 기분 좋다고 느낀다. 다만 유아에서는 시술의 경과를 중립으로 하고 진지한 것으로 하기 위해 많은 경우 근친자는 이웃 방에서 기다리고 있는 것이 효과적이다.

유아 및 영아에 대한 시술은 자주 수 분에서 15분밖에 걸리지 않기 때문에 대개는 매일 또는 긴급한 상황일 때는 1일에 몇 회 시행할 수 있다.

27-2 정도에 관한 힌트

영유아에 대한 시술 때 통증의 단계는 놀이

의 단계와 조정의 단계를 번갈아 시행해야 한다. 여느 때 이상으로 조정하기 위한 가압을 도입할 수 있다.

2, 3세가 되어서 말로 표현할 수 있게 되면 유아는 즉각 정도의 한계에 대해서 "서로 이야기를 나누는 권리"를 갖는다.

영아의 경우는 특히 자율신경계의 신호(젖은 손, 침착성이 없음, 불쾌감)가 가압의 세기의 한계에 대한 지표가 된다. 영아가 무언가를 부르짖어도 짧은 시간, 조성하기 위한 가압을 시술하면 그 증상을 불쾌하다고 느끼지 않고 대개는 다시 시술을 계속할 수 있다.

27-3 효과적이라 하는 적응증

아래에 열거하는 영유아의 질병은 경험에 따르면 반사요법에 의해서 충분히 시술할 수 있다. 일부는 반사요법만을 도입하고 일부는 보조요법으로 도입할 수 있다.

날문(유문)경련, "3개월 급통증(영아 급통증)" 또는 배꼽 급통증(산통)

자율신경계가 심하게 흥분하고 있는 이러한 영유아는 조용하고 호의적인 접촉에 대해서 특히 양호한 반응을 나타낸다. 조정하기 위한 가압을 많이 사용할 것!

태양신경얼기, 들문(분문) 및 날문(유문)을 포함하는 위, 간(간장), 등뼈(흉추) 아랫부분 및 돌막창자판막(회맹판)의 반사구역에 지그시 가압하기를 시술한다. 소화관의 마지막에 있는 중요한 조임근(괄약근)으로서 항문의 반사구역에도 처음에 지그시 가압하기를 시술한다. 가로막, 지라(비장) 및 작은창자의 반사구역은 가볍게 긴장시킨다.

변비, 고창(meteorism)

위, 창자, 이자(췌장)의 반사구역을 가볍게 긴장시키고 태양신경얼기에 지그시 가압하기를 시술한다. 항문조임근이 경직하여 있는 일이 많기 때문에 이 반사구역에 우선 지그시 가압하기를 시술하는 것은 고려할만한 가치가 있다. 기타의 조임근(들문, 날문)의 반사구역에 대해서도 조사하고 필요하다면 마찬가지로 진정시키는 지그시 가압하기를 시술한다.

이와 같이 작은 반사구역을 정확하게 찾아내는 것은 불가능하다고 생각되는 일이 많지만, 실제로 시도해보면 시술자는 대개 손이 큰 사람일지라도 자연히 납득시킬 수 있다. **조임근**의 반사구역은 자율신경계와의 직접적인 관계를 나타낸다. 이 부분의 긴장을 조정하면 신경계 전체가 조화되는 효과를 얻을 수 있다.

구강은 소화관의 시작이기 때문에 이 반사구역에도 긴장시키는 가압을 시술하고 마찬가지로 치아의 반사구역인 발가락에도 각각 긴장시키는 가압을 시술해야 한다. 영유아의 발에서는 발가락을 모든 쪽에서부터 강력하게 문지르거나 문지르는 것만으로 충분하다.

치열(생치, dentition) 곤란

많은 경우 영유아 및 가족 전원에 급성 소화기관 질환, 통증, 열 및 수면장애가 병행하여 나타난다.

손가락이 작기 때문에 치아의 반사구역을 서로 정확히 구별할 수는 없다. 이 때문에 위에서 언급한 시술대로 모든 발가락 전체를 긴장시킨다. 짧은 시간 후에 발가락이 균일하게 희미하게 빨개지면 혈행(혈액순환)이 개선된 징조이다.

머리 및 목의 림프계의 부담을 경감시키기 위해 갈퀴를 집어 올린다.

우선 위창자길(위장관)에서부터 곧창자(직장) 및 항문까지의 반사구역 그리고 태양신경얼기의 반사구역에 지그시 가압하기를 시술한다. 개선되면 이들의 반사구역에 가볍게 긴장시키는 가압을 시술할 수도 있다.

한쪽만 강하게 발적한 볼[(동종요법에서는 "카모밀 볼(chamomile cheek)"로서 알려지고 적절한 약제의 힌트로 되어있다]은 발에 대한 시술에 의해서 5~8분 이내에 반대쪽과 마찬가지로 정상적인 색깔을 볼 수 있게 된다. 영유아는 몇 시간 동안 숙면을 취하고 통증을 느끼지 않고 잠이 깨는 일은 드물지 않다. 이러한 짧은 시간의 시술은 급성 단계 때는 매일 몇 회 사용할 수 있다. 어머니 또는 관계자에게 위에서 언급한 가압의 초보를 가르칠 수 있다.

림프계의 장애가 있는 어린이

이러한 어린이에서는 전반적인 림프계가 특히 양호하게 회복한다. **만성적인** 증상이 있을 때는 어린이의 부담능력에 따라서 머리 및 목의 증상의 반사구역을 가볍게 긴장시킨다. 급성의 상태에서는 코인두에 지그시 가압하기를 시술한다.

급성의 상태에서도 만성의 상태에서도 목 림프 본줄기에 가벼운 시술을 시행한다.

가장 중요한 배경의 반사구역은 위창자길(위장관)이지만, 많은 경우 막창자꼬리(충수), 가슴샘(흉선) 및 지라(비장) 등의 다른 반사구역 그리고 태양신경얼기, 작은골반기관의 반사구역도 중요한 의미를 갖는다. 이들의 반사구역은 모두 긴장시킬 수 있다. 간의 반사구역에는 가볍고 상냥한 시술을 시행한다.

어린이의 림프계가 **개선**된 것은 아래의 것으로부터 알 수 있다.

- 소화가 정상적으로 되고 가스가 감소하다
- 편도 및 목 림프 본줄기의 부종(종창)가 가라앉다
- 용정(폴립)이 감소 또는 소실하고 특히 수면 때의 코 호흡이 방해를 받지 않게 된다
- 시선이 분명해지고 결막의 자극이 완화된다
- 가운데귀(중이) 및 바깥귀(외이)의 염증이 완화되고 인두조직이 정상으로 되어 잘 들을 수 있게 된다

어린이의 정서 상태는 자주 두드러지게 개선된다. 이것은 림프의 체액계가 자율신경계 및 내분비계와 긴밀한 관계를 가지면서 병의 3징후를 형성하고 있고 이 3개의 조화가 정서의 수준에 영향을 미치기 때문이다.

많은 경우 개선은 증상의 일시적인 재활발화(코로부터의 심한 점액 배출, 푹 들어간 눈, 심하게 칭얼대다)를 수반한다. 이것을 "악화"라고 생각해서는 안 된다.

> 모든 염증은 주관적인 증후와 아울러서 유기체의 자기보존반응을 나타낸다. 이 반응은 싸우는 것이 아니라 지원해야 하는 것이라 생각할 수 있다.

운동과다증(다동증)의 어린이

운동과다증의 어린이 및 집중력 결함 또는 유사한 장애를 가진 어린이에서 끊임없이 증상이 나타나고 있는 경우는 일반적으로 반사요법에 대해서 양호한 반응을 나타낸다.

몇 가지의 **임상상의 관점**에 주의한다.

- 림프의 반사구역(특히 지라, 막창자꼬리 및 편도) 및 소화관은 대부분 우선된다.
- 대부분의 어린이는 발가락(첫마디뼈에서부터)을 가볍게 조용히 집어 올리면 특히 효과적이다. 조정하는 작용은 균일하고 깊은 호흡에 의해서 관찰된다. 머리부위의 반사

구역에 집중한 시술은 일련의 시술 후의 과정이 된 다음에 시행하는 것을 고려한다. 머리부위의 반사구역에 더해서 골반 및 내분비계의 반사구역도 도입하면 적합하다는 것이 인지되어 있다.

- 발끔치를 펴고 손바닥 및 발바닥에 가압을 시술하는 것은 많은 어린이 의해서 특히 평가되어 있다. 더욱이 태양신경얼기의 반사구역을 시술의 처음과 끝에 조용히 잡는 것도 좋은 것이다.
- 처음에는 시술의 길이는 대략 10~15분을 초과해서는 안 된다. 시술과 시술의 기간은 어린이의 상태에 맞춰서 서서히 연장한다(1주일에 2, 3회 그 후는 1주일에 1회).
- 일련의 시술의 처음에는 대개 시술 후의 휴식을 고집하지 않는 것이 현명하다. 다만 휴식을 언제라도 제공할 수 있는 것이 필요하다.
- 시술이 어린이에게 기분 좋은 경험(조금 아프지만 누군가가 돌보아준다)과 결부되면 엄격한 "강제"가 배후에 있을 때보다도 기꺼이 방문한다.
- 어린이는 항상 가만히 누워있을 "필요"도 없다. 때때로 일어서거나 필요하다면 자기가 "함께 시술을 시행한다".
- 가끔 어린이의 시술 전에 스트레스를 가진 어머니에 대해서 몇 회 시술을 시행하면 완화에 연결된다는 것이 증명되어 있다.
- 이러한 증상이 있는 어린이의 경우 음식물의 소화불량(인산염 등)이 있는지 어떤지를 긴급하게 조사한다.
- 따뜻한 족욕이라는 저녁의 의식은 향기가 좋은 크림을 어린이의 발에 발라서 마사지를 한 후에 시행하면 밤에 잘 때에도 "발이 땅에 닿아있는" 것을 경험하는 도움이 된다.
- 매우 강한 자극의 홍수(과도하게 오랜 시간 어린이에게 작용하는 TV 및 컴퓨터 게임 등)는 흥분상태를 강화한다고 알려져 있다. 어린이들을 가능한 한 질서가 바른 길로 유도해야 한다. 이른바 "안절부절 못하는 필립"(차분하지 못한 남자 아이) "은 천성으로 타고난 재능을 가진 어린이인 경우도 있다. 한사람의 인간으로서 충분히 재능이 신장되어 있지 않다는 것이 간과되어 있다.

가성 그룹

알레르기에 의해서 야기되는 기도 및 인두의 협착에 고통을 받는 어린이는 가급적 발작이 없는 시기에 시술을 시행해야 한다.

조정하기 위한 가압을 많이 사용한다. 부신, 위장 및 경우에 따라서 작은골반의 반사구역을 정확한 정도로 긴장시키고 신진대사기관의 중심이 되는 점막환경을 개선한다. 들문, 날문 및 특히 항문의 조임근의 반사구역에 진정시키는 시술을 시행하고 간(간장)의 반사구역에는 가벼운 시술을 시행한다.

그리고 지라 및 가로막의 반사구역을 가로막과 척추와의 힘줄(건) 고정부위까지 긴장시키고, 마찬가지로 코인두, 발의 발등 쪽 및 발바닥에 있는 기관 및 기관지영역의 반사구역, 아울러서 태양신경얼기의 반사구역을 긴장시킨다. 급성의 시기만 지그시 가압하기를 사용한다.

목 림프 본줄기의 영역에 가벼운 시술을 시행하고 갈퀴를 집어 올려서 머리 및 목의 림프액의 흐름을 활발하게 하면 증후를 완화시킬 수 있다.

가성 그룹의 어린이가 가지는 부모들에게 시술 때 중요한 반사구역을 지시하면 매우 안

심한다. 이것에 의해서 부모님들은 밤중에 발작이 일어났을 때 치료나 의사에 의한 도움을 받을 때까지의 사이에 응급의 간호로서 어린이를 돌볼 수 있기 때문이다.

도움이 되는 힌트

나는 밤에 부모님 또는 가까운 사람이 어린이의 발을 두 손으로 감쌀 것을 강력하게 권장한다. 애정을 갖고 접촉하는 것은 안정감과 조정을 주는 작용을 한다.

접촉하는 것 전반 그리고 특히 발에 대한 접촉에 대해서 확실하게 망설이거나 또는 불안을 가진 어린이는 모두 근원적인 신뢰가 큰 부담을 받은 경험을 이미 자력으로 극복할 수 있었다는 것을 나타내고 있다. 예컨대, 분만외상, 유아기 초기의 채혈, 수술, 어머니로부터의 고립, 임신 중의 쇼크작용 등이다.

접촉을 현저하게 거부하는 어린이의 경우는 관계자, 대개는 어머니가 자고 있을 때 어린이의 발을 처음에는 덮개 위로부터라도 만질 수 있다. 깨어 있을 때는 양말 또는 스타킹이 처음에는 보호가 되고 "친애하는 시스템인 발"에 접촉할 때의 개인적인 친근함에 견딜 수 있다. 이러한 어린이는 목욕을 할 때 물속에서라면 만지게 한다.

영유아에 대한 위에서 언급한 시술방안은 적당한 보조요법에 의해서 보완하여 시술을 완전한 것으로 마무리할 수 있다. 예컨대, 식습관의 변경 및 라디에스테시아의 관점(제21장 21-5 이하 참조) 등이다.

나의 임상경험으로부터

발에 관한 일을 시작한 당초부터 이미 의도하였다고 말하기보다는 오히려 우연히 흥미 있는 관찰을 해왔다.

비교적 건강하고 증상이 없는 어린이들에서도 내가 전혀 예상하지 않는 발의 반사구역에 증상이 있다는 것을 보여준다. 어머니 및 아버지의 발의 소견과 비교하여 비로소 힌트가 주어졌다. 통증을 느끼는 반사구역은 부모와 어린이에서 놀랄 만큼 일치하고 있다는 것을 보여주었다. 차이는 어린이의 경우 3~4회의 시술을 하는 동안에 정상으로 되는 것에 반해서 부모의 경우는 한층 더 긴 기간의 시술 후에 가까스로 증후가 없는 반사구역을 보여준다는 것이다. 이 결과로부터 원인을 생각하면 어린이의 발 안에 **잠재적이고 체질적인 소질**을 알아차린다는 것을 알 수 있다. 부모의 경우, 이들의 소질은 해당하는 소인이 구체적인 증후 및 질병으로서 나타나는 것에 의해서 명백해진다.

체질에 대해서 우리들은 우리들이 유전적으로 이어받은 신체적 및 정신적인 성질 모두를 합친 것으로서 이해하고 있다. 경향(tendency)이라는 개념은 내적으로 존재하고 외적으로는 유전자로부터 이어받은 요인에 의해서 구성되는 질병에 대한 감도 및 감수성을 상징하고 있다.

체질 및 경향은 클라이언트의 그때의 질병에 대한 최신의 출발점을 만든다.

27-4 요약

영유아의 시술은 **질병 기간만으로** 제한할 **필요는 없다**. 인생의 출발의 의미 있는 지원으로서 발의 시술은 건강한 날에도 특히 충분히 적합하다. 왜냐하면 시술은 사람이 확실하게 준비를 하여 인생의 길을 걷기 시작하는 것에 "근본부터" 힘을 빌릴 수 있기 때문이다.

제 28 장 기타의 진전 및 혁신

이 책의 내용은 본질적으로 초보자를 위한 상세한 임상 및 배경의 정보로 제한하고 있다. 상급 과정에서는 종합적으로 보다 심화한 새로운 치료에의 접근을 습득한다. 이 단원에서는 부득이 한층 더 고도의 테마를 일반적으로만 설명하고 있을지도 모른다. 상급 과정 및 림프계 반사구역에 대한 시술의 과정에 관한 정보를 고려한 내용으로 되어있다.

28-1 상급 과정에 관한 정보

상급 과정은 기초 과정 후의 임상경험 위에 구성되어 있고 아래의 테마가 포함된다.

- 합리적인 시술을 돕는 가압의 새로운 조합
- 특정 클라이언트 그룹 및 기관계에서의 기능 상호관계의 습득
- 얼굴의 상세한 반사구역. 얼굴도 미시체계이기 때문에 우리들은 인간의 다른 영역과의 치료적이고 효과적인 상호관계를 많이 얻을 수 있다.

  예: 눈은 아래의 것과 상호작용을 가지고 있다.
  - 귀
  - 이자(췌장)
  - 위(stomach)
  - 갑상샘
  - 등근(배근)
  - 림프계
- 경락 및 기관과 그 계통에의 속성과의 상호관계에서의 치아의 반사구역
- 흉터의 반사구역에의 시술
- 손의 반사구역에 관한 개관. 특히 발에 대한 시술이 불가능할 때 보조요법으로서 도입할 수 있다.
- 몇 종류의 가압 그리고 Eutonie에 기초하는 전반적인 긴장의 완화. Eutonie의 가압은 특히 정신적 및 신체적으로 부담에 견딜 수 없는 클라이언트에게 적합하다.
- 발에 있는 침술요법의 경혈 및 반사요법에서의 경혈의 의미
- 그룹 내에서의 경험의 교환 및 임상 때 문제가 되는 상황에 관한 토의
- 그룹으로부터 열거된 예를 실제로 시도하는 작업
- 다양한 적응증을 가진 다리이음뼈(골반대)의 반사구역(프로네베르크에 기초한)
  - 평형 근육계 및 기관적인 골반의 증상
  - 긴장성 두통, 척추손상, 메니에르증후군
  - 어깨/팔의 증상, 위관절융기염(상과골막염)
  - 신체적 및 정서적 불안정
- 정신적 수준에서부터의 반응에 대한 대처법, 기타 다수

28-2 림프계의 반사구역의 시술

우리들의 학교에서는 발의 반사요법의 교육과정은 림프계의 반사구역의 시술에 집중적으로 대처하는 세 번째 과정에서 종료한다(그림 81). 이 "특기(special ability)"는 몇 십년 동안 사이에 설득력이 있는 논리와 함께 대부분 자연스럽게 발전해왔다. 실제의 관찰 및 스스로의 시도에 의해서 발의 미시체계 안에는 한 사람의 인간 전체를 이해하기 위한 광범위하고 치료적인 단서가 있다는 것을 경험하면 할수록 다른 많은 것 중에서도 특히 림프계가 발의 반사구역으로 옮기는 것이 적합한지 아닌지 라는 문제에 관계하게 되었다.

림프계의 반사구역의 시술에 대한 힌트

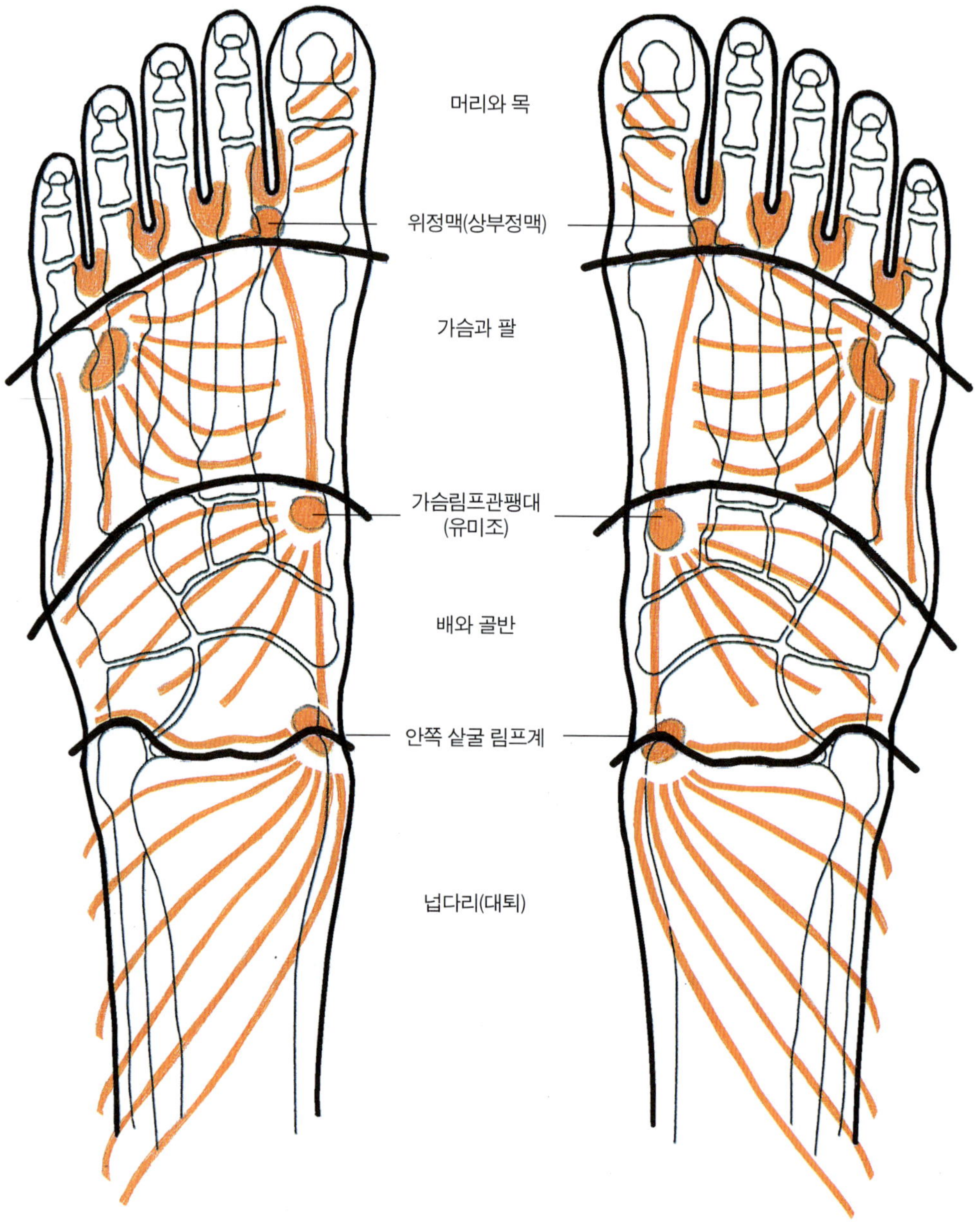

그림 81

이미 피츠제랄드 박사만이 아니라 유니스 잉함에 의해서 몇 가지의 림프의 반사구역은 알려져 있으며 우리들의 경우도 이 반사구역을 훨씬 이전부터 시술에 편입했다. 이 기초지식으로부터 몇 년이나 되는 동안에 림프계의 반사구역에 적합한 기술을 개발하여왔다. 이 기술은 대부분 두 손을 사용해서 번갈아 문지르는 가압에 한해서 시행하는 것이다. 질에 있어서도 기능에 있어서도 림프의 체액계에 적합하다.

발의 반사구역에서의 림프의 시술은 현대인에게 특히 흥미가 있는 변화이다. 왜냐하면 이 시술은 많은 사람이 시대에 제약된 큰 필요성을 갖고 있는 영역에 작용하기 때문이다.

- 다양한 인간적인 수준에서 막혀 울체한 과정에 다시 흐름을 가져온다.
- 가볍게 조정하기 위한 가압을 사용하므로 거의 통증이 없다.
- 클라이언트의 감정의 수준을 안정시키고 조화시키는 작용이 있다.

28-2-1 적응증

위에서 언급한 일반적인 작용은 별개로 하고 효과적이라 하는 많은 적응증이 있다.

- 다양한 종류(수술 후도)의 림프계의 증상
- 알레르기 특히 어린이의 경우
- 만성 코곁굴(부비강)의 감염증
- 수면장애
- 방어기능의 저하
- 순환기능의 장애
- 특히 통증을 민감하게 느끼기 쉬운 사람
- 다양한 체액공급에서의 기능부번, 예컨대 울체한 정맥, 빈뇨, 월경 전의 울혈, 슈유기의 어머니의 젖의 분비장애, 기타 다수

28-2-2 금기

- 강력한 감염증, 예컨대 고열을 수반하는 인플루엔자, 편도구협염, 급성간염
- 정맥 및 림프계의 심한 염증
- 심장성 수종 및 폐기종
- 미지의 배경에 의한 만성적인 고혈압증, 특히 고령자의 경우

28-2-3 림프 시술의 도입방법

이 시술은 일련의 시술로서 단독으로 도입할 수도, 반사요법의 각 시술 중 또는 일련의 시술 중의 어느 쪽인가에 반사요법과 번갈아 도입할 수도 있다. 만성 환자의 경우는 장기간의 시술로서도 효과적이라는 것이 실증되어 있고 상응하는 전문지식을 기초로 다른 치료방법과 잘 조합시킬 수 있다.

28-3 요약

각 교육과정 사이에는 진단서에 의해서 증명되는 몇 개월 이상의 임상경험이 필요하다.

우리들의 학교에서는 반사요법의 공부를 중단한 후의 **재교육 강습**(refresher course)을 준비해서 지식의 정도를 심화시켜 더욱 연마할 기회를 제공하고 있다.

반사요법을 위해 정기적으로 실시하는 **연구그룹**은 특히 독일어권에서 경험을 교환할 기회를 제공한다.

찾아보기

【 ㅌ 】

【 ㅍ 】

【 ㅎ 】